本书为国家社会科学基金项目"华北抗日根据地的医疗卫生事业研究"
(项目编号：16BDJ001) 结项成果

华北抗日根据地的医疗卫生事业研究

李洪河 牟 蕾 等 著

人民出版社

目　录

绪　论

人民健康是民族昌盛和国家强盛的重要标志①，医疗卫生是广大民众生命与健康的重要保障。中国共产党从成立起"就把保障人民健康同争取民族独立、人民解放的事业紧紧联系在一起"②，大力促进医疗卫生及相关健康事业的发展。本书以中国共产党领导的包括晋察冀、晋绥等在内的华北抗日根据地的医疗卫生事业为研究对象，力图通过探讨华北抗日根据地的医疗卫生事业发展与根据地政治及社会间的内在关系，发掘中国共产党在领导现代中国医疗卫生事业发展方面的经验教训。

一、学术研究概略

华北抗日根据地在中国革命中居于非常重要的地位，对其历史的研究历来是学界关注的热点。但相较于华北抗日根据地政治史、军事史、经济史等已经取得丰硕成果的研究，学界对华北抗日根据地医疗卫生事业的关注较少，成果不多。虽然早在抗日战争时期，医学界著名学者同时也是党

---

① 习近平：《高举中国特色社会主义伟大旗帜　为全面建设社会主义现代化国家而团结奋斗——在中国共产党第二十次全国代表大会上的报告》，《人民日报》2022 年 10 月 26 日。

② 《习近平在全国卫生与健康大会上强调　把人民健康放在优先发展战略地位 努力全方位全周期保障人民健康》，《人民日报》2016 年 8 月 21 日。

的卫生工作负责人的傅连暲、钱信忠、饶正锡等即在《卫建》《八路军军政杂志》《晋察冀日报》《抗敌报》等报刊上，发表了许多有关卫生常识、传染病防治、卫生建设等方面的介绍和调研总结，毛泽东、朱德、聂荣臻等也有不少关心根据地卫生事业发展的讲话或报告，这些资料不仅对当时根据地的传染病防治和医疗卫生建设有指导作用，而且为后人开展华北抗日根据地的医疗卫生事业研究提供了大量的第一手资料。但从较为严格的学术意义上讲，上述有关卫生常识、传染病防治、卫生建设等方面的介绍、调研总结及根据地领导人的有关讲话或报告等，还并非今人所谓之学术研究。

新中国成立以后，医史学界和军史学界率先开展了中国共产党医疗卫生有关史料的收集、整理和出版工作。如华北军区后勤卫生部根据1937年抗日战争全面爆发起至1949年7月华北全部解放止，华北区部队所编《卫建》《卫生月刊》《卫生通讯》《人民子弟兵报》《诺尔曼·白求恩纪念册》《工作导报》《抗敌三日刊》《子弟兵》《晋察冀日报》等发表的材料、各级报告，以及华北军区本部历年来比较完整的材料等，编纂了《华北军区卫生建设史料汇编》，并按其性质分为"医政""干部""教育""防疫保健""医院""战救""战伤""统计""军药"等9类，系统总结了华北军区医疗卫生建设与发展的概况。① 河北省军区卫生史料编委会也根据1937年抗日战争全面爆发起至1950年5月海南岛解放止，该军区所部《冀中卫生》《前线报》《冀中导报》《河北日报》等书刊所载材料，编辑出版了《河北省军区卫生史料汇编》，为人们了解河北省军区所辖冀中、冀东、冀南等根据地和解放区的医疗卫生建设情况奠定了资料基础。② 1961年4月，中国人民解放军后方勤务学院卫勤系军事医学博物馆编辑出版了《解放军军事医学史料选编（1937—1945年）》，比较详尽地梳理了全军军事医学及卫生勤

---

① 华北军区后勤卫生部编：《华北军区卫生建设史料汇编》，1949年10月内部印行。

② 河北省军区卫生史料编辑委员会编：《河北省军区卫生史料汇编》，1950年9月内部印行。

务工作资料，其中有许多资料涉及华北抗日根据地的医疗卫生制度建设等方面。① 此后在相当长的一段时间内，医史学界对华北抗日根据地医疗卫生事业的资料收集、整理乃至研究等均付之阙如。

医史学界对华北抗日根据地医疗卫生工作进一步的学术研究则在改革开放以后，一大批研究成果也相继诞生。其中比较重要的是《新中国预防医学历史经验》编委会编撰的《新中国预防医学历史经验》（第1—5卷）②，从新中国成立前预防医学发展的概况，以及新中国成立以来预防医学的新发展和主要经验等方面，总结了新中国成立前后预防医学形成和发展的历史经验，从总体上反映了中国共产党领导的医疗卫生事业发展的概貌，其中有相当大的篇幅涉及华北抗日根据地医疗卫生工作的介绍。也有一些较有代表性的成果，如许文博等主编的《中国解放区医学教育史》、朱克文等主编的《中国军事医学史》、邓铁涛等主编的《中国医学通史（近代卷）》、王冠良等主编的《中国人民解放军医学教育史》③ 等，在广泛收集历史文献和回忆录的基础上，记述了中国人民解放军医学教育工作、医疗卫生工作的发展历程。此外，学者们还对华北抗日根据地的卫生防疫、卫生行政、卫生技术、卫生宣传、健康教育等医疗卫生工作进行了回顾、介绍和探讨。

这一时期历史学界尤其是中共党史学界对华北抗日根据地医疗卫生事业的关注与研究，散见于一些学者和相关部门编撰的《抗日战争时期晋察冀边区财政经济史资料选编》《晋冀鲁豫抗日根据地财经史料选编》《晋察冀军区抗战时期后勤工作史料选编》《抗日战争时期解放区科学技术发展史资

① 中国人民解放军后方勤务学院卫勤系军事医学博物馆：《解放军军事医学史料选编（1937—1945年）》，1961年4月内部印行。
② 《新中国预防医学历史经验》编委会编：《新中国预防医学历史经验》（第1—5卷），人民卫生出版社1991年版。
③ 许文博等主编：《中国解放区医学教育史》，人民军医出版社1994年版；朱克文等主编：《中国军事医学史》，人民军医出版社1996年版；邓铁涛、程之范主编：《中国医学通史（近代卷）》，人民卫生出版社2000年版；王冠良、高恩显主编：《中国人民解放军医学教育史》，军事医学科学出版社2001年版。

料》《中国人民解放军后勤史资料选编》《华北解放区财政经济史资料选编》《后勤工作·文献》等。① 上述资料对包括华北抗日根据地在内的广大根据地、解放区的财政经济史、后勤工作史、科学技术史等进行了汇总，其中有不少关于医疗卫生编制体制、制度规定、药材工作、卫生学校工作、卫生勤务工作总结等的文献。此外，学界对华北抗日根据地医疗卫生事业的关注与探讨，还散见于一些学者对毛泽东等领袖人物卫生思想的研究和相关人物传记之中。如孙隆椿主编的《毛泽东卫生思想研究论丛》、王瑞珍的《毛泽东在革命战争年代对医药卫生事业的关怀》一文、钟兆云等著《毛泽东信任的医生傅连暲》等②，对华北抗日根据地的医疗卫生事业有少量涉及。这一时期华北地区各省市自治区编撰的地方卫生志、防疫志、妇幼保健志、中医志、环境志等，也为华北抗日根据地医疗卫生事业的研究提供了大量的历史资料。

而从较为严格的学术意义上讲，历史学界尤其是中共党史学界对华北抗日根据地的医疗卫生事业进行较为深入的研究则是在 21 世纪初以后，相关研究也从最初的疾疫防控、卫生宣传、卫生法规建设等方面，逐步深入根据地政治与社会建设的内部，挖掘根据地医疗卫生事业的发展与其政治及社会建设的内在关联。相关研究主要集中在以下几个方面：一是对华北抗日根据地的疫病流行及其防治的研究。如邓红、郑立柱认为，抗战时期晋察冀根据

---

　　① 晋察冀边区财政经济史编写组、河北省档案馆、山西省档案馆编：《抗日战争时期晋察冀边区财政经济史资料选编》，南开大学出版社 1984 年版；河南省财政厅、河南省档案馆编：《晋冀鲁豫抗日根据地财经史料选编》，档案出版社 1985 年版；北京军区后勤部党史资料征集办公室编：《晋察冀军区抗战时期后勤工作史料选编》，军事学院出版社 1985 年版；武衡主编：《抗日战争时期解放区科学技术发展史资料》，中国学术出版社 1989 年版；后勤学院学术部历史研究室、中国人民解放军档案馆：《中国人民解放军后勤史资料选编》，金盾出版社 1991—1993 年版；华北解放区财政经济史资料选编编辑组等编：《华北解放区财政经济史资料选编》，中国财政经济出版社 1996 年版；中国人民解放军历史资料丛书编审委员会：《后勤工作·文献》，解放军出版社 1997 年版。

　　② 孙隆椿主编：《毛泽东卫生思想研究论丛》，人民卫生出版社 1998 年版；王瑞珍：《毛泽东在革命战争年代对医药卫生事业的关怀》，《党史研究资料》1983 年第 12 期；钟兆云、王盛泽：《毛泽东信任的医生傅连暲》，中国青年出版社 2006 年版。

地党和政府为了应对严重的疫病流行，及时开展科学治疗，大力推行卫生防疫运动，积极改善人民生活，疫病防治工作取得了较大成绩①；李洪河等根据大量华北抗日根据地疾疫流行史料，分析了边区政府和军队有效预防和控制疾疫流行的措施②；王元周的相关研究成果则涉及防疫中根据地政府与民众关系、边区政府的作用、疫病流行与当地医疗卫生环境的关系等深层次问题③。二是对华北抗日根据地医疗卫生体系的建构及其对根据地社会变迁的作用研究。一些学者如成永亮从社会史的视角出发，还原了革命战争环境中华北人民政府的重要辖区太行根据地医疗卫生防疫体系的初步形成过程，以及根据地政府对乡间医生进行的尝试性改造等④；刘轶强则以太行根据地医疗卫生领域变革为线索，探讨了在战争和革命背景下根据地医疗卫生与社会变迁的关系⑤；宋弘认为抗战时期华北八路军士兵日常卫生措施的推行，为增强中共军队的战斗力奠定了重要基础⑥。三是华北抗日根据地卫生行为和公共卫生观念传播的研究。如范文镳认为抗战时期中国共产党的卫生宣传与教育既破除了封建习惯和迷信的毒素，又普遍提高了根据地军民的卫生常识和观念。⑦ 另有学者认为华北抗日根据地医疗卫生事业的有效开展，从侧面宣传了党的方针政策，增加了民众对根据地党和政府的政治认同。⑧

---

① 邓红、郑立柱：《抗战时期晋察冀边区的疫病及其防治》，《河北大学学报（哲学社会科学版）》2004 年第 4 期。
② 李洪河、程舒伟：《抗战时期华北根据地的卫生防疫工作述论》，《史学集刊》2012 年第 3 期。
③ 王元周：《抗战时期根据地的疫病流行与群众医疗卫生工作的展开》，《抗日战争研究》2009 年第 1 期。
④ 成永亮：《太岳根据地医疗卫生防疫体系的初创》，《山西档案》2012 年第 2 期。
⑤ 刘轶强：《革命与医疗——太行根据地医疗卫生体系的初步建立》，《史林》2006 年第 3 期。
⑥ 宋弘：《全面抗战时期华北八路军士兵的日常卫生》，《抗日战争研究》2019 年第 3 期。
⑦ 范文镳：《抗战时期中国共产党卫生宣传与教育研究》，硕士学位论文，安徽医科大学，2013 年。
⑧ 参见吴云峰：《华北抗日根据地与陕甘宁边区的医疗卫生事业研究》，《西北工业大学学报（社会科学版）》2014 年第 4 期；苑书耸：《华北抗日根据地的医疗卫生事业》，《辽宁医学院学报（社会科学版）》2009 年第 4 期。

总之，经过学界的艰辛探索，有关华北抗日根据地医疗卫生事业的研究已经引起业内的广泛共鸣，并且逐步从早先的"一个非常局限的领域"①，走向了众多学者关注的热点或焦点领域，研究层面渐趋细腻。其中有关华北抗日根据地医疗卫生工作的基本问题已得到很好的梳理，许多相关问题也得到了爬梳和论证，为学界下一步的思考与研究奠定了基础。但总体而言，这一研究整体还刚刚起步，学界主要的研究成果仅仅聚焦于几个较为有限的卫生防疫专题或医疗卫生宣传等领域，尚有大量的领域或空间需要进一步整理和挖掘，如华北抗日根据地的疾疫防控机制，根据地医疗卫生事业与党的执政理念向根据地的渗透，根据地医疗卫生事业发展与民众精神面貌、观念行为的变化，等等。对这些问题再进一步探索和思考，不仅有助于我们深入了解并理解中国共产党领导的整个医疗卫生事业发展的概貌，而且可以从中发现中国共产党领导的医疗卫生事业的发展进步与现当代中国社会嬗变之内在联系。

二、研究思路与方法

本书将始终以中国共产党、华北抗日根据地与医疗卫生事业之内在关系作为研究的主题，探讨华北抗日根据地医疗卫生事业发展的轨迹及其在中国共产党的社会建设政策实施过程中的作用及成效，从政策、制度及实践层面总结现代医疗卫生事业发展的得失。具体来讲，主要从以下三个方面展开：一是华北抗日根据地医疗卫生事业发展与根据地政权的扩张。华北抗日根据地医疗卫生事业发展的过程，其实也是根据地政权扩张的过程。根据地党和政府通过其政治权威发布各种各样的医疗卫生法规，并利用其掌握的各类宣传媒体，开展了较为广泛的社会宣传和动员，这使得根据地党和政府的公共

---

① 闵凡祥：《中文医史研究学术成果索引》，人民出版社 2021 年版，张大庆"序一"，第 1 页。

卫生政策被及时地传布到千家万户，从而完成了根据地党和政府权力向基层民众的渗透，并直接或间接地干预了民众的日常生活。二是华北抗日根据地卫生防疫、公共卫生建设与现代文明的传播。华北抗日根据地的医疗卫生事业既是根据地社会发展的必然要求，也是根据地社会文明和进步的一种表现。现代中国社会变迁是多因素共同作用的结果。华北抗日根据地医疗卫生事业的发展，既是自身社会发展的需要，也是现代文明传播的结果；反之，根据地卫生防疫事业的发展，在一定程度上也改变了根据地民众的卫生观念和行为，既有利于人民的健康，也有助于社会的发展。三是华北抗日根据地的医疗卫生事业发展中党、政府与社会关系的互动。华北抗日根据地在大力加强其政治经济军事建设的同时，着重总结了此前包括医疗卫生在内的社会建设的经验教训，既重视通过行政及法律手段来建立乡村社会秩序，又重视根据地基层民众、医疗卫生组织的宣传与动员，以根据地党、政府与社会关系的互动来巩固其在农村的统治基础。

在具体研究方法上，本书坚持以历史唯物主义为理论指导，综合运用历史学、政治学及社会学中有关乡村治理、政党政治、民众运动等相关理论及方法，尤其注重运用医疗社会史的研究办法，深入挖掘和整理最能体现华北抗日根据地医疗卫生事业发展特点的各类党史文稿、文献汇编、文集等，并对相关政府部门、医疗卫生组织和机构公布的内部资料中的医疗卫生文献，以及各类新编卫生史志、老旧报刊等有关文献，进行深入探究和分析。在此基础上，尽量避免静态描述，注重中国共产党领导的华北抗日根据地医疗卫生事业发展的动态演进。同时，本书把社会史、医疗卫生史与中国近现代史结合起来进行研究，这有助于进一步拓宽当下中国近现代史和抗日战争史研究的学术视野，开阔中国近现代史和抗日战争史研究的资料范畴，进一步增强中国近现代史和抗日战争史研究在社会实践和应用层面的功能与作用；本书还将中国共产党、医疗卫生与抗日根据地社会变迁联结起来加以考察，力争能够从一个侧面还原和再现华北抗日根据地人民的生存状况、精神面貌、民众心态，探讨根据地党、政府、人民军队与根据地普通民众通过双向互动、共同努力，积极开展社会建设的历史史实；本书还力求从医疗卫生、防疫救灾的视角来审视与总结国人在摆脱"东亚病夫"、追求民族富强道路上的经验与教训。这不仅有助于丰富中国现当代社会研究的面向，而且也能使我们对党的二十大提出的"推进健康中国建设。……把保障人民健康放在优先发展的战略位置，完善人民健康促进政策"①，有更加直观和深刻的认识，从而直接或间接地为当今医疗卫生事业的发展提供历史资源和历史借鉴。

三、研究内容与主要观点

本书是对中国共产党领导的华北抗日根据地医疗卫生事业的研究，着重分析华北抗日根据地的疾疫发生与传播、医疗卫生制度的构建与完善、医疗卫生宣传与教育、群众卫生运动与公共卫生事业的发展等。本书的具体研究主要包括以下 7 个方面：

第一，华北抗日根据地医疗卫生事业发生与发展的背景。华北抗日根据地医疗卫生事业的发生既与根据地的地理位置、气候特征、自然灾害等自然生态及社会政局、经济及文化教育等社会因素密切相关，又与若干重大疫情如天花、霍乱、伤寒、回归热等根据地常见传染病和地方病，以及日本发动细菌战引起的传染病发生与流行紧密相关。而战争背景下党和政府及人民军队对根据地医疗卫生事业发展所进行的不懈努力，都是为了人民的生命和健康。

第二，华北抗日根据地医疗卫生机构的创设与完善。医疗卫生机构是医疗卫生事业发展的必备条件。因此，华北抗日根据地逐步建立起各种医疗卫

---

① 习近平：《高举中国特色社会主义伟大旗帜　为全面建设社会主义现代化国家而团结奋斗——在中国共产党第二十次全国代表大会上的报告》，《人民日报》2022 年 10 月 26 日。

生机构：除卫生行政机构外，还成立了各级医疗机构及卫生科研和卫生保健机构，一定程度上实现了根据地政权通过医疗卫生领域向基层乡村社会的渗透。

第三，华北抗日根据地医疗卫生制度和法规体系的形成与构建。为使卫生防疫事业有序地进行，华北抗日根据地党和政府先后制定了多项卫生制度，颁布了多项医疗卫生法规，涉及卫生行政、医疗机构管理、医药技术、疫病预防、畜疫防治、饮食卫生、环境卫生等诸多方面。这些政策法规对民众参与医疗卫生事业既有强制作用，也有引导和鼓励作用。此外，华北抗日根据地广大乡村的人民群众还自发或有组织地制定了各种医疗卫生乡规村约，这些具有约束意义的公约充分考虑到根据地乡村的实际，契合了民众的心态，形成了独具特色的医疗卫生制度和法规体系。

第四，华北抗日根据地的卫生宣传与教育。医疗卫生事业的深入开展依赖于广大群众思想认识的提高，华北抗日根据地党和政府通过各类报刊、宣传册子、卫生小报、画报、庙会、文教大会、卫生展览会等多种方式和途径，对民众实施医疗卫生及健康教育知识的宣传和普及，以此增强民众的医疗卫生意识与观念，从而最大限度地动员群众参与医疗卫生事业建设，取得显著成效，堪称党的宣传工作史上的得意之笔。

第五，华北抗日根据地的医疗卫生工作人员。在华北抗日根据地医疗卫生工作人员中，既有兢兢业业、刻苦工作的卫生行政人员，也有精于业务、踏实奉献的医疗技术专家和医务工作者，还有奋不顾身、救死扶伤的战地救护者，以及许多主持正义、爱好和平的援华外国医疗队，他们都为华北抗日根据地的医疗卫生工作作出了积极贡献。

第六，华北抗日根据地的药材工作。华北抗日根据地党和政府领导广大医药卫生工作人员以保障军民健康、实施战伤救治、防治对军民危害最大的各种疫病等为中心，大力推进根据地的药材供应工作，千方百计地完成了战伤救治、防治疫病等所必需的巨大药材保障任务，对华北抗日根据地医药卫生事业的发展以及后来新中国的药材工作发展提供了历史借鉴。

第七，华北抗日根据地的妇幼保健工作。华北抗日根据地党和政府针对华北地区妇幼群体的生存状况，开展了一系列妇幼保健工作，如在部队、边区及党群各级组织中设立工作机构，推进妇幼保健各项工作；举办识字班、夜校、卫生展览会等普及卫生健康和权益保障知识；发动群众，开展群众卫生运动，改变传统卫生生活习惯，改善根据地广大妇女的生活环境；举办妇女卫生培训班推广新法接生，培训新式接产人员；等等。初步创立了"军地结合、党政群团联通"的工作组织体系，大大降低了华北各边区妇婴的死亡率，而且使科学的生育观念和接生方式潜移默化地影响到根据地的广大群众。

本书在论述过程中，通过扎实的史实梳理，对华北抗日根据地医疗卫生事业发展的历史逻辑、基本特征、主要成就和历史经验等进行了严谨的分析与总结；还通过诸如华北抗日根据地的卫生宣传、药材工作、妇幼保健等具体研究，努力阐释根据地政府与社会、精英与民众等在根据地医疗卫生事业发展中的努力与作用，充分挖掘华北抗日根据地疾疫防控、军民应对与公共卫生发展等所呈现出的社会文化意蕴。本书尝试提出并着力论证以下三个学术观点或思想：（1）医疗卫生事业是抗日根据地社会建设不可或缺的重要组成部分。在抗战时期革命和战争的特殊背景下，以毛泽东同志为主要代表的中国共产党人高瞻远瞩，始终把保护根据地人民健康和生命安全放在重要位置，采取诸多努力措施，取得了显著成效，对当前我国医疗卫生事业发展产生了深远的影响。（2）党领导的抗日根据地医疗卫生事业之所以得以顺利进行，主要是华北抗日根据地党和政府为维护人民健康，将根据地的医疗卫生作为其政治实践的重要手段之一，这在某种程度上赢得了民众的政治认同。（3）医疗卫生是联系抗日根据地党和群众的一个纽带，在抗日根据地政府和民众的互动过程中扮演了重要的角色，反映了根据地党和政府执政理念逐渐走向成熟的过程。

　　同时，本书还注意结合运用中共党史、医疗卫生史理论及方法，从中国特色医疗卫生事业的视角和社会文化史的视角，对华北抗日根据地的医疗卫生事业与社会发展的演变过程进行客观研究与分析，努力揭示华北抗日根据地医疗卫生事业演进与乡村社会发展的复杂关系。希望本书的研究能对中共党史若干问题的研究有一个很好的促动。

第一章　华北抗日根据地医疗卫生事业
发生与发展的背景

在 20 世纪 30 年代的中国版图上，华北地区西至陕（西）、甘（肃）、宁（夏）、青（海）、新（疆），北连外蒙，东接辽（宁）、吉（林）、黑（龙江）、热（河），南与苏（江苏）、皖（安徽）接壤，其地理位置举足轻重，自古以来就是中国政治文化中心，为兵家必争之地。"试览我国以往史乘，凡能征四裔，辟疆园，御外寇，守本土，未有不争幽燕者也，争幽燕者，争其地形，争其交通也，幽燕一失，纵成偏安之局，鲜能有延国祚图长久者。"① 此对华北之论述，无疑为精辟之言。20 世纪三四十年代，日本帝国主义企图吞并整个中国，华北平原以其独特的地理位置成为日本侵略者争夺的首要目标。华北抗日根据地就是在这种大背景下由中国共产党领导八路军及华北群众在敌后开辟的抗日主要战场。也正是在这种复杂的敌后抗战背景下，根据地各种纷繁杂驳的自然及社会生态直接或间接地影响甚或决定了根据地的医疗卫生事业的发生与发展。

一、华北抗日根据地的自然与社会生态

从人类生态学角度讲，一定自然和社会条件下以人类为中心的生态与社会系统的协调、持久运转，才能最大化、最合理地满足人类社会发展之利

---

① 魏宏运、左志远主编：《华北抗日根据地史》，档案出版社 1990 年版，第 1 页。

益。人类生态学所涉范畴主要包括自然环境与社会环境两个方面的因素。[①]
华北抗日根据地位于陇海路以北，察哈尔之多伦、热河之赤峰、辽宁锦州
以南，黄河、包头、百灵庙以东，黄海、渤海以西，包括全部的河北省、
山东省、山西省，以及热河省、绥远省、察哈尔省、辽宁省、河南省还有
江苏省的部分地区。华北抗日根据地主要包括晋察冀根据地、晋绥根据
地、晋冀豫根据地、冀鲁豫根据地和山东根据地。1941 年冀鲁豫根据地
和晋冀豫根据地合并，称晋冀鲁豫根据地。这五大根据地均由抗日战争时
期八路军所开辟，也是抗日战争时期中国共产党创建的既早又巩固的革命
根据地，统被认为是中国抗日战争的真正的中流砥柱。[②] 抗战时期华北各
抗日根据地的自然及社会生态状况都非常不好，是华北各根据地大量疫病流
行的重要因素。

（一）自然生态

在华北各抗日根据地中，晋察冀边区位于山西、河北、察哈尔（今河
北省和内蒙古自治区各一部分）三省边界地区，包括热河、察哈尔、河
北、山西、绥远和辽宁等省各一部分，行政区划复杂，既有险要的山地，
也有广阔的平原，有的区域更是山地与平原交错。[③] 抗日战争胜利前后，
晋察冀边区发展到西起同蒲铁路，东至渤海、锦州，南临正太铁路与石德
铁路，北达多伦、赤峰，其面积有 40 余万平方公里，人口有 2500 多万，
共计管辖 108 个县，是中国共产党在华北地区创建的首个抗日根据地。[④]
该根据地西部和北部多山地、高原，有太行、阴山、燕山等山脉，地势险

---

① 《中国大百科全书·生物卷》（光盘 1.1 版），中国大百科全书出版社 2000 年版。
② 魏宏运、左志远主编：《华北抗日根据地史》，档案出版社 1990 年版，"前言"。
③ 刘春梅、卢景国主编：《抗战时期晋察冀边区卫生工作研究》，研究出版社 2018 年版，第 3 页。
④ 《新中国预防医学历史经验》编委会编：《新中国预防医学历史经验》（第 1 卷），人民卫生出版社 1991 年版，第 81 页。

要；冀中和冀东为平原，地形坦荡；根据地水利资源颇为丰富，几条比较大的河流如永定河、运河、滏阳河、大清河、滹沱河、滦河等，纵横境内。边区多为大陆性气候，四季分明，寒暑悬殊。春季少雨干旱，风沙较大；夏季较热，多雨潮湿，最高气温可达 40℃；秋季凉爽，少风晴朗；冬季严寒，多风少雪，山区和塞外严寒漫长，最低气温达-40℃。晋察冀三省虽物产丰富，各类农产品及矿物资源较多，也有平汉、津浦、石德、正太、同蒲等铁路，交通较为发达，但整个边区经济、文化比较落后，医药极为缺乏，一般农户生活十分困苦，住房低窄简陋，垃圾粪便到处可见，蚊、蝇、虱、蚤、鼠较多，环境卫生很差。群众卫生习惯不良，发病较多。①

晋冀鲁豫根据地由太行、太岳、冀南、冀鲁豫 4 个地区组成，西至同蒲路，北至正太路、石德路，东至津浦路，南至陇海路，总面积达 18 万多平方公里，人口 2800 余万，是华北比较大的、也是最重要的几个根据地之一。其中的冀南根据地，除小部分属津浦路西徒骇河西北之山东部分外，大部分为滏阳河与石德路以南、平汉路以东、卫河运河以西、漳河以北的广大平原地区②。冀鲁豫根据地位于河北、山东、河南三省交界地带，东有津浦铁路、西靠平汉铁路、南临陇海铁路、北达石德铁路，4 条铁路将冀南与冀中联系起来，又是太行与山东、华中根据地联系的必经之路，具有极为重要的战略地位。冀鲁豫边区下辖 3 个专区 15 个县。边区大小市镇 200 余个，村庄万余个，人口有 300 万。③ 晋冀鲁豫根据地地跨五省，地处华北、华中、中南地区结合部。

山东抗日根据地是由八路军第一一五师一部及山东地方部队建立的，主要位于山东省。该根据地地貌基本分为平原与山地丘陵两大部分，主峰泰山

---

① 《新中国预防医学历史经验》编委会编：《新中国预防医学历史经验》（第 1 卷），人民卫生出版社 1991 年版，第 81 页。

② 魏宏运、左志远主编：《华北抗日根据地史》，档案出版社 1990 年版，第 53—54 页。

③ 魏宏运、左志远主编：《华北抗日根据地史》，档案出版社 1990 年版，第 57、60 页。

海拔 1532 米，为全省最高峰。当地属暖温带季风气候区，光照和热量较充足，降水量中等；土壤类型多样；生物资源丰富；自然条件适于各种温带作物种植和畜禽饲养，是中国农业文明的发源地之一。① 当时山东省农产、海产和矿藏资源丰富，人口众多。鲁北及胶东生产比较发达。气象灾害以旱涝为主，风、雹次之②，山区贫瘠，较为落后③。

晋绥根据地是全国抗战爆发后由八路军第一二〇师逐步创建的，包括晋西北、绥西、绥南、绥中等广大区域，北起大青山，到达绥远的百灵庙、察哈尔的商都和内蒙古大草原接壤。④ 其中的晋西北地区到处是崇山峻岭，有管涔山、洪涛山、云中山、吕梁山等；由于是山区，可耕的土地不多，主要物产是莜麦、山药蛋、大黄、羊皮，名产良马——蒙古马举世闻名⑤。晋西北气候比较寒冷干燥，降雨少、风沙大，年平均气温 9.3℃，夏季 23℃，冬季 -7℃，最高气温 38.9℃，最低气温 -29.3℃。一年中以 7月、8 月相对湿度最高（多数在 60%—70%），2—5 月最低（40%—50%）。该地区经济不发达，以农业为主，居民以小米、莜麦、黑豆为主食，生活极为艰苦。缺医少药，疾病繁多；加之敌人烧杀掠夺，许多人贫病交加，不但给我军创建根据地带来种种困难，而且也给卫生防病工作加重了负担。在党的领导下，随着地方政权的建立、巩固和开展大生产运动，生活逐步好转。⑥

---

① 山东省地方史志编纂委员会编：《山东省志·农业志》，山东人民出版社 2000 年版，第 3 页。

② 山东省地方史志编纂委员会编：《山东省志·自然地理志》，山东人民出版社 1996 年版，第 3—5 页。

③ 《新中国预防医学历史经验》编委会编：《新中国预防医学历史经验》（第 1 卷），人民卫生出版社 1991 年版，第 131 页。

④ 中共中央党史研究室：《中国共产党历史·第一卷（1921—1949）》（下册），中共党史出版社 2002 年版，第 498—499 页。

⑤ 魏宏运、左志远主编：《华北抗日根据地史》，档案出版社 1990 年版，第 60 页。

⑥ 《新中国预防医学历史经验》编委会编：《新中国预防医学历史经验》（第 1 卷），人民卫生出版社 1991 年版，第 102 页。

（二）华北地区频发的自然灾害

抗战时期尤其是抗战进入相持阶段后，华北各抗日根据地出现了严重困难局面。除了战争的消耗以及敌人的烧杀破坏和封锁外，水旱等自然灾害的侵袭也是不容忽视的重要因素。以冀鲁豫地区为例，轻重荒区达 1600 余村庄，重灾区逃亡灾民约占 50% 以上，轻灾区逃亡灾民约为 12%—15%，有的村庄还出现饿死人及卖妻鬻女的现象。据华夫《关于边区财政问题的报告》载，1942 年底沙区估计有 500 人饿死，地不值钱，9 月高利贷借贷占比在内黄县一区韩庄、王庄甚至达到了 35%。[①] 以晋察冀边区为例，虽然边区各地的自然条件不同，但水灾、旱灾、雹灾、蝗灾等各种自然灾害频发却是共同的特点。自然灾害不仅破坏了边区的生存环境，而且导致灾后民众饥寒交迫，身体素质下降，极易感染疾病。[②]

1. **旱灾频繁**。晋冀鲁豫边区自 1941 年开始接连遭受两年的严重旱灾，受灾面遍及 7 个专区，灾民达 35 万人以上。严重的自然灾害使边区军需民食出现极大困难。太行第一专区、第四至六专区的 13 个县从夏季到秋季几乎无雨，秋收仅有三成左右，全区灾民几乎占总人口的 50%；1942 年、1945 年，冀西第三至五专区有 39 个县发生了旱灾，受灾百姓达 18 万人之多。[③] 1942 年至 1943 年是中国抗日战争最为艰苦的年份，一场旷日持久的特大旱灾横扫黄河中下游两岸的中原大地。其中，1942 年自春至秋，河南遭遇特大旱灾。仅据国统区的调查，河南受灾特重县份就有 18 个。据估计，

---

① 魏宏运、左志远主编:《华北抗日根据地史》，档案出版社 1990 年版，第 233—234 页。

② 刘春梅、卢景国主编:《抗战时期晋察冀边区卫生工作研究》，研究出版社 2018 年版，第 3 页。

③ 魏宏运、左志远主编:《华北抗日根据地史》，档案出版社 1990 年版，第 243、246 页。

到1943年底有3000余万人的河南省，饿死人口达300余万。[1] 1945年，冀晋地区普遍春旱无雨，直至夏季，只有个别地区落了半截透雨，到了大暑节气才降大雨，唐县北店、平山、灵寿、繁峙等地区深受其害。旱灾导致饥荒，很多灾民以花生皮、荞麦皮、山药秸等充饥，有些地区甚至发生饿死人现象，各种疫病开始流行。[2]

2. **蝗虫肆虐**。1942年蝗虫在河南、山东肆虐，随后两年蔓延至华北。1944年8月中旬，蝗灾蔓延到太行区，受灾县份占太行区总数的84%，最重的是冀西和豫北各县，麦苗损毁20万亩，减产30%。山西省17县惨遭蝗灾，毁田306,000亩。[3] 1943年和1944年，晋察冀地区继大旱之后又发生了空前的蝗灾，波及6个专区32个县，豫北和冀西一带最大蝗群长达60里，宽50里，飞来时遮天蔽日，一落地几十顷（一顷为100亩）禾苗一扫而光。根据地腹地的左权县、涉县、黎城、偏城、潞城、平顺、武安、磁县、安阳、林县、沙河等县均遭严重灾害。[4] 1943年，晋冀鲁豫边区的鲁西冀南地区也遭受了蝗灾。据宋任穷后来回忆说，"蝗虫之多，遮天蔽日，也是罕见的。蝗虫飞过来，简直像天阴了一样，太阳也看不见了。据南宫、巨鹿、隆平3个县统计，有524个村的庄稼完全被蝗虫吃掉"[5]。1944年9月，山西新绛、汾城等17县惨遭蝗灾，秋禾食尽。据不完全统计，毁田30多万亩，近20万人嗷嗷待哺。1945年晋冀鲁豫地区干旱异常，蝗灾继续，虽然在边区党政军民的共同努力下积极组织捕蝗取得了成功，但是沦陷区日军阻

---

[1] 蔡勤禹、王林、孔祥成主编：《中国灾害志·断代卷·民国卷》，中国社会出版社2019年版，第102—104页。

[2] 参见刘春梅、卢景国主编：《抗战时期晋察冀边区卫生工作研究》，研究出版社2018年版，第5页。

[3] 蔡勤禹、王林、孔祥成主编：《中国灾害志·断代卷·民国卷》，中国社会出版社2019年版，第120页。

[4] 魏宏运、左志远主编：《华北抗日根据地史》，档案出版社1990年版，第247页。

[5] 宋任穷：《宋任穷回忆录》，解放军出版社1994年版，第202页。转引自徐畅：《战争·灾荒·瘟疫——抗战时期鲁西冀南地区历史管窥》，齐鲁书社2020年版，第217页。

止群众捕蝗，致使蝗虫不断飞向边区为害。① 在蝗灾面前，蝗区民众智识水平不高，且受当地巫婆、神汉鼓噪，一时间祈雨求神的迷信活动在各地颇为盛行。在这种情况下，边区政府及时提出"打破迷信，人定胜天"的口号，激励和组织群众灭蝗。1944 年春，中共中央晋察冀分局和边区生产委员会提出："人不灭蝗虫，蝗虫就要吃人！""放纵蝗虫就等于放纵敌人！"边区政府还采取了诸如"每捉蝻子 1 斤奖小米 6 两或半斤"的奖励办法。受奖励办法推动，晋察冀边区约有 14 个县共计组织了 60 万人参加灭蝗、剿蝗，使农作物免遭其害。② 1944 年 4 月，晋冀鲁豫边区政府还颁布了《太行区扑灭蝗虫暂行奖励办法》，规定刨卵 1 斤可换小米 1 斤等扑灭蝗虫的奖励标准、对象和奖金事项。有资料显示，太行区 10 个县的老百姓此段时期刨卵约 10 万斤以上。根据地采取群众运动的办法灭蝗，经过两年的连续奋战，才扑灭了蝗祸。③

3. 水灾频仍。1939 年海河流域大水灾。是年 7 月，晋、冀、鲁、豫四省淫雨绵绵，导致海河流域河水暴涨。侵华日军乘汛期扒开了大清河等多处河堤，因此致使华北各地发大水，灾荒严重。据统计，此次水灾河北省受灾地区共计 103 县，灾民总数达到 446.25 万人。其中，豫北和鲁西地区受灾最为严重。豫北的安阳、临漳、内黄等县 8 月中旬连降大雨，各河决口，秋禾尽淹。鲁西运河、卫河、大清河决口，馆陶、临清、武城、恩县、夏津、东平等县首当其冲，一片汪洋。据以上各县灾区统计，灾民共有 130 余万人。④ 这次降雨造成数十年未有的水灾，粮食产量不到四

---

① 蔡勤禹、王林、孔祥成主编：《中国灾害志·断代卷·民国卷》，中国社会出版社 2019 年版，第 121 页。

② 魏宏运、左志远主编：《华北抗日根据地史》，档案出版社 1990 年版，第 247 页。

③ 魏宏运、左志远主编：《华北抗日根据地史》，档案出版社 1990 年版，第 245—246 页。

④ 蔡勤禹、王林、孔祥成主编：《中国灾害志·断代卷·民国卷》，中国社会出版社 2019 年版，第 88 页。

成。① 晋察冀边区良田被毁 17 万顷，粮食损失 60 万石，淹没村庄 1 万余个，人畜伤亡严重，灾民达 300 万人。灾害程度为民国以来所未有，民国以前亦极罕见。1940 年，晋察冀边区部分地区再发水灾。7 月 30 日下午，浑源三、四、六区大雨瓢泼，冲走牲口 28 头，受灾者 30 余村。1942 年 8 月，冀中发生大水灾，滹沱河北岸有两处决口，河水泛滥，造成大量村庄被淹。1944 年 7 月冀中大雨连日，日寇掘开滹沱河、永定河，造成冀中八、九分区严重水灾，平地水深 7 尺，淹田亩 55%。② 在根据地洪水泛滥之时，日军趁机发动进攻，这样的天灾人祸又导致疟疾、痢疾、肠炎等流行病大量发生。③

4. **雹灾严重**。冰雹一般与大风暴雨相伴，多发生在春夏季，也是经常发生的自然灾害。④《晋察冀日报》对当时雹灾的情形作了相关详细的记载。1939 年 6 月 21 日，曲阳地区遭受了冰雹，大的像酒杯子一样。1941 年 6 月 27 日，井陉县突降冰雹达十小时，黑水萍、大落水周围六七里的村庄，禾苗多被打倒，蔬菜瓜果树木损失尤甚。7 月 23 日，繁峙六、七区也降了半个小时冰雹，大小如拳头一般。7 月 27 日夜，灵寿二区黄土梁南枪杆村遭受雹灾，共下了两个小时，落地两尺厚，高粱、玉米损失 95%。7 月 30 日下午，浑源三、四、六区降下大量冰雹，地上堆积四五寸。8 月 1 日，一区石咀沟一带，雹灾亦很严重。8 月 5 日傍晚，行唐县狂风暴雨夹着冰雹，持续一个小时左右，禾苗蔬菜尽被摧毁，甚至连房瓦都被打碎。⑤ 宋任穷曾回

---

① 中国社会科学院经济研究所现代经济史组编：《中国革命根据地经济大事记（1937—1949）》，中国社会科学出版社 1986 年版，第 8 页。

② 刘春梅、卢景国主编：《抗战时期晋察冀边区卫生工作研究》，研究出版社 2018 年版，第 4 页。

③ 刘春梅、卢景国主编：《抗战时期晋察冀边区卫生工作研究》，研究出版社 2018 年版，第 4 页。

④ 蔡勤禹、王林、孔祥成主编：《中国灾害志·断代卷·民国卷》，中国社会出版社 2019 年版，第 132 页。

⑤ 刘春梅、卢景国主编：《抗战时期晋察冀边区卫生工作研究》，研究出版社 2018 年版，第 5 页。

忆 1943 年鲁西冀南地区遭受的灾害：“我们除遇到旱灾、水灾外，还有雹灾和虫灾。冰雹大者如鸡蛋，实为少见。”① 1944 年冀中、冀西发生雹灾、蝗灾，近 300 万亩可耕地被毁，近 200 万灾民流离失所，其中约 10 万人的阜平县，灾民竟达 2.3 万人。②

综合以上华北抗日根据地的自然生态情况，可以看出根据地大多地处华北平原，生态条件较差，自然灾害频发。广大根据地所据有的广大农村和部分村镇就地理位置而言，一般地处两省或数省交界的穷乡僻壤，日军四面包围，与大后方城市隔绝；从地形上看，其范围内的四大边区，地理环境多山岳、少平原，交通不便，气候多变，风雨不调，当时基本上是一种“靠天吃饭”的格局，抵御灾害的能力很差。尤其是晋察冀边区西部和北部多山地、高原，为大陆性气候，春季少雨干旱，风沙较大，夏季多雨潮湿；晋绥根据地的晋西北地区均为高原山地，气候寒冷干燥，降雨少、风沙大，地区经济不发达，民众生活极为艰苦。华北抗日根据地较为严重的自然灾害加上日寇侵袭，为当地的疫病流行提供了条件。曾担任八路军一一五师副师长的聂荣臻回忆说，晋察冀边区“一个时期，疟疾、痢疾、回归热等多种疾病在边区许多地方蔓延流行，不少部队发生了夜盲症，各种药品和生活日用品也十分短缺”③。这实际上就是当时根据地医疗卫生工作的基本写照。

二、华北地区的经济、文化及教育状况

华北抗日根据地地处当时中国的政治与社会中心，地理位置非常重要。1937 年 7 月 7 日夜日本侵略者发动卢沟桥事变后，广大的华北地区逐步被

---

① 宋任穷：《宋任穷回忆录》，解放军出版社 1994 年版，第 202 页。转引自徐畅：《战争·灾荒·瘟疫——抗战时期鲁西冀南地区历史管窥》，齐鲁书社 2020 年版，第 217 页。
② 魏宏运、左志远主编：《华北抗日根据地史》，档案出版社 1990 年版，第 246 页。
③ 聂荣臻：《聂荣臻回忆录》，解放军出版社 1986 年版，第 538 页。

侵占。其中，在政治上，日军把整个华北划分为"治安区"（即日占区）、"准治安区"（中日双方军队争夺的游击区）和"未治安区"（及抗日根据地），分别采取不同政策。在日占区，普遍建立和加强汉奸组织，强化保甲制度，筑寨并村，组织"自卫团""守备队""治安军"，清查户口，颁发"良民证"，实行"十户连坐法"（一户抗日，十户皆杀），搜捕共产党员和抗日群众，镇压一切反日运动。对抗日根据地，日军发动空前残酷的毁灭性的"扫荡"和"清乡"，实行烧光、杀光、抢光的"三光"政策。① 在这种情况下，华北敌后抗日根据地遭遇了极其严重的困难。

在经济上，抗日战争时期华北虽有中国当时不可多得的较发达的城市经济，但也有极为原始的落后的乡村手工业经济，城市中民族资本、官僚资本、帝国主义资本同时并存，机器工业、手工业同时存在；农村中土地日益集中，农民频繁破产，天灾人祸，乡村经济奄奄一息。在这混乱复杂的社会局势中，占山为王的土匪、打家劫舍的盗贼，以及名目繁多的会道门，更是层出不穷，不可胜计。② 更为严重的是，从 20 世纪 30 年代中期前后日本就对华北地区进行了大肆的经济掠夺。据 1935 年 3 月 30 日天津《益世报》的记载，1931 年以后日本对华北的投资共达 73,300 万元，其在北京、天津等地开设的所谓"中日实业公司""输入联合会""满津贸易公司""兴发祥公司"等机关，几乎垄断了华北地区的棉花生产、铁矿开采、铁路修筑、港口开辟等。同时，日本侵略者还肆意打击和吞并民族工商业，勒令种植鸦片，大量掠夺粮食等，致使华北各地以平津为代表的各大中城市基础薄弱的传统民族工业日益凋敝，许多工厂关门，工人失业，民族经济遭受严重损失。③ 根据战后调查统计，晋察冀边区的全部商业损失达 1,561,429,561 美元；晋察冀边区战时工业损失情况调查，包括纺织、食品、公用事业、燃

---

①　中共中央党史研究室：《中国共产党的九十年（新民主主义革命时期）》，中共党史出版社、党建读物出版社 2016 年版，第 222—223 页。

②　魏宏运、左志远主编：《华北抗日根据地史》，档案出版社 1990 年版，第 2 页。

③　魏宏运、左志远主编：《华北抗日根据地史》，档案出版社 1990 年版，第 5—6 页。

料、矿业、金属、化工、建筑材料及其他，损失估计总计 27,741,672 美元。① 华北其他敌后抗日根据地遭受的损失也极其严重。② 与城市经济相比，华北乡村经济极为落后。除北京、天津等几个比较大的城市之外，华北其他地区遍布着无数封闭落后的农村。在一些偏僻的山区，老百姓没见过铁路、公路，有的甚至不知道清朝已经灭亡，虽然民国早已建立，但广大农民只知交粮纳税，艰难度日，"不知有汉，无论魏晋"。而动荡不安的华北政局，再加上 30 年代几次严重的自然灾害，导致农村经济破产，农田荒芜，家庭手工业产品受到洋货的排挤，农民大量失业，传统的封建农村经济发生动摇及至崩溃，由此引发了华北地区尖锐的阶级矛盾和混乱的社会状态，广大农村一片萧条。③

　　在这种严峻的经济形势下，华北各抗日根据地社会经济落后，卫生条件极差，医药物资极度缺乏，农村地区更是缺医少药。医疗卫生资源大都集中在大城市，广大农村地区卫生资源奇缺，医疗卫生资源在城乡之间的配置极不均衡。据时任晋察冀军区卫生部部长叶青山后来回忆，1937 年晋察冀边区的医疗卫生条件很差，整个边区 100 多个县城竟然连一个比较像样的医院都没有，有的县城甚至仅有几个少得可怜的中药铺，根本没有或很少有所谓的西药或西药房。④ 广大农村地区的缺医少药现象就更加严重了。1994 年 8 月，山东省平原县十里铺乡后下寨村一名小学教员在接受日本学者笠原十九司的采访时回忆说，八路军曾经来过后下寨村，该村医疗条件落后，"没有医院，医院在恩城。村里有药房，李敬堂看伤寒三服药，第一服下去行，第二服加量，第三服就行了。第一服下去如不行，那也就不行了。好与不好就

---

① 谢忠厚等总主编：《日本侵略华北罪行档案·损失调查》，河北人民出版社 2005 年版，第 94、119 页。

② 有关华北地区战后损失情况详情参见谢忠厚等总主编：《日本侵略华北罪行档案·损失调查》，河北人民出版社 2005 年版。

③ 魏宏运、左志远主编：《华北抗日根据地史》，档案出版社 1990 年版，第 6—7 页。

④ 北京军区后勤部党史资料征集办公室编：《晋察冀军区抗战时期后勤工作史料选编》，军事科学院出版社 1985 年版，第 685 页。

是这一服药"①。此外，根据地周围还遭受敌伪严密的包围封锁，离开根据地去采购药品器材更是极端困难。晋察冀军区也是缺医少药。1937年11月3日，晋察冀军区卫生部成立。到1938年1月，各军分区先后成立卫生部，当时的情形是"各部除领导人外，只有几名医生和看护员"②。如第三军分区卫生部当时只有一名医生，和两三名没有经过任何训练的青年看护员。加上尹明亮在途中动员的一名医生，也才五六个人。③八路军一二〇师师部的药房，药品缺乏，没有止痛药、没有麻醉剂，甚至连碘酒也很缺乏，"这一方面是因为没有经费，另一方面也因为没有货源，买不到。现在医生们正在多方研究、利用中药来代替西药。有些中药的疗效毕竟比不上西药，因此，我们的战士，轻伤的要多受几天的痛苦，重伤的则往往因为医药不灵而牺牲了！"手术用具尤其缺乏，连刀子、剪子、注射器也不够用。药棉、纱布也缺乏，经常是把用过了的加以消毒后再用。④"医院的看护们天天把脓血龌龊的贴布、绷带洗干净，经过消毒后，反复使用至五六次。"⑤医护人员极度缺乏的情况由此可见一斑。由于根据地处于激烈的战斗环境中，极端恶劣而又艰苦的生存条件，加上频繁的自然灾害和各种传染病的流行，使伤病员数量不断增加。根据地的医疗卫生工作受到巨大的挑战。聂荣臻元帅后来回忆说："我们晋察冀边区，本来是经济文化不发达，科学技术落后的地方，几年的战争，姑勿论给养弹药之困难，而医药的缺乏，医疗技术的贫弱，长时期曾经都是相当严重的问题，远隔后方数千里，敌人封锁重

---

① 魏宏运、三谷孝主编：《二十世纪华北农村调查记录》（第3卷），社会科学文献出版社2012年版，第566页。

② 北京军区后勤部党史资料征集办公室编：《晋察冀军区抗战时期后勤工作史料选编》，军事科学院出版社1985年版，第390页。

③ 北京军区后勤部党史资料征集办公室编：《晋察冀军区抗战时期后勤工作史料选编》，军事科学院出版社1985年版，第606—610页。

④ 黄薇：《八路军敌后抗战纪实》，参见《中国抗日战争军事史料丛书》编审委员会：《八路军·参考资料》（5），解放军出版社2015年版，第16页。

⑤ 北京军区后勤部党史资料征集办公室编：《晋察冀军区抗战时期后勤工作史料选编》，军事学院出版社1985年版，第414页。

重，交通阻梗，我们的伤病员无时不在痛苦中呻吟。"① 这是晋察冀根据地医疗卫生状况的真实描述。因此，只有迅速大量增加医务工作者，才能适应战争救护的需要。同样，当时晋冀鲁豫边区药品供应困难，西药没有，只有中药，这严重影响了对伤病员的救治。② 晋冀鲁豫边区由于过去卫生工作没有基础，药品缺乏，卫生制度不健全。因此抗战开始后要从训练、搜罗卫生人才入手，健全卫生组织，才能适应战争开展的需要。③ 部队中尚且如此，根据地所在广大农村地区的医疗资源短缺现象就不足为奇了。据李景汉的《定县社会概况调查》显示：定县农村每村平均仅有一个医生，但有 226 个小村庄连一个医生都没有。④ 而且定县仅有的医生也大都缺乏现代医学知识，不以行医为主业。1993 年 3 月，天津市静海县府君庙乡冯家村的村民孙玉常在接受日本学者三谷孝访问时还说，直到解放前，他们村村里人病了只有"农民医生，看中医，没有西药"，⑤ 医疗条件非常落后。

在文化及教育方面，华北地区属于中日争夺激烈的地区，这里既有敌占区及沦陷区，也有抗日游击区和敌后抗日根据地。在这样复杂的局势下，华北地区的文化教育事业也遭到了空前的破坏。其中最主要的是日本对华北沦陷区的文化侵略。这种文化侵略是同它对华的军事、政治、经济侵略同步进行的，最大特点就是紧密配合侵略战争，企图从思想上、灵魂上瓦解中国人民的抗日斗志，泯灭中华民族精神。其最毒辣的手段是强行普及日语，大肆杀戮知识分子。有资料显示，1942 年春节，山西大同日寇以请客为名，捕

---

① 刘春梅、卢景国主编：《抗战时期晋察冀边区卫生工作研究》，研究出版社 2018 年版，第 194 页。

② 杨立夫主编：《烽火硝烟中的白衣战士：一二九师、晋冀鲁豫军区卫生勤务纪实》（续集一），成都科技大学出版社 1991 年版，第 9 页。

③ 杨立夫主编：《烽火硝烟中的白衣战士：一二九师、晋冀鲁豫军区卫生勤务纪实》（续集一），成都科技大学出版社 1991 年版，第 4 页。

④ 李景汉：《定县社会概况调查》，上海人民出版社 2005 年版，第 283 页。

⑤ 魏宏运、三谷孝主编：《二十世纪华北农村调查记录》（第 3 卷），社会科学文献出版社 2012 年版，第 887 页。

捉 397 名知识分子，并将其全部活埋在郊外五条深沟里。另据不完全统计，日寇在大同大批屠杀知识分子有四五次之多，惨遭毒手的有 500 多人，被囚禁在监狱的有 200 多人，几乎每天都有三五人被活埋。1943 年平遥被捕教员 400 余名，被屠杀的有 100 多人。① 在华北沦陷区，日本侵略者企图靠赤裸裸的杀戮等恐怖行径来达到禁锢中华民族思想，压制中国人民反抗，长期占领中国的罪恶目的。与广大敌占区相比，华北各抗日根据地大多地处山区，经济、交通都比较落后，文化事业几无，教育极不发达，很多地方其至连一所小学都没有，学龄儿童入学率仅 20% 多一点。有资料显示，晋察冀地区科学文化发展落后，冀中平原地区的文盲人口几乎占农村总人口数的80% 左右。个别偏僻的山村文盲众多，就连写一封信这样令人看来极为简单的事情也要翻山越岭地去求人。② 为了扭转这种困难局面，同时也为了适应抗日战争的迫切需要，中共中央不仅陆续创办了大批学校，积极发展干部教育，而且大力推动根据地的群众教育，如开展冬学运动，努力扫除文盲，使许多地方的国民文化教育面貌发生重大变化。到 1940 年，晋察冀根据地有小学 7697 所。③ 在开展文化教育的过程中根据地的医疗卫生教育事业也在不断推进。1940 年，八路军一二九师卫生部部长钱信忠奉命组成医生训练队，并在医生训练队的基础上成立了一二九师卫生学校，不久改成 18 集团军卫生部卫生学校，1945 年 8 月，改称晋冀鲁豫军区医科专门学校。在革命战争年代里，该校先后培养了各类卫生干部 1000 余名。④ 尽管根据地党和政府在文化教育方面下了极大功夫，但囿于当时的各种自然及社会条件的限制，根据地民众普遍医疗知识贫乏，封建迷信思想盛行，卫生观念落后，

---

① 谢忠厚等总主编：《日本侵略华北罪行档案·文化侵略》，河北人民出版社 2005 年版，第 219 页。

② 魏宏运、左志远主编：《华北抗日根据地史》，档案出版社 1990 年版，第 300—301 页。

③ 中共中央党史研究室：《中国共产党历史·第一卷（1921—1949）》（下册），中共党史出版社 2011 年版，第 563—564 页。

④ 皇甫束玉、宋荐戈、龚守静编：《中国革命根据地教育纪事（1927.8—1949.9）》，教育科学出版社 1989 年版，第 146 页。

广大民众缺乏预防传染病的必要知识和技术。许多较为偏远的根据地农村的医疗卫生事业甚而成了被遗忘的角落，居民缺乏卫生常识，更不具备防御各种疫病的能力。很显然，人们的受教育程度和文化程度与卫生知识的普及程度密切相关。文化程度低、识字率低、文盲率高，使得边区民众的日常生活、卫生健康等各个方面都不能得到很好的发展，愚昧、落后观念也是根深蒂固，不仅没有任何卫生观念，"不干不净，吃了没病"的说法很盛行①，而且广大民众封建迷信思想浓厚。落后的文化教育事业、封闭的地理环境，致使整个边区巫婆神汉众多，迷信及各种封建思想大肆流行，老百姓们生病之后多找神汉巫婆跳神驱鬼，而非求医看病，边区人口因此严重递减。晋察冀边区阜平八区一个巫婆家的闺女生病后，该巫婆竟说这闺女福大命大，将来有"皇娘"之福，结果耽误病情造成孩子病死。定唐八区孔庄子前街、高油村、一区田辛庄等都有巫婆、神汉、巫医等仅靠烧香、请符、驱神等就发了大财的现象。② 1945 年 2 月，曲阳县麻疹肆虐，当地羊平镇东羊平村有小孩患有严重的红疹，后经医生诊断并开具了药方，但因其家人迷信思想严重，听信了巫婆所说孩子患病原因，竟不让孩子吃药，说是越吃药越严重，只需烧香、上供就能治好。没想到两天之后孩子就病死了。③ 由此可以看出，晋察冀边区的封建迷信活动与不科学的治疗方法致使边区疫病流行更加严重。这种状况严重阻碍了华北抗日根据地医疗卫生事业的发展，迫切要求中共领导下的根据地广大军民冲破各种自然社会约束，创设医疗卫生机构，充分挖掘、运用各种医疗卫生资源，增进军民健康。

总体而言，华北地区各抗日根据地的经济、文化及教育状况普遍较差。以晋察冀边区为例，该地区经济、文化比较落后，医药极为缺乏，一般农户

---

① 刘春梅、卢景国主编：《抗战时期晋察冀边区卫生工作研究》，研究出版社 2018 年版，第 194—195 页。

② 蔺进生：《中共定唐县委检查今年卫生运动》，《晋察冀日报》1945 年 5 月 24 日。

③ 钱哲：《巫婆害人》，《晋察冀日报》1945 年 2 月 22 日。

生活十分困苦，住房低窄简陋，垃圾粪便到处可见，蚊、蝇、虱、蚤、鼠较多，环境卫生很差。群众卫生习惯不良，发病较多。① 根据地创建后，日本侵略者对根据地的进攻和"扫荡"就没有停止过。由于华北地区冬季寒冷、夏季有青纱帐掩护，不易实现敌寇"扫荡"的目的，因而敌人多集中在春秋季对根据地进行大规模的进攻，这也是疫病的易发季节。敌人所到之处，庄稼被毁，房屋变成废墟，村庄被洗劫一空。这给边区军民造成了经济上的极大困难，甚至许多伤病员的营养补充都不够。有资料证明，晋冀鲁豫根据地很多休养员多吃黑豆、高粱，只有1/3的小米，小麦白面很少吃过。就连当时根据地的模范医院三所每月也只能吃两三次肉类。② 物资缺乏、营养不足严重影响了伤病员的身体康复。这种情况在华北各根据地都曾普遍存在过。经济困难，再加上许多地方灾害频发，疟疾、痢疾、回归热等多种疾病在广大的抗日根据地逐渐蔓延流行。③

三、华北抗日根据地的疫病流行

抗日战争时期华北各根据地全都位于远离城市的内地乡村，而且大多位于山岳地带，生产力水平极为低下，医疗卫生条件相当落后，加之日军频繁而又残酷的"大扫荡"，导致人民群众的生活更加艰难困苦。由于常年忍饥挨饿，军民普遍营养缺乏，健康受损，抵抗力下降。可以说，华北抗日根据地非常恶劣的自然与社会生态环境，直接或间接地导致了根据地大规模的疾疫流行。根据晋察冀边区曲阳县1944年儿童疾病死亡情况的

---

① 《新中国预防医学历史经验》编委会编：《新中国预防医学历史经验》（第1卷），人民卫生出版社1991年版，第81页。

② 杨立夫主编：《烽火硝烟中的白衣战士：一二九师、晋冀鲁豫军区卫生勤务纪实》（续集一），成都科技大学出版社1991年版，第9页。

③ 刘春梅、卢景国主编：《抗战时期晋察冀边区卫生工作研究》，研究出版社2018年版，第149页。

调查，373 个儿童中就有 164 个患过病，死亡 46 个。[①] 在华北抗日根据地各种各样的疾疫流行中，发病最多、流行最广、危害最大的传染病是疟疾，其次是痢疾、流行性感冒、鼠疫、天花和霍乱，以及回归热、伤寒、副伤寒、斑疹伤寒等。抗日根据地军队中也有大量战士患有眼病、白喉、皲裂、冻伤和呼吸道疾病等，既严重影响了根据地军民的身体健康，又直接影响了根据地军队的战斗力。由于物质生活的困难，高原气候寒冷，棉衣不能按时供给，以及营养不良、部队作战过度疲劳等因素，致使军队中冻疮、疥疮、胃肠疾病、夜盲症、气管炎、关节炎患者甚多。据《一二〇师卫生工作概况》记载，1937 年 10 月至 1944 年 7 月部队因病非战斗减员达 6 万多人。除一些传染病外，主要有胃肠病 13,739 例，气管炎、肺炎 6386 例，普通感冒 8001 例，关节炎 1542 例。此外，眼病和夜盲症也很多，分别为 10,849 例和 3930 例。这些疾病的发生，有时竟影响到作战，为其他根据地少有。[②]

（一）疟疾

现代医学表明，疟疾是寄生虫病的一种，"是由疟原虫经按蚊叮咬传播的传染病"[③]。疟疾广泛流行于热带、亚热带甚至温带边缘，是一种严重危害人类健康的重要虫媒传染病。疟疾易发于夏秋季节，临床以寒战、壮热、出汗、周期性、规律性发作为特征。[④]

华北抗日根据地疟疾流行最为普遍，尤其是晋察冀边区。晋察冀边区原

---

① 参见李洪河、程舒伟：《抗战时期华北根据地的卫生防疫工作述论》，《史学集刊》2012 年第 3 期。

② 山西省史志研究院编：《山西通志·卫生医药志·卫生篇》（第 41 卷），中华书局1997 年版，第 240 页。

③ 张贤昌、林荣幸：《疟疾防治知识》，《华南预防医学》2007 年第 3 期。

④ 参见《屠呦呦传》编写组：《屠呦呦传》，人民出版社 2015 年版，第 54—55 页；中国人民解放军武汉部队后勤部卫生部编：《简明中医学》，湖北人民出版社 1972 年版，第 448 页。

本属低疟区，抗战前疟疾病人多为散在发生，很少流行。1938 年以后，由于战争、人群迁徙和气候影响，不断有疟疾地区性暴发流行。[①] 1939 年水灾之后，继之敌人的频繁"清剿"与"扫荡"，晋察冀边区各种疾病加倍流行，疟疾一度成为根据地群众和部队中发病最多、流行最广、危害最大的传染病。据有关统计，1937—1945 年晋察冀边区疾病流行最广而最凶猛者为疟疾、回归热、痢疾、疥疮、肠炎、流感以及其他疾病。表 1—1 为 1937—1945 年晋察冀边区主要流行疾病百分比，表 1—2 为 1937—1945 年晋察冀军区伤、病类统计情况。

表 1—1　1937—1945 年晋察冀边区主要流行疾病百分比

病别	疟疾	流感	痢疾	回归热	其他
百分比	50	15	20	10	5

资料来源：参见北京军区后勤部党史资料征集办公室编：《晋察冀军区抗战时期后勤工作史料选编》，军事学院出版社 1985 年版，第 568 页。

注："其他"项目包括伤寒、麻疹、天花、百日咳、疥疮、肺炎、胃炎等。

表 1—2　1937—1945 年晋察冀军区伤、病类统计

区别	伤类	病类						
		疟疾	痢疾	流感	回归热	肺炎	斑疹伤寒	其他
百分比	33	25	10	15	8	3	2	4

资料来源：参见北京军区后勤部党史资料征集办公室编：《晋察冀军区抗战时期后勤工作史料选编》，军事学院出版社 1985 年版，第 576 页。

从表 1—1、表 1—2 中可以看出，晋察冀边区的广大群众和部队中发病最多、流行最广、危害最大的传染病是疟疾。从 1938 年开始，部分县、区每年都有暴发流行。据统计，抗战 8 年中晋察冀边区疟疾发病达 2000

---

① 《新中国预防医学历史经验》编委会编：《新中国预防医学历史经验》（第 1 卷），人民卫生出版社 1991 年版，第 89 页。

多万例次。① 1939 年秋天开始一直到 1940 年的夏天，河北省涞源县第二至四区、第八区，以及河北省易县第七至九区的疟疾患者，分别占全区病人总数的 20%、17%。1940 年秋至 1941 年，灵寿一、二区疟疾发病数占总病人数的 30%；阜平县二、八、九、十区 4 个区疟疾发病数占总病人数的 26%；1943 年安平、肃宁、饶阳、高阳、安国共 155 个村疟疾发病数占总病人数的 23%；1944 年夏秋，滦平、丰润、昌黎 567 户疟疾发病数占病人总数的 17%；1944 年 9 月，灵邱 225 户的 740 人中发病 323 人，占总人口的 43%。② 1944 年太行军区武安县疟疾流行，该县马店头全村 411 人，有 308 人患病，占总人口的 74.94%；上麻田村 604 人，有 514 人患病，有的一连发三四次，患病人数占总人口的 85.1%；其中以壮年最多，约占 45%。③ 由疟疾引起的水肿、贫血、消化不良也非常严重，在麻田村占 52%。④

晋冀鲁豫地区虽是低疟区，但居民中也有不少人曾患过疟疾。抗战初期，部队中也曾散在发生，有的部队曾有流行，但没有引起足够重视。到 1940 年，发病率相当高，有的连队 70% 的人发病。1942 年全区发生疟疾 5800 余名，死亡 24 名。⑤ 据 1944 年太行军区第一、第四、第七分区统计，发生传染病 3971 名，其中疟疾 2022 名。当时流行的主要是间日疟。造成在部队中流行的原因，一是当地居民中发病率高，二是部队中积累了大量带疟

① 《新中国预防医学历史经验》编委会编：《新中国预防医学历史经验》（第 1 卷），人民卫生出版社 1991 年版，第 88 页。

② 《1939 年秋—1940 年夏涞源、易县疫病调查表》《1940 年秋 1941 年唐县、灵寿、阜平疫病调查表》《1943 年安平、肃宁、饶阳、高阳、安国经治病类统计》《1944 年夏秋滦平、丰润、昌黎经治病员统计表》《灵邱四、六区病灾村典型调查》（1944 年 9 月），参见晋察冀军区卫生部：《抗日战争时期晋察冀边区军民医疗卫生工作介绍》，北京军区后勤党史资料征集办公室编：《晋察冀军区抗战时期后勤工作史料选编》，军事学院出版社 1985 年版，第 557—564 页。

③ 《钱信忠部长在太行区文教大会上关于开展群众卫生运动的讲话》，参见何正清主编：《刘邓大军卫生史料选编》，成都科技大学出版社 1991 年版，第 420 页。

④ 《保卫健康的医药卫生成果展览》，《新华日报（华北版）》1945 年 4 月 15 日。

⑤ 《晋冀鲁豫军区一九四二年疟疾发病治疗统计表》，参见华北军区后勤卫生部编：《华北军区卫生建设史料汇编》，1949 年 10 月内部印行，"统计类"第 71 页。

原虫者，三是没有灭蚊药，也无可靠的防蚊设备。其主要防治办法，一是强调根治，消灭传染源；二是加强预防。① 晋冀鲁豫地区的太行军区 1944 年 1 月至 3 月疟疾病人很少，4 月后发病较多，差不多占总人数的 1/3。其治疗方法上花样繁多，如喝石灰水，生吃大蒜 2 头，服 1—3 颗奎宁丸，吃醋炒鸡蛋，或针灸治疗等。当然，最有效的抗疟药是奎宁，其次就算针灸治疗了。②

疟疾之所以能在抗日根据地大量流行，其主要原因包括：一是疫区都是遭受日军"扫荡"的地区，破坏越严重疫情越重；二是在洪水泛滥的地区，由于蚊虫大量孳生，易于疟疾传播流行；三是缺乏有效的防治药品。针对疟疾的流行，边区领导机关和卫生部门投入很大力量进行预防和治疗：广泛开展疟疾防治的宣传教育和专业技术指导；大力防蚊灭蚊，填平污水坑，清除杂草，防治蚊虫孳生等；用药物和针灸防治；派医疗队到疫区帮助扑灭疫情。经过几年的防治，疫情得到了控制。③

（二）痢疾

痢疾也是华北抗日根据地军民中发病较多、危害较大的传染病。痢疾和胃肠道传染病发病以夏秋两季为多。④ 1939—1941 年，痢疾在晋察冀边区普遍流行。1939 年秋至 1940 年夏，涞源二、三、四、八区 4 个区居民痢疾发病 7506 人，占居民总人数的 11.45%；易县七、八、九区 3 个区发病 4000 余人，占居民总人数的 8.88%。1940 年秋至 1941 年，唐县一至六区发病

---

①　《新中国预防医学历史经验》编委会编：《新中国预防医学历史经验》（第 1 卷），人民卫生出版社 1991 年版，第 121 页。

②　杨立夫主编：《烽火硝烟中的白衣战士：一二九师、晋冀鲁豫军区卫生勤务纪实》（续集一），成都科技大学出版社 1991 年版，第 85 页。

③　《新中国预防医学历史经验》编委会编：《新中国预防医学历史经验》（第 1 卷），人民卫生出版社 1991 年版，第 89—90 页。

④　邓铁涛、程之范主编：《中国医学通史·近代卷》，人民卫生出版社 2000 年版，第 119 页。

13,329 人，占居民总人数的 17.99%；灵寿一、二区发病 4032 人，占居民总人数的 14.4%；阜平二、八、九、十区发病 7093 人，占居民总人数的 17%。① 此外，部队的痢疾病人也较多。据统计，抗战时期晋察冀军区部队共发病 28,609 人，约占当时部队总发病数的 10%。② 1941 年起痢疾在军区直属队和第一、第二、第三、第四军分区普遍流行，以 1942 年冀中军区流行最为严重。③ 胶东部队 1942 年痢疾发病数占传染病发病总数的 29.5%。一二〇师 1937 年 8 月至 1944 年 7 月痢疾发生 2525 人次，占传染病发病总数的 15.5%。④ 晋绥军区抗战七周年统计，全区部队痢疾发病数占发病总数的 15%。⑤ 另外，1944 年入夏以来，太行军区由于所处卫生环境恶劣，蚊、蝇猖獗，胃肠病的发病率高达 50%。⑥

在此期间造成痢疾在部队中流行的主要原因是：在反"扫荡"时华北抗日根据地各部队经常在"青纱帐"或贫困山区辗转作战，或风餐露宿，或饮食生冷，或卫生条件差，卫生制度难以坚持，加之营养不良，抵抗力弱等。针对病情，根据地的卫生人员狠抓饮食卫生，加强粪便管理，大力扑灭蝇蛆，隔离治疗病人。这样经过多方防治后发病逐年减少。如晋察冀军区直属队及第一至第四军分区，1942 年（前三季度）发病 3848 人，1943 年减

---

① 《1939 年秋—1940 年夏涞源、易县疫病调查表》《1940 年秋—1941 年唐县、灵寿阜平疫病调查表》，晋察冀军区卫生部：《抗日战争时期晋察冀边区军民医疗卫生工作介绍》，参见北京军区后勤部党史资料征集办公室编：《晋察冀军区抗战时期后勤工作史料选编》，第 557 页。

② 邓铁涛、程之范主编：《中国医学通史·近代卷》，人民卫生出版社 2000 年版，第 589 页。

③ 《新中国预防医学历史经验》编委会编：《新中国预防医学历史经验》（第 1 卷），人民卫生出版社 1991 年版，第 90 页。

④ 邓铁涛、程之范主编：《中国医学通史·近代卷》，人民卫生出版社 2000 年版，第 589 页。

⑤ 朱克文、高恩显、龚纯主编：《中国军事医学史》，人民军医出版社 1996 年版，第 236 页。

⑥ 杨立夫主编：《烽火硝烟中的白衣战士：一二九师、晋冀鲁豫军区卫生勤务纪实》（续集一），成都科技大学出版社 1991 年版，第 83—84 页。

至549人，到1944年春季仅发病20人。① 整个抗战时期晋察冀边区共计有痢疾患病人数达800余万例，约占当时晋察冀边区居民总数的20%②。

（三）流行性感冒

在全民族抗战期间，流感在各抗日根据地流行颇为频繁。据统计，抗战8年间晋察冀边区感冒和流行性感冒共发病618万多人，在边区主要流行病统计中约占15%，总数仅低于疟疾和痢疾，③ 但在局部暴发地区往往发病人数超过前两种疫病。其中1940年秋至1941年河北一些地区流感大流行，如据当年唐县、灵寿、阜平疫病调查，在唐县6个区74,055人发病人数中，流感发病24,685人，占居民总人数的33.33%，占总发病数的50%；灵寿两个区发病4480人，占居民总人数的16%，占总发病人数的20%；阜平4个区发病12,611人，占居民总人数的30.23%，占总发病人数的32%。④ 抗战8年中全区部队先后发病42,900余人。据1939年11月军区后方医院统计，当时该院共收治第一、第三军分区和冀中军区流感病员160人，占全院伤病员总数的13.22%。⑤ 1944年夏秋，据冀东医疗组统计，滦平、丰润、昌黎经过治疗的病员中患感冒的约占总数的28%。⑥ 据1945年《晋绥抗战日报》

① 《新中国预防医学历史经验》编委会编：《新中国预防医学历史经验》（第1卷），人民卫生出版社1991年版，第90页。

② 山西省史志研究院编：《山西通志·卫生医药志·卫生篇》（第41卷），中华书局1997年版，第230页。

③ 《新中国预防医学历史经验》编委会编：《新中国预防医学历史经验》（第1卷），人民卫生出版社1991年版，第91页。

④ 《1939年秋—1940年夏涞源、易县疫病调查表》《1940年秋—1941年唐县、灵寿阜平疫病调查表》，晋察冀军区卫生部：《抗日战争时期晋察冀边区军民医疗卫生工作介绍》，参见北京军区后勤部党史资料征集办公室编：《晋察冀军区抗战时期后勤工作史料选编》，第557页。

⑤ 《后方休养所伤病统计表》，参见华北军区后勤卫生部编：《华北军区卫生建设史料汇编》，1949年10月内部印行，"统计类"第40页。

⑥ 刘春梅、卢景国主编：《抗战时期晋察冀边区卫生工作研究》，研究出版社2018年版，第146页。

报道："保德四区发生流行性感冒的很多，白家村有三分之一的人害病，病死 10 余人。"① 流感预防措施是注意个人保暖，保持空气流通。另外当时根据地还要求广大军民注意宿营管理，同时加强着装，辅以药物，如服用柴胡汤、姜汤、阿司匹林、托氏散、解热丸、止咳片等中西药物进行预防和治疗。②

（四）鼠疫

鼠疫和天花、霍乱是三大烈性传染病之一，待其突发流行才加以防治相当困难。鼠疫（Plague）又称黑死病、百斯笃，土名臭麻、老鼠瘟、瘟疫、疙瘩疫、核子疫等，是由鼠疫杆菌感染引起的一种急性发热性的传染性极强、病死率极高，对社会造成的危害极大的烈性传染病。③ 早在 1930 年，陕西省的绥德、横山等数县发生过严重鼠疫流行。据调查，当年葭县、靖边、横山、子洲、字长、榆林、米脂等 12 个县均有疫情，患者 3419 人，死亡 3107 人，大部分为腺鼠疫。华北地区的鼠疫流行影响最大的应属 1917—1918 年绥远、山西鼠疫大流行，其中绥远是最早发生鼠疫的地区，因而被划为防疫第一区。④ 整个抗日战争时期华北根据地虽未有自然原发的鼠疫流行，但却有日本侵略者刻意为之的鼠疫疫情发生。如 1942 年日军在用尽了各种阴谋毒计，向晋察冀边区进攻，都遭到严重打击与惨败的情况下，企图采用"毒疫进攻"的政策，曾经命令边区各村每村都要送来一只老鼠，以便制造鼠疫菌后再散布到晋察冀边区，达到毒害晋察冀边区军民之目的。这

① 《新中国预防医学历史经验》编委会编：《新中国预防医学历史经验》（第 1 卷），人民卫生出版社 1991 年版，第 107—108 页。
② 《新中国预防医学历史经验》编委会编：《新中国预防医学历史经验》（第 1 卷），人民卫生出版社 1991 年版，第 91 页。
③ 参见李洪河：《新中国的疫病流行与社会应对（1949—1959）》，中共党史出版社 2007 年版，第 24 页。
④ 邓铁涛主编：《中国防疫史》，广西科学技术出版社 2006 年版，第 387、393 页。

引起边区军民的高度警惕。晋察冀军区卫生部向根据地军民介绍了关于鼠疫的一般常识及预防方法：（1）发病原因：本病系由鼠疫杆菌所引起之最急性传染病。多由老鼠为媒介，不关男女老少、性别年龄同样发生。（2）一般症状：淋巴急剧膨胀，呼吸深而速。（3）预防方法：本病无特效药治疗，唯有加强预防，染病后病人要隔离，病人用具严格消毒。①

（五）霍乱

霍乱是一种由霍乱弧菌所致之急性胃肠道传染病，临床上以剧烈之上吐下泻及继发之脱水为特征。② 霍乱在民间还被称为"虎狼病""虎烈拉"等，以示病情凶猛，犹如虎狼侵袭。③ 霍乱曾于 1821 年由英国人从印度传入北京，于 1931 年、1932 年、1933 年、1938 年、1939 年、1940 年、1943 年等先后发生过大流行。④ 1931 年，今北京市房山区一带霍乱流行，娄子水村一月内死亡 90 余人⑤；也有资料记载，解放前通县曾有多次霍乱流行⑥。1937 年 8 月，山东省朝城县、观城县霍乱流行，死者甚众；1938 年 8 月，阳谷县霍乱流行，仅该县南岳楼一村即死亡 50 余人。《清丰县志》显示，1938 年秋天，清丰县有大规模霍乱流行，死亡约 2000 多人。另据《濮阳市志》记载，民国二十八年（1939 年），"卫河溢，南乐受灾，霍乱流行，死者甚众"⑦。霍乱流行需要有传染源、传播途径和易感染人群等三个基本环

---

① 《预防鼠疫，粉碎敌寇"毒疫"进攻》，《晋察冀日报》1942 年 1 月 1 日。

② 倪子俞：《霍乱》，《东北医学杂志》1952 年第 1—10 期合订本，第 565 页。

③ 徐畅：《战争·灾荒·瘟疫——抗战时期鲁西冀南地区历史管窥》，齐鲁书社 2020 年版，第 298、302 页。

④ 北京市地方志编纂委员会：《北京志·卫生卷·卫生志》，北京出版社 2003 年版，第 153 页。

⑤ 北京市房山区卫生志编纂委员会：《北京市房山区卫生志》，中国博雅出版社 2008 年版，第 87 页。

⑥ 通县卫生局：《通县卫生志》，农业出版社 1992 年版，第 255 页。

⑦ 转引自徐畅：《战争·灾荒·瘟疫——抗战时期鲁西冀南地区历史管窥》，齐鲁书社 2020 年版，第 300—301 页。

节，具体到日常生活中可经水、食物、苍蝇及日常生活接触等方面进行传播，其中经水传播得最快。1943 年 8 月下旬至 10 月下旬，冀南鲁西地区发生大规模霍乱流行。据有关资料，这次霍乱流行是由日军播撒的霍乱病菌所致。① 1943 年 9 月，在连续遭受严重的旱灾、蝗灾、水灾、雹灾之后，晋冀鲁豫边区的冀南地区又普遍发生流行性霍乱，由北向南、自东而西在全区蔓延，造成严重的人员伤亡。如巨鹿县死亡达 3000 人，曲周县死亡 600 人，馆陶县死亡 370 人，邱县死亡 400 人。为了防止霍乱疫情的进一步扩大与蔓延，冀南区党和政府紧急动员和组织群众，并努力克服医药缺乏的实际困难，用土法消毒，以达控制霍乱传播之目的。军区卫生部后方医院医务人员全力以赴，将价值 15 万元的药品支援给灾区。在各级政府积极采取措施救助下，当地霍乱病蔓延势头逐步得以控制。② 1944 年 11 月 29 日，晋察冀边区应县马兰庄、赤堡村一带霍乱流行，患者少则一二日，多则三四日即死。仅马兰庄即死亡 130 人。为此，晋察冀边区行政委员会协同部队卫生部门迅速组成 5 个医疗急救队，深入病区进行隔离治疗。同时，号召公办医药合作社和私人药店捐款捐药。据统计，共治疗病人 3.5 万人次，有 2 万余名病人痊愈。③

（六）回归热、伤寒、副伤寒、斑疹伤寒

除了上述在华北抗日根据地军民中流行的疟疾、痢疾、流感等疫病外，回归热、伤寒等也时常威胁着广大干部战士和群众的健康。回归热在我国有相当长的流行历史，华北地区的河北、山东和东三省等地都有发生的报告。

---

①　徐畅：《战争·灾荒·瘟疫——抗战时期鲁西冀南地区历史管窥》，齐鲁书社 2020 年版，第 303 页。

②　杨立夫主编：《烽火硝烟中的白衣战士：一二九师、晋冀鲁豫军区卫生勤务纪实》（续集一），成都科技大学出版社 1991 年版，第 67 页。

③　山西省史志研究院编：《山西通志·卫生医药志·卫生篇》（第 41 卷），中华书局 1997 年版，第 230 页。

有学者认为回归热的蔓延主要是由于民国时期的灾荒和战祸；在季节方面则与气候炎热有关，该病多始发于 2—3 月，5—6 月为高峰，8—9 月停息。[①] 1935 年秋至 1940 年夏，回归热在河北省涞源、易县两地都成为发病率最高的疫病。1943 年 7 月在灵寿三个区的疫病调查中，回归热发病率也很高。[②] 抗战 8 年间，晋察冀边区共发生回归热 400 余万人，1939 年至 1941 年部分地区流行严重。[③]

华北抗日根据地的伤寒流行也较频繁。1941 年春，晋绥军区所在的晋西北地区季兴县寨上村发生伤寒流行，发病 420 余人，病死 70 人，发病数占全村总人数的 16%；中会村全村 108 人中，死于伤寒者 30 人；双全村全村 180 人，死于伤寒者 70 人。1942 年 3 月河曲巡镇一带瘟疫流行，每天都有不少人死亡，有的人家在几天里全家丧命，发病人数不详，可能就是伤寒流行造成的。[④] 1943 年冬，晋察冀边区延庆县 13 个村各类疫病发病数为 4541 人，占总人口数的 75%，其中伤寒发病占比为 8.1%；龙关县 21 个村各类疫病发病数为 11,620 人，占总人口数的 80%，其中伤寒发病占比为 8.5%。1944 年夏秋，滦平、丰润、昌黎 567 户各类疫病发病数为 2269 人，发病数占总人口数的 63.5%，其中伤寒发病占比为 16%。[⑤] 面对疫情，晋察冀军区卫生部要求部队严格坚持卫生制度，深入开展卫生宣传教育，并及早采取防疫措施，协助地方扑灭疫情。[⑥] 晋冀鲁豫地区伤寒、副伤寒也常有发

[①]　邓铁涛主编：《中国防疫史》，广西科学技术出版社 2006 年版，第 445—447 页。

[②]　刘春梅、卢景国主编：《抗战时期晋察冀边区卫生工作研究》，研究出版社 2018 年版，第 148 页。

[③]　朱克文、高恩显、龚纯主编：《中国军事医学史》，人民军医出版社 1996 年版，第 236 页。

[④]　《新中国预防医学历史经验》编委会编：《新中国预防医学历史经验》（第 1 卷），人民卫生出版社 1991 年版，第 107 页。

[⑤]　《1943 年冬延庆、龙关、赤城医疗组经治疾病统计》《1944 年夏秋滦平、丰润、昌黎经治病员统计表》，晋察冀军区卫生部：《抗日战争时期晋察冀边区军民医疗卫生工作介绍》，参见北京军区后勤部党史资料征集办公室编：《晋察冀军区抗战时期后勤工作史料选编》，军事学院出版社 1985 年版，第 563 页。

[⑥]　《新中国预防医学历史经验》编委会编：《新中国预防医学历史经验》（第 1 卷），人民卫生出版社 1991 年版，第 107—108 页。

生和流行，死亡率也高，部队普遍实施疫苗接种，提高群体免疫力，一般是霍乱、伤寒、副伤寒三联疫苗，每年都注射。由于伤寒、副伤寒传染源是患者和带菌者，因而及时隔离病人是关键措施。医院都设有隔离病房，即使在农村，传染病也能分室收治。此外，平时严格的饮食卫生管理使伤寒、副伤寒始终没有在部队发生大流行。

另一种虱媒传染病——斑疹伤寒的流行，也在华北抗日根据地中颇为普遍。斑疹伤寒是一种很古老的疾病，我国有记载的斑疹伤寒首推1850年在上海的严重流行。其后，1868年至1927年，每年因饥荒和水灾在北京、天津、九江、宜昌、杭州、宁波、重庆、威海、西安等地相继有该病流行的记录。到了抗日战争时期，该病在根据地民众之中也有流行。据1945年《晋绥抗战日报》报道：晋西北的临县一区发生伤寒和斑疹伤寒流行，前柏塔村70余户，患病者33户，死亡14人。[1] 虱子是流行性斑疹伤寒的唯一媒介动物。流行性斑疹伤寒发病的季节性与虱子的生态学特点和人们的卫生习惯有关。[2] 因此，消灭虱子是扑灭这种疾病的根本方法。在当时困难的条件下，边区军民仍然采取了许多灭虱措施，如利用战斗间隙开展灭虱运动；烫洗衣被，用水缸、木盆洗澡等。[3] 抗战8年间，整个晋察冀边区斑疹伤寒发病5722人。[4] 1944年太岳部队曾有回归热和斑疹伤寒流行，主要原因是在长期战争条件下，部队集团生活，虱媒传染病一直威胁着部队。部队采取了如下措施：不在有该病流行的地方宿营，立即转移；发现有病人或疑似病人立即隔离治疗；尽量设法洗、擦澡，冬季用温水擦澡，

---

① 《新中国预防医学历史经验》编委会编：《新中国预防医学历史经验》（第1卷），人民卫生出版社1991年版，第107—108页。

② 邓铁涛主编：《中国防疫史》，广西科学技术出版社2006年版，第449—450页。

③ 《新中国预防医学历史经验》编委会编：《新中国预防医学历史经验》（第1卷），人民卫生出版1991年版，第91页。

④ 山西省史志研究院编：《山西通志·卫生医药志·卫生篇》（第41卷），中华书局1997年版，第230页。

夏季用池水或河水洗澡等。①

　　此外，在环境艰苦、卫生条件差的情况下，疥疮也占很大比例。1943年秋，冀中区群众医疗小组对安平、康宁、饶阳、高阳、安国的调查统计中发现，疥疮发病人数占总发病数的30%。1944年夏，曲阳县新乐医疗小组对新乐县的岸城村、车固村的医疗统计中发现，当地百姓疥疮发病人数占总发病数19.58%。② 1944年太行区各种疾疫流行，为太行区几十年来所未有，林县上壮村有包括疥疮在内的4种流行病，占了疾病总数的78%；另据黎北的疾病调查，当地各种疾疫中疥疮占病人总数的52%。这里值得注意的是，疥疮中有很多就是梅毒。常乐村害淋病和梅毒的就有56人。③ 物资困难，战士无换洗衣服，因此身上易生虱子。据不完全统计，晋绥军区抗战期间患皮肤病者共达10,849例，占收治伤病员总数的11.5%。④ 疥疮在部队的流行，严重影响战士们的休息和作战。在个人卫生条件改善之后，发病有所减少。在战斗间隙，部队采用给患者擦硫黄软膏后用狼尾巴草点燃烘烤等办法进行治疗。⑤

　　当然，华北抗日根据地的各种疾疫流行并非单一的疾病流行，有时往往多种疾疫同时蔓延，危害甚重。其中1937—1938年，天花在晋冀鲁豫军区的新乡市区流行。1939—1946年，河南全省共发生天花618l例，各地均有波及，其中1940年发病208例，1942年发病3229例，死亡196人，1943年发病1003例。⑥ 1939年秋至1940年夏，晋察冀边区的涞源二、三、四、

① 《新中国预防医学历史经验》编委会编：《新中国预防医学历史经验》（第1卷），人民卫生出版社1991年版，第121—123页。

② 刘春梅、卢景国主编：《抗战时期晋察冀边区卫生工作研究》，研究出版社2018年版，第148页。

③ 《保卫健康的医药卫生成果展览》，《新华日报（华北版）》1945年4月15日。

④ 《新中国预防医学历史经验》编委会编：《新中国预防医学历史经验》（第1卷），人民卫生出版社1991年版，第109页。

⑤ 《新中国预防医学历史经验》编委会编：《新中国预防医学历史经验》（第1卷），人民卫生出版社1991年版，第91—92页。

⑥ 河南省地方史志编纂委员会编纂：《河南省志·卫生志·医药志》，河南人民出版社1993年版，第209页。

八区的病人总数为 50,040 人，其中斑疹伤寒、痢疾和流感发病占比均为 15%，疟疾发病占比为 20%，回归热发病占比为 25%，其他疾病发病占比为 10%；易县七、八、九区的病人总数为 20,000 人，其中斑疹伤寒发病占比为 10%，疟疾发病占比为 17%，痢疾发病占比为 20%，流感发病占比为 13%，回归热发病占比为 35%，其他疾病发病占比为 5%。1940 年秋至 1941 年，唐县一至六区病人总数为 49,370 人，其中流感发病占比为 50%，痢疾发病占比为 27%，疟疾发病占比为 16%，其他疾病发病占比为 7%；灵寿一、二区病人总数为 22,400 人，其中流感发病占比为 20%，痢疾发病占比为 18%，疟疾发病占比为 30%，回归热发病占比为 15%，伤寒发病占比为 12%，其他疾病发病占比为 5%；阜平二、八、九、十区病人总数为 39,408 人，其中流感发病占比为 32%，痢疾发病占比为 18%，疟疾发病占比为 26%，伤寒发病占比为 13%，其他疾病发病占比为 11%。[①] 晋察冀边区 1943 年秋安平、肃宁、饶阳、高阳、安国共 155 个村经治总人数为 27,900 人，其中肠胃炎发病数占 35%，疥疮发病数占 30%，流感发病数占 8%，疟疾发病数占 23%，其他疾病发病数占 4%。1943 年秋至 1944 年夏行唐县共 46 个村中患病人数为 10758 人，据 1943 年秋经治统计，各类疾病中疟疾占比为 45.5%，回归热占比为 29%，流感占比为 10.1%，肠炎占比为 9.5%，其他（百日咳等）占比为 1.9%。1943 年冬，延庆县 13 个村发病数为 4541 人，占总人口数的 75%，其中肺炎发病占比为 10%，感冒发病占比为 20.4%，疟疾发病占比为 12%，伤寒发病占比为 8.1%；龙关县 21 个村发病数为 11,620 人，占总人口数的 80%，其中肺炎发病占比为 13%，感冒发病占比为 19%，疟疾发病占比为 17.5%，伤寒发病占比为 8.5%。1944 年夏秋，滦平、丰润、昌黎 567 户发病数为 2269 人，

---

① 《1939 年秋—1940 年夏涞源、易县疫病调查表》《1940 年秋—1941 年唐县、灵寿、阜平疫病调查表》《1942 年春三个县各一个区疫病调查》，晋察冀军区卫生部：《抗日战争时期晋察冀边区军民医疗卫生工作介绍》，参见北京军区后勤部党史资料征集办公室编：《晋察冀军区抗战时期后勤工作史料选编》，军事学院出版社 1985 年版，第 557—558 页。

发病数占总人数的 63.5%，其中伤寒发病占比为 16%，感冒发病占比为 28%，疟疾发病占比为 17%。①

此外，华北抗日根据地部队中的疫病流行也较严重。抗战期间影响部队最严重的疾病是疟疾、痢疾、疥疮、回归热和斑疹伤寒等病。如 1939 年夏季，晋察冀边区连日暴雨，冀中许多河流决堤，致使洪水泛滥成灾。日军乘机进攻，天灾人祸导致疫病大流行，疟疾、痢疾、肠炎等在部队大量发生。据统计，抗战 8 年间晋察冀军区收治部队病员 216,000 人，其中疟疾、痢疾、感冒、回归热、斑疹伤寒为最多。② 疟疾发病累计 71,522 人，约占伤病员总数的 33%。③ 据军区后方医院 1939 年 11 月统计，当时后方医院收容的第一军分区、第三军分区、冀中军区疟疾人数共计 153 人，占全院伤病员总数的 12.64%。④ 1940—1941 年，疟疾在部队发病逐渐增多；到 1942 年，疟疾发病达到高峰。据统计，晋察冀军区全区部队共发生疟疾 14,922 人，一度严重地影响了部队的练兵和作战。⑤ 到 1942 年冬季以后，才逐渐减少。⑥ 晋冀鲁豫军区部队发病率更高。一二九师 1942 年发生疟疾近 5800 名。⑦ 据太行军区 8 年疾病分类统计，疟疾发病占第一位，高达各类疾病的

① 参见《1943 年秋安平、肃宁、饶阳、高阳、安国经治病类统计》《1943 年秋—1944 年夏行唐县疾病调查》《1943 年冬延庆、龙关、赤城医疗组经治疾病统计》《1944 年夏秋滦平、丰润、昌黎经治病员统计表》《1944 年冬—1945 年夏完、唐、望都、曲阳、行唐县病灾经治统计表》，晋察冀军区卫生部：《抗日战争时期晋察冀边区军民医疗卫生工作介绍》，参见北京军区后勤部党史资料征集办公室编：《晋察冀军区抗战时期后勤工作史料选编》，军事学院出版社 1985 年版，第 562—566 页。

② 邓铁涛主编：《中国防疫史》，广西科学技术出版社 2006 年版，第 520—521 页。

③ 朱克文、高恩显、龚纯主编：《中国军事医学史》，人民军医出版社 1996 年版，第 235 页。

④ 《后方休养所伤病统计表》，参见华北军区后勤卫生部编：《华北军区卫生建设史料汇编》，1949 年 10 月内部印行，"统计类"第 49 页。

⑤ 华北军区后勤卫生部编：《华北军区卫生建设史料汇编》，1949 年 10 月内部印行，"统计类"第 22 页。

⑥ 《新中国预防医学历史经验》编委会编：《新中国预防医学历史经验》（第 1 卷），人民卫生出版社 1991 年版，第 88—89 页。

⑦ 邓铁涛、程之范主编：《中国医学通史（近代卷）》，人民卫生出版社 2000 年版，第 589 页。

25%，个别连队发病竟达 70%。① 截至 1945 年 4 月，抗战期间太行军区部队害病的共 83,676 人。② 另如前文所述，华北抗日根据地各部队的痢疾流行与蔓延也很严重。据晋察冀军区卫生部统计，抗战期间全区部队共发生痢疾 28,609 人次，约占发病总数的 10%③，以 1942 年流行最为严重，发病 3848 人，经过加强个人卫生、饮食卫生和粪便管理，大力扑杀蝇蛆和彻底治疗病人后，痢疾流行得到控制，1943 年减至 549 人④。晋绥军区抗战 7 周年统计结果表明，全区部队痢疾发病占发病总数的 15%，胶东部队 1942 年痢疾发病率高达 29.5%；抗战 8 年各部队每年还都有回归热和斑疹伤寒发生。据晋察冀军区卫生部统计，该区部队 8 年共发生斑疹伤寒近 0.6 万人，约占总发病数的 2%；回归热病人近 2.3 万人，占发病总数的 8%。⑤ 根据晋绥军区历年传染病发病统计，抗战的前 7 年间晋绥军区所属部队共发生各种传染病人 16,288 名，占同期伤病员总数（93,995 人）的 17.4%。⑥ 截至 1945 年 4 月，抗战以来太行军区部队害病的共 83,676 人。⑦

　　华北抗日根据地不论是普通民众中的疫病流行，还是部队中的疫病流行，各类疫病人数总计达数千万。据不完全统计，华北军区晋察冀根据地从 1937 年至 1940 年共收容病员 3981 人，抗战后期从 1941 年到 1946 年共收容病员 217,454 人；晋冀鲁豫根据地从 1937 年到 1946 年共收容病员 202,560 人；晋察冀和晋冀鲁豫这两大根据地从 1937 年成立到 1946 年，合计收容病

　　① 朱克文、高恩显、龚纯主编：《中国军事医学史》，人民军医出版社 1996 年版，第 235 页。

　　② 何正清主编：《刘邓大军卫生史料选编》，成都科技大学出版社 1991 年版，第 420 页。

　　③ 朱克文、高恩显、龚纯主编：《中国军事医学史》，人民军医出版社 1996 年版，第 236 页。

　　④ 邓铁涛、程之范主编：《中国医学通史（近代卷）》，人民卫生出版社 2000 年版，第 589 页。

　　⑤ 朱克文、高恩显、龚纯主编：《中国军事医学史》，人民军医出版社 1996 年版，第 236 页。

　　⑥ 转引自《新中国预防医学历史经验》编委会编：《新中国预防医学历史经验》（第 1 卷），第 108 页。

　　⑦ 何正清主编：《刘邓大军卫生史料选编》，成都科技大学出版社 1991 年版，第 420 页。

员 423,456 人。① 另外，除了军区所收治的伤病员，还有大量的门诊伤病员。根据晋察冀军区卫生部医务科的统计，从 1940 年到 1944 年根据地广大军民因战伤和发病而去门诊治疗的初诊伤病员总人数为 20,586 人。② 就部队军人和普通民众的伤病员人数对比而言，不论是战伤还是疫病，部队军人的伤病员人数都要远远多于普通民众的伤病员人数。根据华北军区后勤卫生部医政处医务科的统计，晋察冀和晋冀鲁豫两大根据地自 1937 年成立至1949 年完全解放收容的部队军人伤员为 281,245 名，收容的部队军人病员为 536,284 名，而两大根据地收容的普通民众伤员为 29,062 名，收容的普通民众病员为 12,836 名，军民伤员总数为 310,307 名，军民病员总数为549,120 名，军民伤病员总数为 859,427 名。其中，部队军人伤员占比为90.6%，普通民众伤员占比为 9.3%；部队军人病员占比为 97.7%，普通民众病员占比为 2.3%。③ 总而言之，华北抗日根据地各种疫病在各军区及根据地军民中或多或少、或轻或重地流行，无疑对根据地广大军民的生命安全和身体健康造成极大的威胁，带来严重的后果。

四、日军发动灭绝人性的细菌战

从 1931 年日本发动九一八事变侵占东三省，到日本侵略者 1945 年 8 月15 日宣布无条件投降前的 14 年中，日本军国主义侵华战争所犯下的野蛮、

---

① 《华北军区抗日民主根据地（晋察冀、晋冀鲁豫）自成立至完全解放收容伤病员统计表（1937—1949.3）》，参见华北军区后勤卫生部编：《华北军区卫生建设史料汇编》，1949 年10 月内部印行，"统计类"第 22 页。

② 《四年来（1940—1944）门诊统计表》，参见华北军区后勤卫生部编：《华北军区卫生建设史料汇编》，1949 年 10 月内部印行，"统计类"第 24 页。

③ 《华北军区抗日民主根据地（晋察冀、晋冀鲁豫）自成立至完全解放收容军民比较表（1937—1949.3）》，参见华北军区后勤卫生部编：《华北军区卫生建设史料汇编》，1949 年 10月内部印行，"统计类"第 23 页。

残暴的滔天罪行之一，便是其发动的罄竹难书的细菌战。这其中就有日本侵略者华北派遣军防疫给水部，即"北支（甲）1855 部队"，它和臭名昭著的日军第 731 部队一样，是一支打着"防疫"旗号的细菌战部队。这支侵略军在华北各地进行着惨无人道的秘密的细菌战。①

第一次世界大战期间，德国曾秘密研制和小规模施放过人畜共患的致病细菌。此后，"细菌战"一词开始进入人类的视线。细菌战是以细菌或病毒为武器，以一种人工或人为的方式故意杀死人、畜及农作物，从而制造出一种人工"瘟疫"，以达到战争所不能达到的作战效果，是一种灭绝人性的极端罪行。日本由于国小人少，兵源和物资都不足。为了大规模的侵华战争以及预想中的对苏战争需要，细菌战研究被日本军方倍加重视。1925 年，日军军医少佐石井四郎就开始进行细菌战研究。1927 年，他明确提出："对于缺乏资源的日本，要想取胜只能依靠细菌战。"② 在第二次世界大战期间，日本侵略者为了迅速摧毁中国人民的武装抵抗行动、在短时期内瓦解中国军民的抗战斗志，多次灭绝人性地发动细菌战，播撒鼠疫、霍乱、伤寒、白喉、赤痢、炭疽等病菌。瘟神多次降临中华大地，所到之处尽是恐惧的黑暗与死亡的气息。③ 日本在华推行惨无人道的细菌战、毒气战是其对外侵略扩张的产物，也是日本军国主义野蛮、残暴的具体表现和铁证。

总部设在北京天坛的 1855 部队，其组织构成是"一部三课"，即"总务部"和"第一课""第二课""第三课"。总务部统制各课，第一课管防疫，第二课生产霍乱、伤寒等各种细菌，第三课专门负责培养鼠疫细菌、鼠疫跳蚤以及实施鼠疫细菌战。④ 日军 1855 部队在华北各地进行细菌战的活

① 谢忠厚等总主编：《日本侵略华北罪行档案·细菌战》，河北人民出版社 2005 年版，"前言"第 1 页。

② 邓铁涛主编：《中国防疫史》，广西科学技术出版社 2006 年版，第 471 页。

③ 中共浙江省委党史研究室编，李晓方著：《侵华日军细菌战鼠疫、霍乱受害幸存者实录》，浙江人民出版社 2017 年版，"前言"第 1 页。

④ 陈致远：《侵华日军在中国实施的鼠疫细菌战研究》，中国社会科学出版社 2018 年版，第 182 页。

动极其诡秘，在华北广阔的大地上，伤寒、霍乱、鼠疫、疟疾曾一再肆虐，给华北军民带来致命的伤害。细菌武器的巨大杀伤力除造成人类的大量死亡外，还会导致人类死亡过程极为残忍，如霍乱病患因此上呕下泻，最后变成一具可怕的干尸；炭疽病患最后腐臭、溃烂而死；鼠疫病患则高烧不退，头痛不已。① 华北地区持续不断的疫病传播和自然灾害的肆虐，加上日军疯狂发动的细菌战，给华北军民的生命安全与卫生健康及当地经济的发展造成了极其严重的后果。《新华日报》1938 年 9 月 22 日有消息称，由于华北地区各铁路沿线的日军经常遭到当地游击队等抗日武装的袭击，其伤亡和损失现象极为严重，日军相关军事等行动亦不自由，因此对铁路沿线民众恼羞成怒，于是就在华北抗日根据地各重要村镇的饮水井内撒播了大量的伤寒、霍乱等病菌，致使华北地区几个月间大量疫病猖獗，华北抗日根据地民众因此感染疾疫死亡现象甚重，其中 1938 年 8 月即有四五万人亡命②。以鼠疫为例，从中国历史档案记录来看，日军实施鼠疫战的手段最多的就是投放染病的老鼠，使这些已染鼠疫的老鼠在投放地去传染当地老鼠，以引发当地人群中鼠疫流行。同时，日军通常选择"大扫荡"军事进攻之后在撤出抗日根据地时实施细菌战，散布鼠疫等各种病菌。③ 据八达岭镇岔道村"万人坑"纪念馆资料记载，抗日战争时期侵华日军征来民工在岔道村挖封锁沟，曾发生过霍乱疫情，日本人称为"乎痢拉"，所有病人都被侵华日军残酷地烧死或活埋。由于当时未有专门的卫生防疫机构，没有疫情报告与管理制度，未见到可信的科学诊断根据，未留下文字资料。④

---

① 中共浙江省委党史研究室编，李晓方著：《侵华日军细菌战鼠疫、霍乱受害幸存者实录》，浙江人民出版社 2017 年版，"总序"第 3 页。

② 谢忠厚等总主编：《日本侵略华北罪行档案·细菌战》，河北人民出版社 2005 年版，第 174 页。

③ 陈致远：《侵华日军在中国实施的鼠疫细菌战研究》，中国社会科学出版社 2018 年版，第 184 页。

④ 延庆县卫生志编辑委员会：《延庆县卫生志》，2005 年内部印行，第 292 页。

　　在晋察冀边区，日军在大规模的军事"扫荡"过程中，时常把大量的注射了鼠疫和伤寒等病毒的老鼠及昆虫等散播在边区田地里，试图进行可怕的细菌战，以致每次"扫荡"之后，根据地军民必有瘟疫发生。抗战期间日本在晋察冀边区施放的各种各样的毒菌中，主要有霍乱、伤寒、赤痢、鼠疫、鼠伤寒、传染性黄疸等。上述毒菌大多数是直接通过飞机、大炮等直接投掷，也有如霍乱、伤寒病菌则是日寇在疯狂的"扫荡"过程中撒播，或者派遣特务等向村民的水井中投掷病菌。有的毒菌如赤痢病菌是由日寇投掷到华北抗日根据地村民的民房或水井中；鼠疫、鼠伤寒病菌是施放注射过病菌的老鼠于村落内；传染性黄疸病菌，是将身藏病菌的鼠投于村落内或投掷于井内。① 1940年日军在盂县收集老鼠、蝗虫，在上社收集苍蝇，在椿树底收集蚊子，用于传播疟疾、伤寒、霍乱、鼠疫等疾病，每村病人均在90%以上。1941年3月，日军袭扰冀西地区赞皇县竹里村一带时投放霍乱病菌于村郊，该村患者达60余人，每日死亡均在二三人以上，附近村庄之传染亦极严重②。1941年夏，日寇又在海河流域的重要水系之一大清河的两岸不断撒播伤寒、霍乱等各种毒菌，造成当地瘟疫发生与流行，民众因而死亡较多。1942年，日军在对晋察冀根据地所属正定、无极、深泽等地区进行疯狂的"扫荡"后，在上述地区也撒播了很多带有毒菌的老鼠、跳蚤等，造成当地鼠疫流行。1942年2月，日寇"扫荡"河北定州油味村一带，"撤出时散布病鼠72头，企图以百斯笃菌消灭我冀中军民"③，至三四月油味村染疫死者有70人之多④。另据《晋察冀日报》报道，1942年日寇在对河北定县进行大规模"扫荡"时，也曾在定县等撒播毒菌，并释放了大批的毒鼠，

---

　　① 谢忠厚等总主编：《日本侵略华北罪行档案·细菌战》，河北人民出版社2005年版，第186页。

　　② 《晋察冀日报》1941年4月6日，转引自谢忠厚、谢丽丽：《华北（甲）一八五五部队的细菌战犯罪》，《抗日战争研究》2003年第4期。

　　③ 《冀中卫生工作概况（1937—1944）》，参见河北省军区卫生史料编辑委员会编：《河北省军区卫生史料汇编》，1950年9月内部印行，"医政类"第7页。

　　④ 中央档案馆等编：《细菌战与毒气战——日本帝国主义侵华档案资料选编》，中华书局1989年版，第365页。

根据地各村在敌人"扫荡"结束后发现村里路边、沟渠等到处是死鼠及有病症的带斑点的活鼠。当地民众遂展开卫生防疫运动，大力宣传卫生防疫常识，坚决不替敌人捕鼠。敌寇遂在其占领区里按户要鼠或出钱收买，但民众多予拒绝。① 1943 年，日军在河北省灵寿县西岔头、吕生庄、上下石门村、万司言等地撒播了大量携带病菌的毒鼠、跳蚤等，因而造成鼠疫流布及大量民众伤亡。其中，灵寿县上下石门村 200 余户人家每天死亡最多时达 60 余人；仅有 70 余户人家的万司言村每天也因鼠疫死亡一二十人。另外，晋察冀军区第八区队的鼠疫流行情况也很严重，有 36 人左右因鼠疫致死。② 另据相关史料记载，1941—1943 年日军在华北实施鼠疫细菌战造成中国人感染鼠疫 2776 人，死亡 2743 人。③

在晋冀鲁豫边区，据八路军领导人朱德、彭德怀的电报，1938 年 10 月，由于豫北地区的日军因常遭当地游击部队袭击，伤亡惨重，于是便在道清铁路（河南省内第一条铁路，于 1902—1906 年由英国福公司建造）两侧地区投放了大量的霍乱、疟疾等病菌，内黄、博爱等地民众感染甚众，每村均有几十乃至百余人丧命，其状惨绝人寰。抗战胜利后，据日军细菌战当事人种村文三在 1954 年 8 月 31 日的证词中说，1938 年 8—9 月其在担任野战军预备病院准尉时，曾在河南商丘地区农民的瓜地里，用注射器将大量的霍乱病菌打入瓜内，该地遂发生了极为严重的霍乱。④ 据细菌战受害者的控诉，1938 年 7 月（阴历）住在商丘北关二街 1 号的陈登修由于日寇在占据商丘时散布细菌，被传染疾病，初得泻肚，呕吐不止，继而抽筋，声音嘶哑、口渴、眼窝凹陷，喝了水随即就吐了出来，早晨得

---

① 《敌寇已在定县大放毒鼠，边府号召捕鼠饲猫，迅速预防鼠疫》，《晋察冀日报》1942年 2 月 28 日。

② 刘春梅、卢景国主编：《抗战时期晋察冀边区卫生工作研究》，研究出版社 2018 年版，第 14—15 页。

③ 陈致远：《侵华日军在中国实施的鼠疫细菌战研究》，中国社会科学出版社 2018 年版，第 193 页。

④ 谢忠厚等总主编：《日本侵略华北罪行档案·细菌战》，河北人民出版社 2005 年版，第 173、174 页。

病，当晚即死。在同一时间段除了陈登修外，商丘市有档案记录的还有王中山、李登德、薛玉华、张李氏、徐乾、徐张氏的丈夫、袁王氏等 17 人因感染霍乱死亡。[①] 这些受害者患病后的症状极其相似，其实就是感染了日军散布的霍乱菌而遭受不幸的。1939 年，定县日军命令捕鼠上交以制造鼠疫。1943 年 8 月，日军为了大量杀害中国抗日军民，摧毁鲁西北抗日根据地，并检验霍乱菌的效力，实施了十八秋鲁西霍乱菌战。这次细菌战是侵华日军进行的大规模的细菌战之一，死亡人数巨大。鲁西北大平原上的聊城、茌平、博平、清平、高唐、夏津、武城、临清、邱县、馆陶、冠县、堂邑、莘县、阳谷、朝城、寿张、范县、观城以及大名、曲周、威县、清河等县暴发霍乱，自 8 月下旬至 10 月下旬，该地区有 20 余万人死于霍乱。[②] 据统计，1931—1945 年，我国发生 4 次霍乱大流行，全国共有患者 40 余万人，死亡达 17 万人。[③] 这虽然与战争时期人口流动，社会动荡，生存条件险恶等有一定关联，但日军在中国战场上发动细菌战也起到了推波助澜的恶劣作用。

据当时中国报刊报道，晋绥边区也遭受了日军细菌战的攻击。根据 1942 年 4 月 19 日《解放日报》的报道，晋绥边区反"扫荡"结束以后，山西省河曲县城东南巡镇一带突发鼠疫，当地老百姓不少人因此感染后吐血、便血等症状明显，甚至很短的时间内便殒命。[④] 1942 年 5 月 7 日的《抗战日报》报道说，岢岚五区曾查获敌探一名，他深入各村散播带有毒菌的老鼠。1943 年 11 月 2 日，该报还报道了日军在春季"扫荡"时曾在屯兰川撒播大批伤寒毒菌，致使当地一个不足百户的小村庄在 1 个月的时间内就死亡 50 多个人。《解放日报》1945 年 1 月 13 日还报道称，华北驻

---

① 谢忠厚等总主编：《日本侵略华北罪行档案·细菌战》，河北人民出版社 2005 年版，第 175—181 页。

② 金成民：《日本军细菌战》，黑龙江人民出版社 2008 年版，第 433 页。

③ 《新中国预防医学历史经验》编委会编：《新中国预防医学历史经验》（第 1 卷），人民卫生出版社 1991 年版，第 13 页。

④ 《河曲发现猛烈鼠疫　各方商讨防疫办法》，《解放日报》1942 年 4 月 19 日。

大同的日寇曾命当地村庄无条件地缴纳一定数量的虱子、老鼠、跳蚤等，平鲁南丈每村要交老鼠 2000 只、虱子 2 两。这是日军准备大量制造鼠疫，企图负隅顽抗、做垂死挣扎的罪证。抗战 8 年期间，晋绥边区因感染各种细菌病毒而患病人数总计约 1200 万人。① 除发动罪恶的细菌战外，日本侵略者还在敌后根据地释放毒气。1937 年 8 月 22 日，一二九师师长刘伯承在抗战二周年的战术报告中指出，敌人使用毒瓦斯，投毒粉于水井或投入伪弃的粮食中。敌人在进攻防御或退却时使用毒瓦斯，接触此毒瓦斯者感觉辣性、头晕和流泪，或喉痒发喷，流黄鼻涕，外肺部发胀、呼吸困难、周身发肿。若是脸上或脚上接触到糜烂瓦斯则起水泡流黄水，蔓延破皮糜烂。②

表 1—3　日军在华北地区实施细菌战事例

年份	疫病种类	细菌战事例
1938	霍乱、伤寒	（1）在华北各铁路、公路沿线村镇水井投放霍乱、伤寒菌，8 月份 1 个月死 4 万—5 万人。 （2）在道清铁路两侧，施放霍乱菌于内黄、博爱等村，每村死近百人。
1939	霍乱、伤寒	在濮阳水井中投伤寒菌。
1940	霍乱、伤寒	大清河畔新城日军撤出后发生霍乱。
1941	鼠疫	（1）日军在包头收买老鼠，每只 1 元，预定收买 10 万只用作鼠疫战。 （2）定县日军命令捕鼠上交制造鼠疫。
	霍乱	在赞皇施放霍乱菌，死 60 人。

① 谢忠厚等总主编：《日本侵略华北罪行档案·细菌战》，河北人民出版社 2005 年版，第 181—185 页。

② 杨立夫主编：《烽火硝烟中的白衣战士：一二九师、晋冀鲁豫军区卫生勤务纪实》（续集一），成都科技大学出版社 1991 年版，第 5 页。

续表

年份	疫病种类	细菌战事例
1942	霍乱、伤寒	（1）在榆社，和顺县的龙门村、官地堂、阳乐庄向厨房的碗、筷及水缸、水井投伤寒菌。 （2）在新乡发现敌播伤寒菌，死数十人。 （3）在新乡、滑县、浚县、晋绥边区的河曲、保德、兴县、岚县发现敌施鼠播伤寒菌。 （4）在山西黎城投伤寒，受感染死数十。 （5）在山西五台县投伤寒菌，死35人。
1942	鼠疫	（1）日军"扫荡"定县撤退后，在定县厕所及沟内发现死鼠较多；河北定县油味村"扫荡"撤走后发现有较多死鼠。 （2）冀中韩口发现敌投鼠疫菌，猪受感染，猫吃了疫鼠也死亡。 （3）在冀中正定、无极、深泽，晋中武乡，冀南及冀鲁豫边区施放疫鼠。 （4）在山西五台县麻子岗施放疫鼠，死30余人。 （5）在潞安西营很多人得病，三天内死亡。 （6）敌机在南阳空投带鼠疫菌的高粱和包谷（化验证明）。 （7）敌机飞绥、宁、陕、晋四省，由于鼠疫在五临一带死205人，河西死82人，磴口死21人，绥境死313人，山西河曲死26人。 （8）在新乡、滑县、浚县，晋绥边区的河曲、保德、兴县、岚县发现疫鼠，晋绥边区死数十人。 （9）在五原、临河县、包头等22处，敌施鼠疫菌，两个月间死289人。
1943	鼠疫	在晋察冀灵寿县上下石门村、吕生庄、西岔头、万司言一带放鼠疫菌老鼠和跳蚤，每天死40—60人。
	霍乱、伤寒	（1）在太行投伤寒菌，日军自己受感染死数十人。 （2）在鲁西馆陶、临清投霍乱菌，死25,291人。 （3）在河南新乡投伤寒菌，杀害很多中国人。 （4）在北京投放霍乱菌，死300人。
1944	霍乱、伤寒	（1）在林县城、合涧镇、东窑及林县城北敌投霍乱菌，死100人以上。 （2）在冀氏县兰村，汉奸在井内投放伤寒菌，发生伤寒病人数很多。
1945	鼠疫	在晋绥区之河曲巡镇投鼠疫菌引起传染病流行，该镇全村，全部死亡。

资料来源：参见金成民：《日本军细菌战》，黑龙江人民出版社2008年版，第526—527页；郭成周、廖应昌：《侵华日军细菌战纪实——历史上被隐瞒的篇章》，北京燕山出版社1997年版，第246—248页。

在整个抗日战争期间，华北根据地军民承受了日军反复的细菌战、毒气战和"扫荡"，这给根据地军民生命健康带来了严重伤害，也造成了巨大的经济损失。华北抗日根据地严重的疫病流行所造成的对广大军民的伤害非常严重。它不但引致根据地大量的人口伤亡，从而造成根据地劳动力的减少和生产力的下降，而且还对根据地部队的战斗力产生了不良影响。如在晋察冀边区，敌人对边区的经常"扫荡"和破坏使人民的生活更加困难和不安，因而也就造成传染病不断的流行。1943 年秋到 1944 年春晋察冀边区各种疾疫流行非常严重。其中，1943 年秋季灵寿三区发生了大规模的回归热、疟疾流行，灵寿三区 538 户 2100 多人因感染疾疫死亡 300 多人，死亡人数占总人数的 14.5%①。据 1943 年 10 月 14 日晋察冀军区卫生部医疗队报告，灵邱县五区乞回寺村长时间疾疫流行与蔓延，当地老百姓中健康和比较健康的人口仅占当地总人口的 4.1%，各种各样的疾疫病人中有疟疾患者达67.7%，回归热患者达 7.5%。② 更为糟糕的是，疫病流行还对边区人民造成一种新的恐怖。1943 年秋季某些地区如灵寿、平山、灵邱等地农业、副业及其他家庭生产等大多停滞不前，灵寿三区几个村如郝家河、西柏山、东湖社、上下庄、南燕川、北燕川、东柏山等因疾病流行严重，几无劳动力，土地荒芜情况较为严重，其土地荒芜程度达到当地自然亩的平均 70%以上。③ 而根据当时的调查，1944 年 2 月灵邱南部因疾疫患病人口占灵邱总人口的 40%，其中青壮年占一半，阜平、平山、行唐诸县因疾疫患病人口占灵邱总人口的 25%，有的村庄因疾疫几近消逝。④ 显而易见，长期的疫病流行无疑会大大减少当地的劳动力，进而导致生产力的严重下降。疾疫长期流行还对根据地部队的战斗力造成了不小的危害。据《一二〇师卫生工作概

---

①　蔡公琪：《开展地方居民卫生工作》，《卫建》1944 年第 2 期。
②　刘璞：《防疫工作》，《卫建》1944 年第 2 期。
③　蔡公琪：《开展地方居民卫生工作》，《卫建》1944 年第 2 期。
④　蔡公琪：《开展地方居民卫生工作》，《卫建》1944 年第 2 期。

况》（1944 年 7 月 22 日）记载，抗战时期华北部队因疾病减员共 6 万多名。① 抗战后期，在晋冀鲁豫根据地，由于农村居住条件差为疥疮传播提供了条件，因而发病率很高，部队因住在居民家中而被传染。不少人合并感染，尤其是大腿内侧发生脓疮，则无法行军，以致大批减员。六纵峭河之战，七天战斗减员 200 人，而因疥疮不能参战的竟达 3000 人之多。② 抗战时期山东抗日根据地的卫生防疫工作由八路军山东纵队卫生部负责，传染病流行时，由民主政府和军队派出医疗队或防疫队扑救。由于日本侵略军的反复"扫荡"和大肆屠杀，造成多种传染病大区域连年流行。1938—1945 年，山东省死于疟疾、脑膜炎、回归热、结核病、黑热病、霍乱等传染病的达 72 万人。③

从古至今，医学的发展、医疗卫生事业的进步总是会受到经济、社会、科学和文化等因素的影响。华北抗日根据地医疗卫生事业的发生、发展也受到当时自然因素和社会环境的严重制约。严重的疾疫流行加上敌人的残酷"扫荡"，使根据地的生产和人民群众的生活及生命健康安全遭到了极大的扰乱和破坏。在此背景下，华北抗日根据地广大军民在党和政府的领导下采取各种措施积极应对，成立医疗卫生机构，发动群众开展卫生防疫运动，宣传卫生防病知识，破除愚昧落后思想及不良的卫生习惯，尽最大努力保障根据地军民健康。华北抗日根据地的医疗卫生工作由此拉开大幕。

---

① 《新中国预防医学历史经验》编委会编：《新中国预防医学历史经验》（第 1 卷），人民卫生出版社 1991 年版，第 108 页。

② 转引自《新中国预防医学历史经验》编委会编：《新中国预防医学历史经验》（第 1 卷），人民卫生出版社 1991 年版，第 123 页。

③ 山东省地方史志编纂委员会编：《山东省志·卫生志》，山东人民出版社 1995 年版，第 99 页。

第二章　华北抗日根据地医疗卫生机构的创设与完善

　　"以一定地域范围来研究社会及其发展的历史，无论从学术角度还是从实践效用来说都是必要的。"① 华北抗日根据地作为抗战时期中国共产党领导下的最大的敌后抗日战场，与日本侵略者进行了艰苦卓绝的斗争。华北抗日根据地的历史研究对整个抗日战争史的研究都大有助益。而在有关华北抗日根据地的历史之中，其医疗卫生机构的创建及发展乃至整个医疗卫生史的研究，目前学界尚涉足不多。有资料显示，抗战时期华北根据地晋察冀军区医务人员为保障根据地军民的健康，积极参与卫生防疫工作，据不完全统计，1937—1945 年的 8 年抗战期间，仅晋察冀军区卫生部门即收治部队伤员 286,089 人，其中伤员 70,029 人，病员 216,000 人，给群众医伤治病 1879 万多人次②，为抗战作出了应有的贡献。由于华北抗日根据地开展了大规模的疫病防治工作并取得了疫病防治工作的卓越成就，其对周边抗日根据地的医疗防病也有着引领作用。因此，研究华北抗日根据地的卫生机构建设工作，不仅有助于深入了解中国共产党在战争时期的疫病防治工作上采取的防病举措，是如何保障根据地军民的健康以支撑抗日战争取得胜利的，而且

---

　　① 行龙：《近代山西社会研究》，中国社会科学出版社 2022 年版，第 11 页。

　　② 《抗日战争时期晋察冀边区军民医疗卫生工作介绍》，参见北京军区后勤部党史资料征集办公室编：《晋察冀军区抗战时期后勤工作史料选编》，军事学院出版社 1985 年版，第 576 页。

在一定程度上也有利于我们总结并彰显华北抗日根据地的防疫工作在新中国成立后乃至今天所具有的借鉴意义。

一、医疗卫生机构的创建

华北抗日根据地的疾疫流行引起了根据地党和政府的高度重视。全面抗战爆发时，华北抗日根据地医院及其他卫生机构数量极其有限。1937 年，仅有小型医院一个（一二九师）和半个休养所（晋察冀）。① 尤其是晋察冀边区的医疗卫生体制非常不健全，病患、伤亡往往得不到及时救治。同时，当时根据地的卫生干部的分配也严重不均，许多地方有工作而没有干部，有的在职干部技术水平与工作作风较差。② 在"为着战争为着人民"的目的下，根据地党和政府首先着眼于各级卫生组织的建立与完善。

抗日战争时期中国共产党领导创建的卫生机构是随着抗日武装的不断壮大，以及根据地的不断创建而逐步发展起来。以笔者较为熟悉的晋冀豫军区相关医疗卫生机构在豫北地区的发展为例，1938 年 4 月晋冀豫军区成立时，中国共产党领导创建的地方卫生机构仅有修武县红十字会医院，以及救护队和军分区少量医务人员。当时，野战部队一二九师设有卫生部和两个旅卫生处，5 个团卫生队。随着抗日形势的发展，1940 年 8 月太行军区成立，设卫生部，并建立了卫生学校，所辖 5 个军分区均设卫生处、后方医院和 2—8 个卫生所。其中，四分区卫生处创建了卫生学校，开设了药剂、医疗专业班。此时，一二九师的卫生组织已发展为师卫生部、旅卫生处、团卫生队、营卫生所、连卫生员；各抗日民主政府的卫生组织由民政部门分管，设有卫

---

① 华北军区后勤部卫生部编：《华北军区十二年来卫生工作总结》，参见北京军区后勤部卫生部编：《卫生建设史料汇编》（1949—1986）（上），1986 年 12 月内部印行，第 27 页。

② 《军区卫生部关于今后培养干部的方针和其他几个问题的指示》，参见华北军区后勤卫生部编：《华北军区卫生建设史料汇编》，1949 年 10 月内部印行，"干部类"第 3 页。

生处（科），均辖卫生院（所）。1942 年县辖各区政府将社会医务人员组织起来，成立了"医药联合会"。各村民事委员会指定了卫生委员，从而建立了抗日根据地的基层卫生组织，并逐步得到发展和完善。1943 年 9—10 月，太行军区又建立了七、八分区，设立了相应的卫生机构。通过统战关系，当地党组织还利用美国教会在濮阳开设的"清洁医院育红高级护士学校"，为根据地党和政府培养了 8 期四年制高级护士专业技术人才。抗战胜利时，晋冀鲁豫军区已发展到 4 个军区级卫生部，28 个分区级的卫生处，纵队卫生部 4 个，14 个旅建立了卫生处，团卫生队达到 114 个。① 根据上述抗战时期中国共产党领导创建的晋冀鲁豫军区相关医疗卫生机构的发展史，现对整个抗战时期华北根据地的医疗卫生机构的创建情况详述如下。

（一）建立健全卫生行政机构

在抗日战争的特定条件下，根据地的卫生防疫工作主要是由各根据地军区卫生部（处）统一领导的。抗战时期华北根据地卫生行政工作体系的构建经历了 1937 年 11 月至 1940 年 12 月的组建与发展阶段、1941 年 1 月至1943 年 12 月的精兵简政阶段和 1944 年 1 月至 1945 年 8 月的恢复与发展阶段。② 1937 年 11 月 7 日，相关军政领导依照八路军总部命令，晋察冀军区在山西省五台县河东村成立，聂荣臻任司令员兼政委。地处敌后的晋察冀军区四面受敌，游击战任务艰巨，生活也非常艰苦，面对缺医少药的现状，需要迅速成立卫生部，尽快开展卫生医疗工作，收治伤病员。11 月 9 日，八路军——五师军医处处长叶青山奉命率领包括医务人员和勤杂人员在内的该处 36 人到达山西省五台县耿镇河北村，开始组建晋察冀军区卫生部。卫生

---

① 《河南省预防医学历史经验》编辑委员会编：《河南省预防医学历史经验》，江苏科学技术出版社 1990 年版，第 43—44 页。

② 《新中国预防医学历史经验》编委会编：《新中国预防医学历史经验》（第 1 卷），人民卫生出版社 1991 年版，第 81 页。

部主要负责组织军区后方医院及时救护伤病员；组织部队医疗卫生人员积极
进行战地救护；逐步完善军区及根据地医疗卫生机构，扎实动员与组织军区
所在地的民间医务人员参军；筹备药材。① 11月13日，八路军总部任命叶
青山为晋察冀军区卫生部部长，晋察冀军区首长任命原——五师军医处医务
科科长游胜华为副部长。卫生部即正式成立，其主要任务是：组建后方医院
和各级卫生机构；组织抢救、收容治疗伤员；培训初级卫生人员，动员地方
医生参军；筹备药品器材。② 刚刚成立时的卫生部人员非常少，部下设医
务、材料、管理三个科，一共11人，包括医务科由医生郭凡任科长，配医
生、司药各1人，看护员3人；材料科由司药何振波任科长，配司药1人；
管理科由管理员刘景田任科长，配管理员2人。③ 卫生部成立后的工作重点
是建设各级卫生组织，以迅速适应抗战需要，救治伤病员。1938年1月以
后，军区所属的第一、二、三、四军分区卫生部先后成立，但卫生行政人员
仍然很少，除第一军分区卫生干部较强外，其他军分区卫生部只有部长和几
名医生、看护员。4月，冀中军区成立，该军区卫生部也随之成立，张珍、
顾正钧先后任部长，并设军医、兽医、药材、管理4个科，直属单位有后方
医院和卫生材料厂。冀中军区下辖第一、二、三、四、五军分区（后改为
晋察冀军区第六、七、八、九、十军分区），先后成立了军分区卫生部。④
至此，晋察冀军区主要卫生行政机构全部建立起来，并健全团以下的基层医
疗组织，要求团部设立卫生队，营部建立卫生所，各连队配备卫生员。1938
年9月部队整编时，军区卫生部完编，正式编制共153人。其中部、科领导
和干部共26人；部下设护卫班、运输队、通讯班、伙夫班、勤务班、饲养

---

① 参见北京军区后勤部党史资料征集办公室编：《晋察冀军区抗战时期后勤工作史料选
编》，军事学院出版社1985年版，第389—390页。

② 山西省史志研究院编：《山西通志·卫生医药志·卫生篇》（第41卷），中华书局
1997年版，第226页。

③ 北京军区后勤部党史资料征集办公室编：《晋察冀军区抗战时期后勤工作史料选编》，
军事学院出版社1985年版，第580—581页。

④ 《新中国预防医学历史经验》编委会编：《新中国预防医学历史经验》（第1卷），人
民卫生出版社1991年版，第82页。

班和手术组看护班等，共 127 人。① 军区卫生部直接领导下属各科、后方医院、卫生学校、卫生材料厂，军区卫生部和各军分区卫生部则为业务指导关系。

晋冀鲁豫军区一二九师部队初到太行时，卫生机构很小，只有师卫生部和一个野战医疗所，两个旅卫生处，5 个团卫生队。1937 年 8 月 20 日，八路军一二九师成立，并设卫生部，部长钱信忠、政委鲁加汉。9 月 30 日，该师率三八五旅和三八六旅及所属七六九团、七七〇团、七七一团、七七二团、教导团和骑兵营及野战医疗所、卫生队（处），东渡黄河挺进太行山区，1938 年 4 月在武乡县长乐村歼敌 2000 余人，并收复 18 座县城，取得了反围攻的胜利，开创了太行山区抗日根据地。同期，陈再道、宋任穷、徐向前等先后率部开赴冀南、鲁西南等平原地区开展抗日斗争。是年底，刘伯承、邓小平率主力部队进入平汉路东，直接领导冀南和冀鲁豫地区的抗日斗争，使冀南、冀鲁豫等抗日根据地及其卫生机构逐步发展起来。其中豫北地区主要有林县、内黄、濮阳、修武、长耳、清丰县抗日政府医院或县大队卫生所；冀鲁豫边区行署和四、八分区卫生处及其所属卫生所，第三大队卫生所等，第三十五支队、民军四支队、三大队卫生队，南进支队后方医院以及太行边区第七专区卫生所等。② 从抗战开始到 1940 年 12 月，卫生机构随着部队的扩大迅速发展为 13 个旅卫生处，4 个军区卫生部，16 个分区卫生处，33 个团卫生队和师卫生部直属的 5 个医疗所。八路军卫生部与一二九师卫生部于 1940 年 12 月开始联合办公，并改制为集团军野战卫生部，钱信忠任部长，政治委员孙仪之。前总卫生部所属两个医院，一个卫生教导队，连同机关全体人员，与一二九师卫生部统一进行整编。③

---

① 参见北京军区后勤部党史资料征集办公室编：《晋察冀军区抗战时期后勤工作史料选编》，军事学院出版社 1985 年版，第 580—581 页。

② 参见河南省预防医学历史经验编辑委员会编：《河南省预防医学历史经验》，江苏科学技术出版社 1990 年版，第 50 页。

③ 《新中国预防医学历史经验》编委会编：《新中国预防医学历史经验》（第 1 卷），人民卫生出版社 1991 年版，第 115 页。

1941—1943 年，日军对华北抗日根据地尤其是晋察冀边区进行了残酷"扫荡"，根据地缩小，冀中大部成为敌占区和游击区，晋察冀边区遂进行精兵简政，其中卫生行政部门的主要变动是各军分区所设的卫生部一律改制为卫生处。同时军区卫生部于 1942 年 5 月开始增加科室，设立保健科。冀中军区也进行了变动，1943 年夏季，军区卫生部与晋察冀根据地卫生部合二为一，江一真任部长，姜齐贤任政委。冀中各分区卫生处受晋察冀军区卫生部直接领导。① 晋冀鲁豫的部队机关也大大缩减。部队医院由 5 个缩减为4 个，再减为 2 个，最后只剩 1 个白求恩国际和平医院，医院编制人员由1287 人减为 226 人；卫生学校编制由 133 人减为 40 人，卫生部机关只设医政科、政工科、管理科，由 160 人减为 109 人。各军区、旅、分区的卫生机构，也相应地缩减。②

1944 年以后，华北战场斗争形势发生重大变化，日军在华北地区的兵力大大削减，中国共产党领导的各抗日部队展开局部反攻，晋察冀军区全区扩编为冀晋、冀中、冀察、冀热辽（冀东）4 个二级军区，分辖 18 个军分区。1944 年 10 月，军区卫生部取消各科，部首长下设部员 5 名；各二级军区卫生部相继恢复和成立，各部均设医务科、材料科、总务科、巡视团、休养所和制药厂；冀中和冀东军区还设有白求恩卫生学校分校。各军区所属的军分区（4—5 个）均设卫生处，处下设休养所和 2—3 个团（区队）卫生队。③ 从此，军区各级卫生机构逐步健全起来。

从抗战全面爆发到 1943 年，晋察冀边区系统尚没有专门的卫生行政部门，其卫生行政工作主要是由政府民政部门负责领导与组织，卫生行政组织极其不健全和不普遍。直至 1944 年，抗战进入反攻阶段，边区系统的卫生

---

① 《新中国预防医学历史经验》编委会编：《新中国预防医学历史经验》（第 1 卷），人民卫生出版社 1991 年版，第 84 页。

② 《新中国预防医学历史经验》编委会编：《新中国预防医学历史经验》（第 1 卷），人民卫生出版社 1991 年版，第 117 页。

③ 《新中国预防医学历史经验》编委会编：《新中国预防医学历史经验》（第 1 卷），人民卫生出版社 1991 年版，第 86 页。

行政工作体系才得到加强。从 1944 年开始，边区成立卫生设施指导委员会作为政府的咨询组织。从边区一直到村均开始设立卫生行政机构，边区民政处设立卫生科，科长蔡公琪；根据地下属的区、县必须配备医务指导员；区单位设置全职的卫生助理员 3—5 人（划分小区，每小区设 1 人），由当地医生或有医疗常识且热心卫生工作的人员担任；村设卫生员，由村公所选定村中医生或热心卫生工作人员担任。① 1944 年 10 月后，由于边区行政委员会机构实行精简，民政处下设的卫生科取消，由民政处专人负责卫生工作，与军区卫生部共同负责群众卫生工作的指导与研究。1945 年 5 月，晋察冀根据地边区政府民政处开始任命卫生干部，由根据地倡导下成立的医药研究会会员兼任。行署一级设置卫生科，科室有 1—3 人，主要任务是负责开展卫生调查设计推动卫生工作的开展。专署下设的县卫生组织由行署根据各县的实际情况作出决定。区级以上可建立卫生委员会，作为同级政府内之专门委员会，卫生委员会由边区政府各主管部门专员组成，并按时商讨卫生建设工作，作出决策后由各主管部门分头执行。② 1945 年 8 月 20 日晋冀鲁豫军区成立，军区卫生部部长兼政委钱信忠，副部长鲁之俊、何穆；副政委兼政治部主任马琮璜，卫生主任周洪生。卫生部下设政治部、医政部、物资部、秘书处和管理部。军区医院由 1 个扩大为 4 个，计有两个白求恩和平医院、两个野战医院。③

（二）建立各级医院及诊疗所等防疫机构

华北抗日根据地的医疗卫生系统最完备的当属晋察冀军区医疗卫生系统。早在人民自卫军时期，冀中军区就组建了小型医院，分为内、外两科，

---

① 晋察冀边区行政委员会编：《晋察冀边区的卫生医疗工作》，1946 年 3 月 25 日。
② 参见北京军区后勤部党史资料征集办公室编：《晋察冀军区抗战时期后勤工作史料选编》，军事学院出版社 1985 年版，第 547 页。
③ 参见《新中国预防医学历史经验》编委会编：《新中国预防医学历史经验》（第 1 卷），人民卫生出版社 1991 年版，第 117 页。

内科主任先后由刘伶与崔寿儒担任，外科主任许书田，后以此为基础扩建为冀中军区后方医院，周之望担任院长，下设 4 个休养所。① 晋察冀军区卫生部成立时，除军区司令部设有卫生所以外，军区机关及其所属单位都没有医院和其他医疗机构。② 而在其后经过艰苦的努力，华北抗日根据地在医疗设施的建构上先后创建了中央医院、边区医院、军委直属医院、八路军野战医院以及第二兵站医院、白求恩国际和平医院和享誉海内外的亚洲学生疗养院等共计 49 个医疗卫生机构。1938 年 6 月，加拿大共产党人白求恩医生不远万里，来到晋察冀军区，随即被晋察冀军区任命为卫生顾问，参与指导根据地后方医院的相关建设工作。在白求恩的指导下，晋察冀军区卫生工作得到快速发展，先后设立了模范医院、特种外科医院。其中，模范医院的卫生设施较为完善，医院设有内分析骨室、手术室、自治食堂等。③ 1940 年，模范医院与外科医院两院合并，并更名为白求恩国际和平医院，在以后的发展中，逐渐扩展为 9 所分院。晋绥根据地将红二方面军军医院改编为一二〇师军医处下辖的一个 90 余人的治疗所（伤员收容所），可收容 150 名伤病员。1937 年 10 月忻口大战时，治疗所收治任务繁重，将 1 个所分成 2 个所。到年底，又抽调人员成立第三所。1938 年 4 月上述 3 个所合组为师野战医院，军委总卫生部又拨调来一个治疗所；此后又相继建立第五、第六所和皮肤病所。1942 年实行精兵简政，野战医院机关取消，由卫生部直接领导各所。④至 1940 年，一二九师有 5 个医院，包括模范医院、野战医院、兵站医院、伤残疗养院、附属医院。各旅及分区卫生处都设有医疗所 2—3 个，每个医

　　① 《抗日战争时期冀中军区卫生工作大事记》，参见冀中人民抗日斗争史料研究会办公室编：《冀中人民抗日斗争资料》（第 8 期），1984 年内部印行。

　　② 叶青山：《晋察冀军区卫生工作组建经过》，参见北京军区后勤部党史资料征集办公室编：《晋察冀军区抗战时期后勤工作史料选编》，军事学院出版社 1985 年版，第 581 页。

　　③ 《白求恩大夫建立模范病院》，《晋察冀日报》1938 年 9 月 16 日。

　　④ 参见《新中国预防医学历史经验》编委会编：《新中国预防医学历史经验》（第 1 卷），人民卫生出版社 1991 年版，第 102—104 页。

疗所收治伤病员 200—300 名。① 在战争过程中，晋察冀各个分区也相继成立医院或诊疗所。1938 年 2 月，吕正操领导的人民自卫军，开始筹建医院，这就是后来的冀中军区后方医院的前身。后方医院从开始创立到抗战胜利，共治愈伤病员 7000 余人。② 1941 年冀东抗日根据地先后设立了遵化西峪诊所、东峪诊所；1945 年冀东军分区也先后设立 4 个卫生所；冀中根据地先后设立了抗日回春医院、大众医院，吴桥、黄骅、南皮、肃宁、东光等也建立了不少大众医院及中西药合作社等。1945 年 4 月晋察冀军区卫生部在接管张家口日伪中央医学院及其附属医院后，很快将其改建、改造为张家口医学院及附属医院。③ 可以看出，晋察冀边区卫生建设的发展也经历了三个阶段：从中国抗日战争全面爆发到 1940 年下半年，卫生建设处于高速发展时期；到 1943 年下半年，卫生建设进入精兵简政时期；到 1945 年 8 月底，晋察冀军区的医疗卫生机构已经逐步建立、健全并发展完善起来。晋察冀边区所属的 4 个二级军区也先后设立了自己的医院，18 个军区相继设立了分支医疗机构或附属休养院。抗战胜利后，晋察冀边区卫生事业进入了快速发展时期。④ 晋察冀军区各根据地医院等医疗卫生机构的建立为保障部队健康，增强部队战斗力作出了积极贡献。

　　同时，为了应对突发疫情，华北抗日根据地各级政府还因地制宜设立医疗队、医疗合作社等卫生机构，组织医生下乡。1940 年秋晋察冀根据地易县十一区鼠疫等疾病流行，有 20 多个村庄因此饱受疾疫的痛苦。根据地所属三专署办事处为深入贯彻并执行"双十"纲领⑤，积极开展群众卫生保健

---

　　① 参见《新中国预防医学历史经验》编委会编：《新中国预防医学历史经验》(第 1 卷)，人民卫生出版社 1991 年版，第 115 页。

　　② 冀中人民抗日斗争史料资料研究会办公室编：《冀中人民抗日斗争资料》(第 13 期)，1985 年内部印行。

　　③ 参见河北省地方志编纂委员会：《河北省志·卫生志》，中国档案出版社 1997 年版，第 34 页。

　　④ 朱克文：《中国军事医学史》，人民军医出版社 1996 年版，第 214—216 页。

　　⑤ "双十"纲领的详细内容，可参见《聂荣臻回忆录》，解放军出版社 2007 年版，第 371 页。

工作，动员 11 名当地知名中医和西医队到易县帮助病人。他们在 18 天的时间内竟走访村庄达 20 多个，积极治疗并治愈 1000 多个病患。① 1941 年 4 月，一支由沂县和满城当地 7 名医生组成的医疗救助队，前往冬季疫情严重的涞源县二、三、四区，携带 1000 多元药品。他们不知疲倦地在村里病人的家中诊断这种疾病，在 40 多天的时间里，近 2000 人已经康复。② 1942 年，阜平县城区及广大农村疟疾、痢疾、重度感冒等严重流行，老百姓们因而痛苦万分。晋察冀军区卫生部特此组织了"军民防疫医疗队"，轮番到阜平县城区及广大农村施行救治工作。该医疗队仅在阜平县的中心村即有效治疗 7074 例病人，治愈病人达 4521 例，治愈率高达 64%。医疗队还积极领导和组织当地村民成立了"防疫委员会"，大力宣传医疗卫生及防疫知识，保障群众健康。③

（三）成立卫生学校，培养卫生科研、制药机构

由于战斗频繁，伤员的医疗任务十分繁重。华北抗日根据地各军区后方医院规模不断扩大。此外，各军区也建立了自己的医疗卫生机构，当时军队医学院分配给医科毕业生和地方医务人员的参军人数非常有限。因此，整个华北军区的医生、护士和医务干部等人才十分稀缺，医务人员的供需矛盾十分突出。1937 年 8 月 25 日，根据中共中央军委命令，八路军第一二九师在陕西省三原县石桥镇成立，师长刘伯承，同时成立了师卫生部（对外称军医处）。1937 年 10 月底，为了培训医务人员，以适应抗日战争的需要，解决医务干部缺乏问题，该师卫生部举办了第一期医生训练班，培养技术人才，补充卫生战线上的医务人员。④ 全国抗战开始后，由于敌后根据地医院

---

① 王璋：《一个医疗队记述》，《晋察冀日报》1940 年 11 月 1 日。
② 刘国士：《从涞源归来的医疗队》，《晋察冀日报》1941 年 4 月 7 日。
③ 丹霞：《奔驰在阜平的军区卫生部医疗队》，《晋察冀日报》1942 年 1 月 12 日。
④ 杨立夫主编：《烽火硝烟中的白衣战士：一二九师、晋冀鲁豫军区卫生勤务纪实》（续集一），成都科技大学出版社 1991 年版，第 1—2 页。

刚成立，环境艰苦，困难重重，卫生领导机关很不健全。① 经过逐步积累经验，卫生工作开始发展。

晋察冀军区卫生部也于 1938 年 4 月开设了医学培训班，首先招收了护士班和调剂班。护士班学员 26 名，调剂班学员 12 名，学习时间分别为 2 个月和 3 个月，由王芝元负责医训班的训练工作。1938 年 6 月该医训班扩建为医务干部训练队，教员由卫生部各业务科长兼任。同年 6 月，白求恩到达晋察冀军区并被聘任为卫生部顾问，致力于培训医务人员；7 月，该医训班又招收军医班。不久，医训班转移到平山，以后又转移到完县神北村。② 1939 年 6 月，医训队军医班在完县神北村培训结束，先后被分配到完县后方医院和冀中军区，不仅为部队培养了卫生人员，同时也积累了游击战中的办学经验，为晋察冀军区卫生学校的建立创造了条件。1939 年 5 月，晋察冀军区又在医训队的基础上筹建卫生学校，从冀中调殷希彭、陈淇园、刘璞、张录增等作为学校的骨干教师，参加建校工作。③ 1939 年 9 月 18 日，白求恩卫生学校在唐县成立，以提供医学教育和培训医务人员。卫生学校开设了护士、军医和配药员班，随后开设了产妇和分娩班以及高级班。卫生学校还举办了在职的卫生干部业务培训班，并定期组织各种卫生干部在职学习和培训。白求恩卫生学校的建立为晋察冀边区培养了各级各类医疗卫生人员和卫生干部，极大地充实了边区的医务人员队伍。④ 华北抗日根据地为争取外来的医药人才，完善医院，还在比较巩固的地区建立中心医院，开办医学院校，确定教学方针，以军队卫生勤务学及近代之医疗技术为主要学科，并

---

① 杨立夫主编：《烽火硝烟中的白衣战士：晋察冀、华北军区卫生勤务纪实》（续集二），1993 年内部印行，第 1 页。

② 皇甫束玉、宋荐戈、龚守静编：《中国革命根据地教育纪事（1927.8—1949.9）》，教育科学出版社 1989 年版，第 133 页。

③ 许文博等主编：《中国解放区医学教育史》，人民军医出版社 1994 年版，第 69—72 页。

④ 叶青山：《白求恩与晋察冀军区卫生学校》，参见北京军区后勤部党史资料征集办公室编：《晋察冀军区抗战时期后勤工作史料选编》，军事学院出版社 1985 年版，第 685—691 页。

辅之以少量的政治策略及自然辩证法教育；同时尽一切可能购备药材，开办小型制药所。① 而为了提高学员素质水平，1941 年八路军一二九师发布指示，要求各地卫生学校大力吸收大学生、高中生为学员，这就改变了过去仅吸收工农分子为学生的现象。② 如泰岳第五军分区卫生分校在招生过程中，即要求"年龄在 16—23 岁之间的健康青年男女，具有高小文化程度或同等学力者"③。

由于日军的经济封锁，作为战备物资的各种药品器材，也都属于禁运之列。然而，"每次战斗总免不了有伤亡，而这些受伤的战士，当时既没有后方医院，又没有充分的医药，连棉花绷带都感到缺乏。许多伤员，往往几个星期敷不到必需的药剂，就是勉强能敷上一点，许久也不能换药"④。面对这种状况，华北抗日根据地所属各军区不得不采取自力更生的办法。1939年，晋察冀军区在河北省唐县花盆村建立制药厂，开始只生产脱脂棉与脱脂纱布，同时采购中药原材料，收集民间验方。⑤ 1939 年八路军野战卫生部由孙仪之领导，在山西省潞城县南村建立了卫生材料厂。同年一二九师卫生部在钱信忠部长领导下，在山西省黎城县背坡村建立了制药厂。这两个单位在1941 年合并成利华制药厂。冀中军区卫生部于 1939 年在河北省易县冷泉村建立冀中军区卫生部制药厂（光华制药厂）。1945 年又在河北省张家口开办

① 《一二九师对卫生部门当前工作任务的指示》，参见后勤学院学术部历史研究室、中国人民解放军档案馆编：《中国人民解放军后勤史资料选编（抗日战争时期）》（五），金盾出版社 1992 年版，第 496 页。

② 《一二九师关于卫生部门的工作原则的指示》，参见后勤学院学术部历史研究室、中国人民解放军档案馆编：《中国人民解放军后勤史资料选编（抗日战争时期）》（五），金盾出版社 1992 年版，第 494 页。

③ 何正清主编：《刘邓大军卫生史料选编》，成都科技大学出版社 1991 年版，第 701 页。

④ 聂荣臻：《抗日模范根据地晋察冀边区（节选）》，中共中央文献研究室、中央档案馆编：《建党以来重要文献选编（1921—1949）》（第十六册），中央文献出版社 2011 年版，第 210 页。

⑤ 胡宁：《晋察冀军区抗日战争中药材工作部分回忆》，参见北京军区后勤部党史资料征集办公室编：《晋察冀军区抗战时期后勤工作史料选编》，军事学院出版社 1985 年版，第732—733 页。

了新华制药厂。① 1942 年 6 月初晋察冀边区政府召开自然科学家会议，分散在各区的医生们自发组织了医学研究会，进行医学研究，交换治病经验，促进医生在医术上的进步。② 在医学研究会的治疗下，1942 年 2—3 月龙华四区暴发的瘟疹得到了控制，32 位医生拯救了 2500 多名病人。该医学研究会还组织炮制时疫丸散，同时把边区生产的药材收集、加工，代替南药（南药指产于中国南部地区如广东、海南、广西等地的道地药材③），或运到敌占区交换南药，使龙华四区的医药不致过分昂贵④。

为了弥补西药的不足，华北抗日根据地各军区还重视发挥中药的作用，加强对于中药的研究。⑤ 1941 年晋察冀军区发布《关于自制代用药品问题的训令》，明令要求自力更生，大力发挥边区土产原料炮制的中成药，如黄芩碱、安替菲尔林等各种药物。⑥ 胶东军区新华制药厂 1943—1944 年在搜集民间验方及中成药成品仿单的基础上制成药品 30 余种，除供给军用外，还廉价出售给民众。⑦ 华北军区创办的伯华、光华、利华、新华等 5 个药厂，1939—1948 年共制出成品 47 万磅，使药品能大量而又及时地供给军民。仅 1944—1948 年 4 年间晋察冀军区即发出主要药材 15 万磅，合边币 2150 元，保证了军队的及时用药。⑧

---

①　《当代中国的医药事业》编辑委员会编：《当代中国的医药事业》，当代中国出版社、香港祖国出版社 2009 年版，第 137—138 页。

②　《边区政府定于六月召开边区科学家会议，自然科学研究会亦定同时成立》，参见北京军区后勤部党史资料征集办公室编：《晋察冀军区抗战时期后勤工作史料选编》，军事学院出版社 1985 年版，第 514 页。

③　参见陈士林主编：《中华医学百科全书（中药资源学）》，中国协和医科大学出版社 2018 年版，第 8 页。

④　《龙华四区医药研究会治好病人二千五》，《晋察冀日报》1942 年 6 月 6 日。

⑤　汪雨：《对于怎样加强司药工作的我见》，参见华北军区后勤卫生部编：《华北军区卫生建设史料汇编》，1949 年 10 月内部印行，"军药类"第 21 页。

⑥　《关于自制代用药品问题的训令》，参见北京军区后勤部党史资料征集办公室编：《晋察冀军区抗战时期后勤工作史料选编》，军事学院出版社 1985 年版，第 453—454 页。

⑦　《胶东新华制药厂制成药品 30 余种》，《解放日报》1944 年 11 月 20 日。

⑧　《华北军区十二年来部队卫生工作概况》，参见华北军区后勤卫生部编：《华北军区卫生建设史料汇编》，1949 年 10 月内部印行，"序言"第 26 页。

（四）建设卫生保健机构

人民是战争胜负的决定性因素，疫情的传播和肆虐无疑会极大损害抗日军队和人民群众的力量。因此，华北抗日根据地党和政府的一个迫切任务就是维护根据地军民的健康。1939 年 4 月 7 日《新中华报》发表社论指出，"人多兵多"是中国广大军民能够进行持久作战的客观条件之一……根据地民众讲究卫生，保证健康，生命延长一岁就会使抗战力量无形中增加一分，反之就会使抗战力量受到损失。正是基于这种有效地"保存自己""消灭敌人"的目的，根据地广大军民必须讲究卫生，强化身体素质，尽最大努力打倒、消灭企图毒化中国、毁坏中华民族健康、灭我种族的日本侵略者。①1944 年 6 月 21 日《大众日报》也发表社论强调说："健康就是幸福，疾病就是痛苦"，只有拥有了强健的国民才能组织起坚强的国家。根据地党和政府大力推动的群众卫生运动的意义即在于此。② 为了长期坚持抗战，保障和发展抗日根据地的经济与社会进步，党和政府为此实施了一系列保护军民群众身心健康的措施。

一是做好干部和军队的卫生保健工作。同时，抗日根据地地处抗战的前沿阵地，广大军政干部在极其困难的条件下艰辛工作，加上营养不足，身体颇为羸弱。为了保障广大干部身体健康地工作，进一步促进抗日战争的顺利展开，华北抗日根据地非常重视广大干部的医疗卫生保健工作。1938 年 12 月在八路军总政治部的领导下，晋察冀军区组织成立了具有一定超前意识的保健委员会，但因其本身组织不健全，委员也多为兼职，缺乏专门的人员负责，未收到原定计划的效果。晋察冀军区因此要求保健委员会组织必须进行必要的健全，并按时进行干部健康检查，科学地管理卫

---

① 《把卫生运动广泛地开展起来》，《新中华报》1939 年 4 月 7 日。
② 《开展社会卫生运动》，《大众日报》1944 年 6 月 21 日。

生，充实组织基金等。① 1941 年，晋察冀军区政治部及保健委员会制定并颁行了一系列的保健工作条例，如《关于干部保健工作的指示》和若干新规定、新条例等，对军区及根据地的保健工作及时给予有效指导。如 1941 年 2 月 24 日晋察冀军区卫生委员会提出了新的卫生保健条例：参加武装斗争年满 4 年者（不论何年入伍）；现役连级以上干部；有慢性疾病及身体衰弱者；符合以上条件者均得以保健，缺一条件不得给以保健。② 这些措施一定程度上保证了工作的进步。

1941 年 11 月，晋察冀军区政治部又对保健条例和规定进行修正和更新，明确规定团以下部门和组织不再设立保健委员会，军分区、抗大二分校以上部门和组织成立的相应的保健委员会还应接受同级政治机关的指导或领导。同时还规定，能够接受相应保健的干部条件也由过往的 4 年武装斗争工作经历降低为只需参加 3 年的实际工作即可。而参保的干部还要满足"被捕出狱或因病后身体极为衰弱者"；因公积劳成疾、身体羸弱人员；患有慢性胃病、结核等疾病者及年老干部。此外还对保健费用等级作了明确的规定，符合条件的干部必须填写登记表，并经所在保健委员会检查通过后持相应卫生保健证书，就能按月领取根据地党和政府颁发的卫生保健费。保健费金额则根据保健工作者的实际情况从 2 元到 6 元不等。享受相关保健服务的干部们可以每 4 个月例行一次健康体检，并据实判定是否继续接受医疗保健，或改变乃至取消相关的卫生保健水平及资格。③ 晋冀鲁豫军区为照顾身体虚弱的同志与工作积极负责及有多年革命苦劳之同志，及各负责同志，使规定更加合理，规定凡本区区级以上脱离生产之政权干部有下列情形之一且身体虚弱者，得享受保健费之待遇：年纪在 50 岁以上者；因劳致疾者；有

---

① 《真正建立起保健委员会的保健工作来》，参见北京军区后勤部党史资料征集办公室编：《晋察冀军区抗战时期后勤工作史料选编》，军事学院出版社 1985 年版，第 423—424 页。

② 《保健工作的新规定》，《抗敌三日刊》1941 年 2 月 24 日。

③ 《干部保健条例》，参见北京军区后勤部党史资料征集办公室编：《晋察冀军区抗战时期后勤工作史料选编》，军事学院出版社 1985 年版，第 479—481 页。

宿疾者；病后或因负伤流血过多者。① 这些及时的保健措施使根据地广大军政干部的医疗卫生及物质生活条件等都有了一定程度的改善。

二是开展妇幼保健。1940 年，中共中央北方分局颁行的《晋察冀边区目前施政纲领》第 14 条还对孕妇儿童保健工作进行了详细规定，以防止敌伪淫乱恶风侵袭边区。② 同年《晋察冀边区妇女抗日救国会工作纲领》要求积极改善妇女的生活，认真解决她们的一切困难，有效执行关于改善妇女生活的所有政府法令，动员妇女从事生产和劳动，提高妇女的经济地位和促进儿童保育，以保护和团结游击区敌占区数百万妇女积极参加一切抗日工作。③《晋察冀边区抗日儿童团工作纲领》还提议改善儿童的生活，改善作为童工的商店店员的待遇，向失去教育和失去工作的儿童提供救济。还提议反对早婚、童养媳、缠足和溺婴的做法，并开展保健运动和保健工作。④ 1941 年 1 月，战时儿童保育会晋察冀边区分会成立后，在成功举办边区保育院的基础上还努力推动边区儿童卫生运动，"保育革命后代，给这些纯洁的子女以革命传统的熏陶与锻炼"⑤。

为奖励生育、保护产妇婴儿之安全，增强人民身体之健康，冀鲁豫根据地制定了《冀鲁豫区产妇婴儿保健办法》，严禁打胎溺婴；如有打胎必要者，须经医生证明，及县级以上政府之批准；私自打胎者，以刑法论；产妇在生育时期，应领生育费麦子 60 斤（此项费用得于产前两月预领），并另

---

① 《冀鲁豫行署训令——为重新颁发冀鲁豫区各级政权干部保健办法并提出几点应注意事项由》，参见河南省财政厅、河南省档案馆合编：《晋冀鲁豫抗日根据地财经史料选编（河南部分）》，档案出版社 1985 年版，第 232—234 页。

② 晋察冀边区财政经济史编写组、河北省档案馆、山西省档案馆编：《抗日战争时期晋察冀边区财政经济史资料选编》（第 1 编·总论编），南开大学出版社 1984 年版，第 86 页。

③ 《晋察冀边区妇女抗日救国会工作纲领》，参见河北省社会科学院历史研究所、河北省档案馆等：《晋察冀抗日根据地史料选编》（上），河北人民出版社 1983 年版，第 351—352 页。

④ 《晋察冀边区抗日儿童团工作纲领》，参见河北省社会科学院历史研究所、河北省档案馆等：《晋察冀抗日根据地史料选编》（上），河北人民出版社 1983 年版，第 358 页。

⑤ 《战时儿童保育会晋察冀边区分会的创建》，《晋察冀日报》1941 年 1 月 7 日。

给小米 60 斤；产妇休养时间，以身体恢复健康为止。[①] 1941 年 7 月 27 日，晋察冀边委制定并施行的《关于保护妇女干部及其婴儿的决定》，明确提出边区政府应每月向边区的广大妇女干部给予卫生费 5 角，并根据女干部的体力，由政府决定给予一至三天的休息时间。产假为期 6 周，并为分娩支付一定数额的工资。[②] 1945 年前后的两年间，晋察冀军区还派遣专人到边区协助地方各级政权及当地妇联培训助产士共计 67 名。[③]

二、医疗卫生机构工作的开展

抗日战争期间，华北根据地依托建立的医疗卫生机构，不仅开展了战伤抢救工作，而且充分发挥自身优势，积极开展形式多样、内容丰富的卫生防病工作，根据地军民的卫生意识逐步提高，人民自觉摒弃了不良卫生习惯，根据地的卫生状况得到了显著改善。

（一）开展战伤救治工作

抗战初期，华北根据地各部队的武器装备较差，生活十分艰苦，在敌强我弱的情况下，根据地广大指战员奋勇作战，伤亡较多。当时根据地基层卫生力量薄弱，技术水平低，医药物资缺乏。受根据地技术和物质条件所限，因战伤感染造成的各军区战士残废和死亡是个突出的问题。有些部队为了保证行军作战，将伤病员交给老百姓，一村转一村，以至于五六天都不能将伤

---

① 《冀鲁豫行署训令——为颁发产妇婴儿办法由》，参见河南省财政厅、河南省档案馆合编：《晋冀鲁豫抗日根据地财经史料选编（河南部分）》，档案出版社 1985 年版，第 1—4 页。

② 《保护妇女干部及其婴儿的决定的意义》，《晋察冀日报》1941 年 8 月 6 日。

③ 《十二年来部队协助地方开展卫生工作概括介绍》，参见华北军区后勤卫生部编：《华北军区卫生建设史料汇编》，1949 年内部印行，"防疫保健类"第 55 页。

员送及医院，以致错过医治时间，伤者创口腐烂；生病的人员，病情更加严重，难以医治。① 重伤病员没有专门的看护，多由民众挖沙窑躲避。有资料显示，1940 年第十八集团军第二纵队全年被俘去伤病员 11 名，被打死 4 名。② 当时医疗技术水平很低，治疗方法也十分落后，部队中问病发药，还有不见病人发药者。③ 在抗战初期的伤病救治中，华北抗日根据地的救治工作存在着较大的随意性。"有的伤员因病重被抬到另一个地方无人照管，彩号的伤口和被盖都生了蛆虫、褥疮；看护将碳酸当作硼酸使用；有的医护人员为图方便，打针不用蒸馏水，使患者打完针后浑身发抖，引起高烧。"④ 为解决医药材料的不足，华北抗日根据地许多部队自制药棉、纱布和截骨刀、骨钳等。但也有许多医疗卫生部门并不会妥善保管医用器材，脓盘、钳子都生了锈。⑤ 这些都在很大程度上加大了战伤救治的难度。据统计，1937—1946 年晋察冀、晋冀鲁豫根据地共收容伤兵 145,895 人，病员 423,456 人。⑥

　　抗日战争时期，战场救治形式多种多样，概括来讲以简单包扎、群众养护为主，疗养与药物治疗相结合，分散与集中相结合的方法救治伤员。到 1942 年，敌我双方作战规模不断扩大，随着抗日根据地的巩固，华北抗日根据地各军区已有较稳定的后方医院和卫生所，伤员多集中治疗。部分医院还组织了手术队（组）到各分院（所）进行巡回手术，从而使伤员得到了较好治疗。随着根据地卫生队伍的壮大和战伤急救知识的普及，大部分战士

---

　　① 《第十八集团军野战后勤部杨立三部长在晋冀鲁豫军区各军分区卫生会议上的结论》，参见何正清主编：《刘邓大军卫生史料选编》，成都科技大学出版社 1991 年版，第 26 页。

　　② 《第十八集团军第二纵队卫生部一九四〇年卫生工作总结报告》，参见何正清主编：《刘邓大军卫生史料选编》，成都科技大学出版社 1991 年版，第 102 页。

　　③ 《第十八集团军野战卫生部处长以上卫生干部会议结论》，参见何正清主编：《刘邓大军卫生史料选编》，成都科技大学出版社 1991 年版，第 134 页。

　　④ 《第十八集团军野战后勤部杨立三部长在晋冀鲁豫军区各军分区卫生会议上的结论》，参见何正清主编：《刘邓大军卫生史料选编》，成都科技大学出版社 1991 年版，第 23 页。

　　⑤ 《冀南军区卫生部一九四〇年卫生工作总结》，参见何正清主编：《刘邓大军卫生史料选编》，成都科技大学出版社 1991 年版，第 105 页。

　　⑥ 《战伤发病调查统计表》，参见华北军区后勤卫生部编：《华北军区卫生建设史料汇编》，1949 年内部印行，"统计类"第 21 页。

也都能就地取材，提高战伤自我救护能力。没有绷带、敷料，就用衣服、毛巾、绑带代之；没有夹板，就用破枪托或树枝等固定骨折部位，并强调功能位置；没有担架，就用衣服串在两支长枪上代替，从而较正确地抢救和转运了许多伤员，为挽救伤员生命和预防伤残做出了最大努力。1942 年以后，钱信忠提出了创伤新疗法。根据子弹高热消毒的原理，仅用纱布两处包扎即可很快治愈，只要没有化脓，换药不要太勤，以免增加感染机会，造成人为的瘘管、赘生肉芽以及顽固性溃疡，卫生人员可随连队突击冲锋，在火线上及时抢救包扎。冲锋前，每个战士均发给一个救急包，一旦负伤可以自我包扎或互相救护；各营设包扎所，对火线送下来的伤员进行检视，重新包扎；各团设手术组，在第三线对伤员进行清创、缝合、固定等手术，注射破伤风血清，然后将伤员分轻、重由医护人员护送到各后方医院或休养所。对战地救护工作，八路军一二〇师卫生部提出"发扬英勇无畏的精神、继承光大过去之传统"，并作出如下 6 条规定：第一，要求每个较大战斗有手术组之配合，做到合理的第一线之急救，第二线之绑扎，第三线扩创手术与破伤风抗毒素之注射（后送时，长途中设换药站），以减少伤亡、残废。第二，转送伤员，必用伤票，说明姓名、部属、伤口的性质与处理经过，发负伤费与否等问题。第三，要求战场不掉伤员，死亡必葬，转运必有卫生员护送，并进行中途治疗。第四，提倡一线急敷使用火酒，不用碘酒，严格限制止血剂之使用。第五，提倡经常进行急救之教育与演习，并教育部队战士、干部每人会做一般急救处理（如人工呼吸、绑扎与处理休克、骨折等）。第六，战斗前之准备要周详，如急救包、敷料、粮秣、衣被、交通、民夫以及棺木各项，每连应固定设置担架一副。①

　　战伤救护，伤员后送，均由根据地各军区军政首长亲自领导指挥司、政、供、卫各部门，统一安排布置战勤工作。战前战时周密安排，司令部军务方面除了组织后方的安全自卫、前进、后撤、转移、送菜饭等事宜外，还

---

① 参见河南省预防医学历史经验编辑委员会编：《河南省预防医学历史经验》，江苏科学技术出版社 1990 年版，第 57 页。

负责指定伤员后送的路线、沿途安全警戒、收理伤员的武器以及给返回的民工、车辆开发通行证等。政治部民运（群众）工作方面负责民夫的动员、集结管理、思想教育、担架车辆、骡马编队、运输途中的秩序维持和生活管理。组织、宣传方面则负责发放抚恤费、党团组织关系、慰问伤员、宣传胜利消息、鼓舞士气、组织拖理阵亡人员、收藏造物、处理后事等。供给部门主要负责给伤员补发衣被，安排民工、骡马、车辆往返生活保障、发放路费等。卫生部门集中精力抓好一、二、三线的伤员救治工作。①

为了解决医药物资困难和医疗器械短缺的问题，华北抗日根据地的党和政府还带领根据地的军民设立了各种医药生产流通机构。1940 年，八路军一二〇师一方面派人冒着生命危险进入沦陷区购买麻醉药、磺胺类药物、碘片、碘化钾等基本药品以及听诊器、血压计、手术刀等卫生用品，同时动员沦陷区的一些进步人士和爱国商人帮助采购和运输急需的卫生用品。此外，在神府县潘塘设立了制药厂，调动医务人员到山上采集草药，请当地一些著名的中药商定配方，用罐、匙、铁磨、石磨等方法，制成各种膏剂、丹、丸、粉。其中诸多自制的药物，经临床应用后，效果非常好，颇受欢迎。在上级的支持下，军区逐步添设了 3 台压片机和水压机，制成了压棉床、干燥箱、升华炉等制药设备，建成了十几座厂房。制药厂除生产数十种中成药外，还准备了一些西药片和注射剂，生产精制纱布、脱脂棉、石膏绷带和肥皂。后来，军队卫生部还建立了一个卫生实验室，研制破伤风抗毒素和类毒素，以及牛痘疫苗。当时，破伤风和天花传染病对军队和人民构成了极大的威胁。这种自制药品，在防治传染病、保障军民健康方面发挥了相当大的作用。② 这些措施不仅缓解了药品和医疗器械的短缺，而且解决了群众的医疗困难，为根据地的战救工作奠定了物质基础。

---

① 参见河南省预防医学历史经验编辑委员会编：《河南省预防医学历史经验》，江苏科学技术出版社 1990 年版，第 57—58 页。

② 贺彪：《一二〇师的医疗卫生工作》，参见《中国抗日战争军事史料丛书》编审委员会编：《八路军·回忆史料》（4），解放军出版社 2015 年版，第 135 页。

（二）开展卫生防病工作

长期战火的侵袭加上自然灾害的频繁发生，导致人口大规模流动，使得华北抗日根据的疾疫流行时有发生。全国抗战的8年时间里，晋冀鲁豫边区因各种天灾、日寇投毒感染疾疫而亡者达86万人之众，各类病患大约有1200万人，几乎占整个边区总人口的42.86%。① 军队的作战区域多在山区，作战区域大、战线长，战士体力消耗大。卫生人员缺乏，没有专门负责卫生防疫工作的人员。此外，由于供给不足和生活条件差，大多数士兵身体非常虚弱，疾病时有发生。同时，由于部队是集体生活，如果对一些早期感染的病人处置不当，很容易造成疫情，并直接或间接造成了突发性的部队耗损，再加上医疗资源的缺乏，治疗水平有限，迫使华北抗日根据地的军政领导人下决心从源头上重视军区卫生和疾病预防工作。随着军队结构的不断完善和正规化，华北抗日根据地综合运用各种医疗卫生技术、资源和经验，逐步将一些有效的预防措施制度化和正规化。抗战初期，尽管部队边战斗边组建相关医疗卫生机构，任务繁重，卫生人员少，但卫生部门要求卫生人员学习和发扬我军卫生工作光荣传统，"一切为了伤病员""一切为了战争胜利！"为此，在组织各方面力量收治伤病员的同时，华北抗日根据地各军区不断在基层建立和健全日常卫生制度，通过行政领导加强卫生管理；遇有传染病发生及时通报有关部队，及时采取防疫措施。② 1938年9月，晋察冀边区在山西省五台县耿镇河北村召开第一次全区卫生工作（扩大）会议，对部队个人卫生、公共卫生和防疫宣传教育提出了具体要求。③ 在党和边区政府的领导

---

① 《晋冀鲁豫边区八年抗战中人民遭受损失调查统计表》，参见河南省财政厅、河南省档案馆合编：《晋冀鲁豫抗日根据地财经史料选编（河南部分）》，档案出版社1985年版，第674页。

② 《新中国预防医学历史经验》编委会编：《新中国预防医学历史经验》（第1卷），人民卫生出版社1991年版，第86页。

③ 邓铁涛主编：《中国防疫史》，广西科学技术出版社2006年版，第520页。

下，特别是在各级医务人员的努力下，边区极端困难环境下的医疗卫生事业逐步发展，取得了一定的成绩。当时八路军卫生部门对于个人卫生、饮食厨房卫生等都做了具体规定和要求。如根据华北部队卫生防病工作的重点即传染病和多发病，在条件允许的情况下华北抗日根据地各部队每年接种牛痘和注射霍乱、伤寒疫苗。八路军霍乱、伤寒疫苗接种率 1938 年为 50%，1939年为 70%，1940 年为 85%。① 1939 年夏季，晋察冀边区连日暴雨，冀中许多河流决堤（128 处），致使洪水泛滥成灾，日军又乘机向我进攻，天灾人祸导致疫病大流行，加之入秋气候冷热无常，许多部门出现了大量的感冒、痢疾患者。为了与传染病作斗争，晋察冀边区卫生部门确定了以眼病、白喉、皲裂、冻伤和呼吸道疾病为预防重点的防疫计划。军区党报《抗日三日刊》还发表了《向疾病现象作斗争》的文章，要求全区部队切实开展防疫工作，把消灭疾病看作紧急战斗任务，深入发动群众，造成广泛的运动，同时要求各部队："加强管理教育，实行查铺制度；分散驻扎与各自乘凉睡觉的习惯立即予以纠正；塞窗堵洞以防风寒之侵入；重患者以营为单位，成立临时休养所，实行突击；轻者如带有传染性时，须隔离居住，严防传染并注意选择适当位置，防止疫情蔓延。"② 1940 年军区又发布《关于夏秋季防病问题的训令》，指出"夏季应讲求个人卫生，早晨空腹喝凉开水，禁止喝生水；发汗不要解开衣服以防伤风感冒；不穿潮湿衣服，免除皮肤排泄的阻碍；少吃肉类油腻食物。各部队驻地与居民协商举行卫生清洁运动周，扫除一切垃圾，保护水源，隔离传染病人等"。③ 此一时期，活跃在冀鲁豫、豫皖苏、鄂豫皖边区、睢杞太地区、太行、太岳山区、豫西地区、桐柏山区、竹沟等抗日根据地的卫生组织及医疗队伍虽然刚刚建立，在环境恶劣、生活艰苦、设备简陋、物资极端贫乏的情况下，仍积极开展防病治病、战伤救护

① 高恩显：《解放军卫生史文选》，人民军医出版社 2005 年版，第 119 页。

② 《向疾病现象作斗争》，参见北京军区后勤部党史资料征集办公室编：《晋察冀军区抗战时期后勤工作史料选编》，军事学院出版社 1985 年版，第 417—418 页。

③ 《关于夏秋季防病问题的训令》，参见北京军区后勤部党史资料征集办公室编：《晋察冀军区抗战时期后勤工作史料选编》，军事学院出版社 1985 年版，第 426—426 页。

工作。各级卫生人员注意克服重重困难，充分利用自然资源，就地取材，土法上马，发挥了中草药及土单验方在防病治病中的作用，并结合游击战的特点，放手发动群众，广泛开展卫生宣传教育，积极开展卫生活动，从而收到了良好的防病效果，打破了敌人对根据地的经济封锁。①

1942年入春以后，由于晋冀鲁豫地区气候干燥，再加上民众不注意卫生，根据地各村患病者甚多。1942年5月，一二九师某旅在林（县）北任村镇上设立民生健康医院一所，专门为民众医治各种流行疾病，并补种牛痘。抗日军政大学为保护驻地群众健康，特购置大批疫苗，分发给该校各单位卫生工作者，负责为各驻地军民12岁以下儿童免费接种。② 1942年晋察冀军区对干部施行了防疫注射，牛痘接种在部队也普遍开展，结合小学校上卫生课、接种牛痘和诊断治疗，带动了人民群众对卫生的重视，也克服了军民中流传的"恐疟病"的思想。③ 晋冀鲁豫边区的太行军区在春季施种牛痘疫苗者达80%，夏季则普遍注射了伤寒、霍乱疫苗。④ 这些措施的实施使卫生条件差引起的各种疾病得到有效控制。此时冀鲁豫、豫皖苏、鄂豫皖边区等抗日根据地的卫生组织及医疗队伍也得到了蓬勃发展，不仅建立了各后方医院、卫生所，基本上有了固定地点，而且创建了许多卫生学校，为各级卫生机构输送了大批卫生技术人才。这一阶段根据地的药品和器材均有所增加，其来源除少量配备、战场缴获、收购采集、爱国人士捐赠及通过敌工关系购买和使用代用品外，还因地制宜、因陋就简地自制少量药品和简单器材。此时，根据地的战伤外科技术有了较大提高，部分后方医院能开展截肢、骨折复位、取弹片、摘除白内障等手术。卫生防病方面则在开展宣传和

---

① 参见《河南省预防医学历史经验》编辑委员会编：《河南省预防医学历史经验》，江苏科学技术出版社1990年版，第45页。

② 杨立夫主编：《烽火硝烟中的白衣战士：一二九师、晋冀鲁豫军区卫生勤务纪实》（续集一），成都科技大学出版社1991年版，第37—38页。

③ 杨立夫主编：《烽火硝烟中的白衣战士：晋察冀、华北军区卫生勤务纪实》（续集二），1993年内部印行，第9页。

④ 杨立夫主编：《烽火硝烟中的白衣战士：一二九师、晋冀鲁豫军区卫生勤务纪实》（续集一），成都科技大学出版社1991年版，第85页。

卫生活动的基础上，对常见的肠道、虫媒、皮肤等传染病制定了一些有效防治措施，为保障抗日军民的身体健康起到了重要作用。①

1944 年秋以后，抗日战争由防御转入进攻，作战规模较大，伤病员增多。为适应战争的需要，冀鲁豫、豫皖苏、鄂豫皖边区、睢杞太地区、太行、太岳山区、豫西地区、桐柏山区、竹沟等抗日根据地的卫生组织及各级卫生机构迅速扩大，增建了许多卫生所、卫生队和后方医院及收容治疗机构。战伤救护和伤员后送转运已形成了一套办法，各医疗单位都制定了简单且行之有效的规章制度。为解决药品器材的不足，各抗日民主政府、军区卫生部门自力更生，办起了制药厂（组、所），可自制加工常用药品、器材和敷料等达 20 余种，加上战场缴获的大批药品器材，基本上补充了战伤外科、消毒灭菌和各种疾病防治常用药品的不足。战伤救治和伤病员后送收容、疾病的预防和治疗，都达到了较好的水平。多数医院可以对各种战伤和疾病施行有效的治疗，少数医院还可以进行复杂的腹部手术，为保障华北抗日根据地各军区开展大兵团作战，夺取抗日战争的胜利发挥了重要作用。②

（三）进行广泛的卫生宣传与教育，组织卫生运动

抗战时期，华北各抗日根据地大都是偏僻的山区和农村，不但经济不发达而且文化也比较落后，封建迷信和不良习惯并存，并且卫生设施也相当缺乏，因此开展卫生防病工作困难较多。如太行军区各单位多居于清漳河两旁，气候时而潮湿，时而干燥，军民素来缺乏卫生常识。由于灾荒，军民生活贫困，吃糠菜，身体多陷于衰弱。③ 尽管如此，党领导下的卫生工作也

---

① 参见河南省预防医学历史经验编辑委员会编：《河南省预防医学历史经验》，江苏科学技术出版社 1990 年版，第 45 页。

② 参见河南省预防医学历史经验编辑委员会编：《河南省预防医学历史经验》，江苏科学技术出版社 1990 年版，第 45 页。

③ 杨立夫主编：《烽火硝烟中的白衣战士：一二九师、晋冀鲁豫军区卫生勤务纪实》（续集一），成都科技大学出版社 1991 年版，第 83 页。

没有因困难而止步不前。为教育群众与疾病作斗争，华北抗日根据地党和政府及广大卫生人员采取多种形式向人民群众宣传卫生知识，普及卫生教育，改良教学方法，加强体育锻炼，使大家养成卫生习惯。① 1937 年 11 月 15 日，中央军委总卫生部在其发布的《暂行卫生法规》中明确规定了 8 条卫生纪律：（1）不乱解大小便，不随地吐痰，不破坏公共卫生；（2）不任意倾倒垃圾污物；（3）室内要清洁整齐；（4）室外要保持一百米以内清洁；（5）个人每日要按时洗面、洗手、刷牙、漱口；（6）要遵守定时洗衣、理发、洗澡、剪指甲；（7）不到厨房扰乱炊事，有害食品卫生；（8）不喝凉水不乱吃零食。② 这些规定对于统一管理，推进卫生工作起了一定的作用。1938 年下半年，晋察冀边区在卫生设施方面建有垃圾站、澡堂、公共厕所、厨房等，还建立了模范病室，分两个院子，收治有重伤员 31 位。病室布置三个格的碗橱，用来放置碗筷、服药缸、衣服鞋帽、病历、体温表、诊断书等。在政策实施中，华北抗日根据地各单位都注意打扫卫生，保持经常性的熏蚊捕蝇。③ 从上述卫生常识的宣传来看，华北抗日根据地党和政府及广大卫生工作人员已经认识到，对根据地流行的各种疫病而言，积极治疗固然重要，但加强预防、杜绝传染病的发生更是治本的要诀。④

1941 年 6 月 2 日，八路军野战卫生部直属四个医院在山西省辽东地区举行医务会议；同年 7 月 21 日，野战卫生部召开卫生会议，会议的主要内容包括整理与建立统一的工作纪律和秩序；对卫生工作的指示和教育；解决存在的问题。⑤ 另外，1941 年 11 月 11 日起，晋察冀军区以报纸形式连续刊

---

① 杨立夫主编：《烽火硝烟中的白衣战士：晋察冀、华北军区卫生勤务纪实》（续集二），1993 年内部印行，第 39 页。

② 高恩显：《解放军卫生史文选》，人民军医出版社 2005 年版，第 117 页。

③ 杨立夫主编：《烽火硝烟中的白衣战士：晋察冀、华北军区卫生勤务纪实》（续集二），1993 年内部印行，第 2、9 页。

④ 杨立夫主编：《烽火硝烟中的白衣战士：晋察冀、华北军区卫生勤务纪实》（续集二），1993 年内部印行，第 34 页。

⑤ 杨立夫主编：《烽火硝烟中的白衣战士：一二九师、晋冀鲁豫军区卫生勤务纪实》（续集一），成都科技大学出版社 1991 年版，第 22—23 页。

发了由晋察冀军区卫生部编写的"冬季卫生教材"系列，包括"卫生的重要性""冬季卫生注意事项""疥疮""冻疮""肺炎"等教材内容。① 这对于防治疾病，向根据地军民宣传卫生知识，破除迷信落后的卫生观念起了很大的作用。1942 年 7 月 17 日，八路军野战卫生部在驻地某村召开太行军区卫生工作会议，会议除检讨了上半年全区医疗卫生工作与确定今后工作方针外，并号召全体医务干部大量使用中药，克服困难。这次会议对敌寇发动的细菌战也有详尽讨论。② 1943—1944 年，晋察冀军区第三军分区第七区队休养所给峰泉小学讲解天花预防知识，定唐支队与地方政府共同成立军民卫生委员会，并及时印发了一定数量的卫生宣传用小册子，向广大群众宣讲瘟疫防护常识等；第二军分区供给处卫生人员给民校上卫生课；第四团卫生队写卫生宣传标语等。1945 年 2 月，军区卫生部派白冰秋等去曲阳游击区防治麻疹，发现当地群众在严重的病灾面前产生了恐惧心理，迷信鬼神，就利用群众中因迷信鬼神致麻疹患儿死亡的实例，揭露巫婆的骗人行为，对麻疹患者施以治疗，并说服了群众，经常自觉地清理室内外清洁卫生，迅速扑灭了疫情。③

晋察冀军区一二〇师卫生部则根据当地环境和气候条件，及时制定相应的季节性卫生保健和卫生教育规划，甚至利用一切可利用的机会向部队和民众开展宣传，采取诸如讲座、报纸、海报等不同的方式，编写适合民众阅读的健康教材，进行卫生宣传和教育。例如，针对广大皮肤病患者重点宣传个人卫生的重要性，明确要求皮肤病患者注意定期理发、洗澡、洗衣、晒被；针对各类传染病和急慢性肠胃疾病，则大力宣传环境卫生、饮食卫生的重要性，要求各种传染病和急慢性肠胃疾病患者注意健康及卫生运动；广大军民夏秋两季应及时开展清理工作，掩埋有害健康的脏物，注

---

① 参见《晋察冀日报》1942 年 11 月 11 日至 12 月 4 日第 4 版的相关报道。

② 杨立夫主编：《烽火硝烟中的白衣战士：一二九师、晋冀鲁豫军区卫生勤务纪实》(续集一)，成都科技大学出版社 1991 年版，第 39 页。

③ 白冰秋：《曲阳游击区麻疹调查》，《晋察冀日报》1945 年 5 月 27 日。

射霍乱、伤寒疫苗，冬季开展气管炎、冻伤等预防卫生工作。在生产过程中，还建议预防擦伤、眼疾、中暑和胃肠道疾病。1938 年春，晋察冀军区卫生部门发动广大军民及时开展了春季卫生运动，清扫街道、庭院，清理杂物、杂草，清除粪便、垃圾，修理街道、挖沟渠、消灭蚊蝇、掩埋尸体等，向顽固、守旧、迷信、邋遢思想作斗争，使边区城乡环境面貌初步得到改善。① 为了普遍深入地开展卫生运动，向全体指战员和地方群众进行卫生宣传教育，晋绥军区党报《晋绥抗战日报》1940 年开辟了卫生专栏，军区政治部主任甘泗淇为其写了发刊词。此后，《晋绥日报》为开展群众性卫生防病宣传，配合卫生运动的开展，也刊登了大量卫生知识和典型经验；晋绥军区卫生部还出版了《西北卫生》和《卫生通讯》两份专业期刊，进行技术指导。② 1944 年 2 月，晋察冀边区行政委员会卫生科为把春季卫生运动引向深入，采取 4 项措施：（1）以县为单位，所有机关、部队结合大生产运动开展卫生运动。(2) 扩大宣传面，各县以英雄模范、小学教师为骨干，印制宣传品，教育群众。(3) 举行卫生运动周，县政府要协同当地驻军不断进行卫生大检查。(4) 开展卫生竞赛，以县为单位提出入选卫生模范村和模范户的具体条件，合格者予以表彰，特优者酌予奖励。从此，一个轰轰烈烈而又扎扎实实的卫生运动在全区更加广泛地开展起来。在巩固地区，定期开展拆洗衣服和消灭苍蝇、蚊子、臭虫的突击活动；在游击区，由于群众生活贫困，疾病严重，除尽可能做到卫生外，还注意加强医疗工作；在新解放区，由于敌人严重破坏，以致群众居无住所，各级卫生部门把卫生工作作为善后工作的重要内容来抓。进入新解放区的部队要派专人深入城乡进行卫生调查，开展医疗工作，政权、团体则想法解决群众食宿和医药困难，安定民生。同年 10 月，制定《家庭卫生注意事项》与《个人卫生注意

---

① 山西省史志研究院编：《山西通志·卫生医药志·卫生篇》（第 41 卷），中华书局 1997 年版，第 228 页。

② 《新中国预防医学历史经验》编委会编：《新中国预防医学历史经验》（第 1 卷），人民卫生出版社 1991 年版，第 106 页。

事项》。1945 年春，由于天旱少雨，瘟疫极易流行，为防旱防灾，晋察冀边区军民更大规模地开展卫生运动。① 同年 6 月 10 日，《晋察冀日报》以《开展群众性的卫生运动》为题发表社论。② 从此，卫生运动主要集中在改善饮水卫生、改良茅厕和畜圈上。晋察冀二分区四团在五台县耿镇、松岩口一带，十九团在盂县黄树烟、霍州口一带，与当地群众联合清理垃圾约 20 万担。同时，结合边区群众每年腊月二十三家家户户大清扫的传统习俗进行彻底扫除。③ 卫生运动的开展，使部队减少了非战斗减员，人民群众人财两旺，更好地支援了抗日战争。

此外，山东抗日根据地还总结了一一五师的防病经验，要求根据地内军民经常打扫室内外，保持清洁；挖深坑小口厕所，防蝇防臭；门口挖痰盂；除冬天外，尽量睡高铺；不共用一盆水，实行分水洗脸；不乱用碗筷，实行分菜制。根据地还坚持一年一度的卫生运动月，在卫生运动月中广泛开展卫生宣传教育，巩固与健全各项卫生制度，增加卫生设施，提高生活水平，增加营养，动员全体官兵和当地群众开展大扫除，开展灭蝇灭蚊运动，清除杂草、垃圾，排放污水，填平沟坑。对于卫生运动月中涌现出来的模范人物，则通过国际护士节纪念活动等进行表彰。④ 广大卫生人员和根据地民众开展的这些卫生运动，对预防疫病的发生起到重要作用。

（四）支援地方卫生建设，为群众防治疾病

军队与人民有着不可分离的依存关系，如果只有部队卫生工作而无居民

---

① 山西省史志研究院编：《山西通志·卫生医药志·卫生篇》（第 41 卷），中华书局 1997 年版，第 229 页。

② 《开展群众性的卫生运动》，《晋察冀日报》1945 年 6 月 10 日。

③ 山西省史志研究院编：《山西通志·卫生医药志·卫生篇》（第 41 卷），中华书局 1997 年版，第 229 页。

④ 《新中国预防医学历史经验》编委会编：《新中国预防医学历史经验》（第 1 卷），人民卫生出版社 1991 年版，第 138 页。

卫生工作，则防疫工作不能取得应有的效果。华北抗日根据地各地居民人数都比较多，居住分布较广，卫生条件又很差，疫病流行时期的发病数与死亡数都相当大。从1940年行唐、完县、阜平、灵寿等县的疫病流行情况来看，当地有全村都生病的，有一村大多数人生病的，有全家生病的，而往常在每一个村子里找出三五个病人，更是平常的事。根据当时的具体环境，根据地党和政府基于人民力所能及和1939年夏秋疾病流行与预防工作上的经验，制定了一些具体的居民防疫方法：（1）厉行清洁运动，剃除污物。一切粪堆垃圾阴暗潮湿之处，是使人生病的细菌最容易滋生繁殖的地方。（2）每个村庄的厕所数量应该尽可能地减少。军用厕所和民用厕所应该分开，正常人厕所和病人厕所也应该分开。厕所应该每天用黄土或柴火灰覆盖一次。每个厕所应准备灰土和木罐，随时大便，随时掩盖，既不费钱，也不费力，还可增加肥料，减少苍蝇。厕所旁边如有猪圈，则应经常保持干燥，使苍蝇无处寄生，细菌难以生活。（3）防止污水回流，保护水源。"病从口入"这句古话是很有道理的，而最厉害的病如霍乱、伤寒、赤痢等都是由食品饮水方面传染的。不应该在水井或其他水源附近建厕所，不让污水流入干净的水中，不在井边洗蔬菜和衣服。（4）不喝生水，对防止得病也很重要，水一定要煮沸才饮，即便不能喝一次煮一次，也应一次多煮些，盛入大缸或大盆内准备饮用，在夏季喝冷开水亦不妨事。（5）沟通污水沟渠，防止蚊虫生长。（6）禁卖腐烂食物及病死兽肉。（7）纱罩食物，妥为保存。（8）虱子、臭虫、跳蚤都是传播疾病的媒介。回归热和斑疹等疾病都是由虱子和臭虫携带的细菌传播的。需要时不时地捕杀它们，防止它们繁殖。（9）勤洗衣服，常剪指甲。（10）常喝开水，按时排出水分，能促进人体血液循环。[①]这些建议或方法都十分具体，便于执行，对于防治各种急慢性传染病、多发病，发挥了重要作用。晋冀鲁豫边区的太行军区第一军分区在1942年大搞群众性卫生运动，部队用4天，医院用7天时间，粉刷房屋，设立碗架、痰

---

①　张介夫：《广泛开展防疫运动》，《晋察冀日报》1941年5月14日。

盂和挖厕所等。①

　　1941 年 7 月，冀北办事处之平西卫生事务所成立了"人民卫生事务所"，"开展卫生保健，实行义务诊疗"。该所工作计划如下：（1）开展卫生保健运动；（2）免费施种牛痘，注射防疫药针，消灭病菌；（3）登记中医，成立医师组织，提高中医理论与技术；（4）提倡冻裂中药，采制平西土药；（5）组织医疗突击队，卫生检查宣传队，分赴各地工作；（6）设立公共门诊，实行强制诊疗。在准备期间，该事务所为 500 多人接种牛痘疫苗，每天有许多人接受牛痘治疗。平西人民卫生事务所的成立，为解决医疗问题和维护人民健康作出了巨大贡献。② 值得一提的是，1941 年涞源疫病流行时，聂荣臻司令员委托白求恩卫生学校的医生到涞源开展卫生与医务工作。该县得到了白求恩卫生学校同志们的指导与帮助，广大军政干部与群众都兴奋异常，特组织卫生运动委员会，并提出卫生工作实施要点：划分清扫区域，每天清扫一次街道并洒水；厕所与猪圈要绝对分开，厕所要深，并要经常保持清洁；健康的人与病人分开（睡眠、吃饭等）；大规模捕获蚊子和苍蝇；不喝生水和冷食；经常洗衣服、洗手洗脸、晒被子；不要往河里倾倒任何东西；严禁在村里的街道上堆放粪堆和垃圾等。③ 这些具体措施的实施在一定程度上改善了驻地和医院的卫生条件。

　　当然，更重要的是，华北抗日根据地各军区和各军分区各级各类医疗卫生机构除担负驻地民众医疗防病工作、医疗门诊和救治病患外，还在传染病流行时派出医疗队，深入各乡村及疫区，直接参与当地疫病救疗行动。有资料证明，1940 年晋西北抗日根据地建立后，驻根据地八路军、新军（曾为山西抗日武装）的卫生医疗部门每年春季给当地儿童免费接种牛痘苗，预

---

　　① 杨立夫主编：《烽火硝烟中的白衣战士：一二九师、晋冀鲁豫军区卫生勤务纪实》（续集一），成都科技大学出版社 1991 年版，第 45 页。

　　② 《平西成立"人民卫生事务所"》，《开展卫生保健，实行义务诊疗》，参见《晋察冀日报》1941 年 7 月 19 日。

　　③ 《涞源卫生工作大开展，卫生委员会定出实施十要点》，《晋察冀日报》1942 年 7 月 23 日。

防天花。① 1942 年晋察冀军区卫生医疗队在河北阜平治疗过的中心村总计有 88 个，经过治疗的病员共 7074 个。除了其他原因重症者外，总共治愈 4521 名，其中疟疾 1979 名，流行感冒 785 名，痢疾 193 名，回归热 6 名，伤寒 594 名。治疗只是医疗团队工作的一部分，在他们的建议和帮助下，阜平还建立了"防疫委员会"来领导和执行卫生工作和健康活动，开展防疫教育和宣传，并确保整个村庄的生命健康。② 1943 年秋季反"扫荡"前后，华北军区共计派出 20 余个防疫组，104 名医生，到 10 多个县、20 个区、384 个村，治疗 13,413 人，治疗次数在 63,403 次以上，治愈率达 71.6%。③

应该说，上述军民携手共同防治疫病工作，只是华北抗日根据地党领导卫生事业的一个缩影，这也是革命战争年代中国共产党能够深得人心民意的一个重要原因。在抗日战争的特定条件下，边区的卫生工作始终由军区卫生部统一领导。1942 年 2 月，晋察冀边区管理委员会设立民政办公室，主要管理卫生行政事务。1943 年 2 月，边区县级以上政府机关还设立了包括医疗卫生在内的民政机构，以负责解决和处理相关医疗事务。同年 5 月，整个边区还注册了大约 589 名中西医生，他们全部被接纳为抗日救国会员。此前救国会仅有会员 90 多名，其主要任务是抢救伤员和抗击流行病。8 月 25 日，晋察冀边区共计 28 个县都组织本县的中西医、各种兽医等成立了具有业余性质的北岳区抗敌后援会，以便疾疫流行时动员会众，送医下乡。④ 到 1943 年，晋察冀军区除在易县、曲阳、平山等少数较稳定的县曾设立过医药合作社、医生救国会、医药研究会等组织外，边区的卫生防疫、医疗行政等工作统由军区卫生部协调与部署，地方民政机关协助办理，一旦发生疾疫

① 梁广恒、赵俊田主编：《吕梁地区卫生志》，山西科学技术出版社 1999 年版，第 99 页。

② 《奔驰在阜平的军区卫生医疗队》，《晋察冀日报》1942 年 1 月 12 日。

③ 《华北军区十二年来部队卫生工作概况》，参见华北军区后勤卫生部编：《华北军区卫生建设史料汇编》，1949 年内部印行，第 27 页。

④ 山西省史志研究院编：《山西通志·卫生医药志·卫生篇》（第 41 卷），中华书局 1997 年版，第 228 页。

流布则由军区或军分区派遣医疗工作队、工作组前往救疗，地方卫生机构和乡村医生密切配合。① 1944 年初，晋察冀边区进一步扩大巩固，各级卫生行政机构才逐步建立、健全，并逐步配备了医疗卫生专业人员。2 月 14 日，晋察冀边区民政处设立卫生科，科长由晋察冀军区卫生保健科科长蔡公琪兼任，科员 9 人，大多由部队卫生部干部兼任。各区、县设民政科医疗辅导员 7 名，各区设医疗辅导员 3—5 名（按区标准设立），由县政府选派的地方医生或卫生干部负责，积极协助当地民政部门进行相关的医疗卫生管理，培训和指导当地卫生工作人员的业务提升。村设有 11 名医护人员，他们由村公所选定，为中医或热心工作的人士，负责村级卫生运动和简单医疗救助工作。据统计，到 1944 年 10 月，冀西、晋东北、雁北、平西 7 个特区共培训医生等卫生技术人员 1120 人，提供区县卫生指导员 72 人，区村卫生助理员 288 人，村卫生技术人员 5010 人。② 同时，根据地内 19 个县建立了医学研究机构，所有县都建立了医疗合作社，逐步承担起疾病预防控制的责任。1944 年 10 月，废止边区政府卫生处，由军区民政厅和卫生部共同负责边区群众卫生工作。③ 1945 年 10 月，晋察冀边区行署成立卫生委员会，由民政科、教育科、全联会、军区卫生部、区党委宣传部、抗联、青联、妇联各 1 人组成。当年底，晋察冀边区各专门行政机关和县、区、村等均建立了 7 至 9 人或 9 至 11 人的卫生委员会，从而形成了具有一定规模的卫生机构管理网络，负责定期组织由当地医疗卫生人员参加的医疗卫生学习和培训工作。④ 1944—1945 年的两年中，晋察冀部队协助各级政府开办中医师、助理、地区及乡村卫生人员的培训课程。在阜平县和太行山设立了新华诊所和人民医院，在治疗群众的同时，开展医疗合作，协助政府在各县设立卫生部

① 晋察冀边区行政委员会：《晋察冀边区的卫生医疗工作》，1946 年 3 月内部印行。

② 晋察冀边区行政委员会：《晋察冀边区的卫生医疗工作》，1946 年 3 月内部印行。

③ 《新中国预防医学历史经验》编委会编：《新中国预防医学历史经验》（第 1 卷），人民卫生出版社 1991 年版，第 99—100 页。

④ 山西省史志研究院编：《山西通志·卫生医药志·卫生篇》（第 41 卷），中华书局 1997 年版，第 228 页。

门（局）和卫生机构。① 这对华北抗日根据地医疗卫生工作的开展，是一个很好的促动。

"现代医疗管理体制一旦与国家体制的有效运行相结合，必然会在防疫工作中发挥主导作用，但如果这种行政管理形式不能与传统意义上的新型关系网络建立合理的联系，这种卫生管理的有效实施就会受到限制。"② 所以在卫生防病方面，根据地还重视发挥中医药的作用，团结中医，实现医疗的集体化。事实上，中国共产党历来重视中医药的作用，井冈山时期为解决战争导致的人员救治问题，毛泽东即在《井冈山的斗争》一文中号召"用中西两法治疗"的卫生指导方针。③ 1941 年晋察冀军区针对许多人认为"中医不科学""中药不能治病"的错误观点，要求批判地接受中医文化的历史遗产，推动中医药科学化，研发中药、大量运用中药。④ 1945 年一二九师卫生部还举行医生座谈会，提出了中西医合作的要求，组织医药研究会与医药合作社，中西医共同研究，开展会诊，交换技术与经验。⑤ 根据地党和政府从现实出发，客观分析华北抗日根据地中西医资源的实际，在开展卫生防病工作时果断选择了团结中西医的特色道路，将之延续到新中国成立初期，并确定为卫生工作的重要原则之一。⑥ 这一时期，共产党领导的根据地医疗卫生部门继承了中医药的优良传统，同时吸收了西医的优势，对改善欠发达的旧中国广大军民的医疗保障状况发挥了较好的作用。

---

① 《华北军区十二年来部队卫生工作概况》，参见华北军区后勤卫生部编：《华北军区卫生建设史料汇编》，1949 年内部印行，第 27 页。

② 杨念群：《我国近代防疫体系的演变》，《文汇报》2003 年 8 月 31 日。

③ 参见李洪河：《新中国的疫病流行与社会应对（1949—1959）》，中共党史出版社2007 年版，第 248 页。

④ 杜伯华：《科学地大量运用中药》，参见北京军区后勤部党史资料征集办公室编：《晋察冀军区抗战时期后勤工作史料选编》，军事学院出版社 1985 年版，第 468 页。

⑤ 《钱信忠部长在医生座谈会上关于中西医结合问题的发言》，参见何正清主编：《刘邓大军卫生史料选编》，成都科技大学出版社 1991 年版，第 570 页。

⑥ 参见李洪河：《新中国成立初期"中医科学化"的历史考察》，《当代中国史研究》2011 年第 4 期。

总之，抗日战争时期华北抗日根据地的卫生防病工作从无到有，从小到大，并随着战争形势的发展而趋完善。从根据地各部队打扫驻地卫生、改良环境，到根据地军民大搞卫生运动，开展评比检查，逐步实现了制度化，这为以后新中国爱国卫生运动的开展和卫生监督机构的形成奠定了基础；从开展卫生知识宣传、普及防病知识到卫生学校的创建，培养人才，壮大卫生队伍，也为新中国卫生教育事业的发展造就了大批人才；从开展个人卫生、制定各种疾病的防治措施，运用土单验方到中草药制剂的大量应用，既控制了疾病的发生和流行，保障了军民身体健康，又为新中国卫生工作制定"预防为主"和中西医结合的方针提供了依据。实践证明，新中国预防医学的发展只有在中国共产党的坚强领导下，放手发动群众，团结一切可以团结的力量，继承发扬祖国医学遗产，自力更生，艰苦奋斗，卫生防病工作才能沿着正确的方向蓬勃发展。

三、医疗机构创设工作的社会成效

抗日战争时期华北根据地的医疗卫生机构建设，契合了根据地加强政治与社会建设以有效应对极端复杂的战争形势，争取抗战胜利的需要，华北抗日根据地通过建立各种新式卫生医疗机构，积极培训医疗卫生干部和卫生人员，大力推动根据地的医疗保健和地方民众卫生救疗工作，扎实推动根据地的卫生清洁和防疫运动，大大促进了根据地医疗卫生事业的发展，提高了根据地军民的身体健康水准，为新中国的医疗卫生事业积累了宝贵的经验和财富。

一是最大限度地保障了根据地战士的生命健康，提高了部队的战斗力。抗战初期，华北抗日根据地的卫生机构不健全，卫生人员和药材严重缺乏。通过建立和完善各级医疗卫生机构，逐步建立和发展各级卫生机构，各级医疗卫生机构积极开展战伤救治，非战斗减员的人数大幅度减少。1937—1945 年的 8 年间，晋察冀军区共收容伤员 70,089 人，治愈归队 46,258 人，占收容总数的 66%。① 也有资料显示，仅 1942 年晋察冀军区全年即收治伤病员 60,353 人，治愈 50,297 人，治愈率占总数的 85.33%；收容伤员总数 3043 人，治愈数 2811 人，治愈率占总数的 64.79%。② 1943 年仅晋察冀军区北岳区各医院就收容伤病员 1830 人，③ 在战伤救治方面取得了很好的成绩。另有较为具体的案例可以说明当时根据地的救疗工作成绩。1938 年 12 月，晋察冀军区由白求恩医生组建的野战手术队在山西盂县与河北平山县的战斗中，24 小时手术 72 例，取得了战士负伤后 6—12 小时内能初步疗伤的成绩，使手术感染率大大下降，治愈率达 75%，④ 有效挽救了战士们的生命。1940 年百团大战中我军很好地组织了前线手术组，齐会战斗中并在离火线仅 7 华里处设置手术点，69 小时不停运转，施手术 115 例。百团大战各战斗共施手术 2655 例，在洪子店保卫战、喜峰口战役等战斗中手术率占伤员总数的 40%—60%。由于治疗得当，战士健康归队率占 85% 以上，残废率仅 5.6%，死亡率在 4.4%，疗效十分显著。1940 年美军观察组称赞晋察冀军区医疗工作组无愧于模范根据地的称号，印度巴苏华大夫也说道："较早发展的华北各根据地，在这方面工作的开展，比其他地区进步。"⑤

与此同时，华北抗日根据地各部队中流行比较严重的疟疾、痢疾、疥

① 游胜华：《百战驰骋扶伤恤、勤力同心军民间——忆抗战时期晋察冀军区卫生工作片段》，参见北京军区后勤部党史资料征集办公室编：《晋察冀军区抗战时期后勤工作史料选编》，军事学院出版社 1985 年版，第 601 页。

② 杨立夫主编：《烽火硝烟中的白衣战士：晋察冀、华北军区卫生勤务纪实》（续集二），1993 年内部印行，第 8 页。

③ 杨立夫主编：《烽火硝烟中的白衣战士：晋察冀、华北军区卫生勤务纪实》（续集二），1993 年内部印行，第 27 页。

④ 叶青山：《晋察冀军区卫生工作组建经过》，参见北京军区后勤部党史资料征集办公室编：《晋察冀军区抗战时期后勤工作史料选编》，军事学院出版社 1985 年版，第 588 页。

⑤ 游胜华：《百战驰骋扶伤恤、勤力同心军民间——忆抗战时期晋察冀军区卫生工作片段》，参见北京军区后勤部党史资料征集办公室编：《晋察冀军区抗战时期后勤工作史料选编》，军事学院出版社 1985 年版，第 598 页。

疮等疾病得到有效的控制，晋察冀军区 1942 年有疟疾患者 15,497 人，治愈 14,695 人，到 1944 年仅有 641 人，治愈 569 人；痢疾患者数量也大大减少，由 1942 年的 3947 人减少到 1944 年的 83 人。[1] 针对战士们的营养不良导致的夜盲症，八路军一二〇师发动群众收集含维生素甲、丙的食品发给部队，并将后方医疗力量统一编成若干接收站，配置在几条交通线上，负责接收各部队的伤员，同时要求各单位卫生部门尽可能多留治轻伤员，并加强抢救、医治、转送重伤员等各项工作。由于各级卫生人员夜以继日地努力，根据地战场救护和收治全部伤员的医疗保障任务出色完成。根据地卫生工作人员以本区的卫生组织为基础，发扬优良的艰苦奋斗精神，实事求是，克服种种困难，积极开展战伤救护与救治工作，使广大战士的伤残率、伤病率大大降低，为华北抗日根据地战斗力的提升乃至抗战胜利提供了医疗保障。

二是提升了根据地民众的卫生观念和卫生水平，改变了卫生陋习，增强了民众的政治认同。政治认同是人们在社会政治生活中产生的一种感情和意识上的归属感。[2] 晋察冀根据地的广大卫生人员在疫区各地一面看病、一面宣传，而宣传的内容不仅是关于卫生方面的，也包括根据地有关政治、军事的政策等，给予广大民众以政治上的影响。[3] 抗日战争时期各根据地的各种卫生防疫工作，如广大卫生防疫人员根据卫生学原理所宣传的讲求土地之清洁、供给纯良之上水、设备安全之下水道、涵养个人之卫生等思想，在一定程度上开展了卫生教育，普及了卫生思想。[4] 另外，广大卫生防疫人员还亲自前往疫区调查，亲身接触群众。1945 年 2 月曲阳

---

① 《晋察冀军区三年来（1942—1944）疟疾、下痢、感冒增减统计表》，参见华北军区后勤卫生部编：《华北军区卫生建设史料汇编》，1949 年内部印行，"统计类"第 72 页。

② 参见李洪河：《新中国成立初期中南区婚姻制度的改革》，《当代中国史研究》2009 年第 4 期。

③ 李洪河、宋冰杰：《面对疾疫：晋察冀抗日根据地的组织与动员》，《河北师范大学学报》2013 年第 6 期。

④ 刘璞：《防疫工作》，《卫建》1944 年第 2 期。

县麻疹流行时，晋察冀根据地卫生人员白冰秋亲往麻疹流行区调查，20多天的时间里共计调查 4 个区 11 个村庄。当白冰秋发现老百姓中盛行所谓孩子病了就不能扫地、洗脸的风俗习惯和禁忌后，即用不卫生、不干净只会增加和扩大病灾的事实教育当地群众。针对一些老百姓到处拜神求医的情况，白冰秋就用七区岸下村高洪亮 13 岁的儿子因找巫婆和兽医看病耽误治疗而死，以及七区东诸侯村一个巫婆的儿子因患麻疹而死的事实教育当地村民。[1] 这种踏实负责的工作不仅解除了根据地民众因疾病带来的苦痛，而且增进了民众的科学知识，消除了民众对疾病的迷信和恐惧。[2]

表 2—1　1937—1945 年白求恩国际和平医院及部队给老乡治疗统计表

区分	门诊			住院		
	初诊	复诊	治愈人数	收容人数	治愈人数	耗药磅数
合计	3,202,000	15,596,000	2,881,800	72,000	59,040	16,000

资料来源：参见北京军区后勤部党史资料征集办公室编：《晋察冀军区抗战时期后勤工作史料选编》，军事学院出版社 1985 年版，第 574 页。

　　晋察冀军区医务工作者坚持"救死扶伤"精神，不顾劳累，不怕牺牲，深入敌占区，拿着听诊器、注射器耐心而热情地为人民群众诊治伤病。1943年晋察冀边区岭根村的村民们病了三分之一，国际和平医院工作人员冒着极大危险照顾伤病人，反"扫荡"结束后神仙山附近的老百姓都很感动地说："多亏咱们的子弟兵，也多亏咱们的邢医生，没有他们哪个也保不住这条命。"万寿院的一个老人病好后，感到无以为报，竟在地上磕了一个头说：

---

[1]　白冰秋：《曲阳游击区麻疹调查》，《晋察冀日报》1945 年 5 月 27 日。参见李洪河、程舒伟：《抗战时期华北根据地的卫生防疫工作述论》，《史学集刊》2012 年第 3 期。

[2]　李洪河：《往者可鉴：中国共产党领导卫生防疫事业的经验研究》，人民出版社 2016年版，第 94 页。

"鬼子给咱们造成病，八路军给咱们治好病，真是救命的恩人！"① 在根据地民众的广泛拥护下，我军在与日军作战时有些伤病员不能及时送往后方医院，就安置在当地群众家里，群众总是像照顾亲人一样精心照料我军伤员，还有的群众为保护我们的伤员不惜遭受损失和痛苦，甚至献出宝贵的生命。② 根据地广大民众对根据地卫生工作人员虽饱受风雨摧残、饥饿疲乏的侵袭，而始终不辞辛苦、不怕牺牲精神的认可与支持，已经内化为一种对根据地党和政府的最质朴的情感，而这种情感恰恰就是对根据地党和政府的政治认同，是把人们有效组织起来的重要凝聚力量。③

三是根据地政权初步建立的卫生防疫体系，通过医疗卫生领域完成了向基层乡村社会的渗透。正如张鸣在对抗日根据地意识形态研究中所说的那样，落后、分散且有一定自治力的根据地农村因此被注入了颇具现代意义的民族国家意识，甚而有了一种对中国共产党和人民政权的模糊崇拜，④ 国家政权的广泛影响因而被延伸到了广大农村社会。华北抗日根据地政权通过医疗卫生领域完成了向基层乡村社会的权力渗透，从而加强了社会控制。社会控制是一定范围内的组织体系运用社会规范以及与之相应的手段和方式，对该范围内的社会成员的社会行为及价值观念进行规范与约束，使之与既定的社会规范保持一致的社会过程。⑤ 为扩大和巩固卫生防疫成果，1944 年初以后晋察冀边区各级卫生行政机构逐渐建立起来，边区政府民政处及各专区、

---

① 《抗日战争时期晋察冀边区军民医疗卫生工作介绍》，参见北京军区后勤部党史资料征集办公室编：《晋察冀军区抗战时期后勤工作史料选编》，军事学院出版社 1985 年版，第570 页。

② 尹明亮：《晋察冀军区第三军分区卫生工作建立与发展概况》，参见北京军区后勤部党史资料征集办公室编：《晋察冀军区抗战时期后勤工作史料选编》，军事学院出版社 1985 年版，第 609 页。

③ 参见李洪河、程舒伟：《抗战时期华北根据地的卫生防疫工作述论》，《史学集刊》2012 年第 3 期；李洪河、宋冰杰：《面对疾疫：晋察冀抗日根据地的组织与动员》，《河北师范大学学报》2013 年第 6 期。

④ 张鸣：《乡村社会权力和文化结构的变迁（1903—1953）》，陕西人民出版社 2008 年版，第 223—224 页。

⑤ 参见郑杭生：《社会学概论新修》，中国人民大学出版社 2013 年版，第 400 页。

县、村等开始设立了相应的卫生机关和一定的卫生指导员、协助员等，自上而下初步构成了一个能够有效聚合各类社会力量的医疗卫生网络。[①] 就根据地建设的医药合作社来说，这种形式并不是个体医生与小药铺的简单结合，在更大程度上，医药合作社起到了卫生管理、组织经营的作用，是军区政府控制基层卫生防病工作的重要纽带，实现了救治、经营、管理的一体化，从而提高了根据地的卫生防病能力，标志着根据地政府、医药合作社（研究会）、个体卫生员这三者相互配合以更好应对疫情的医疗卫生体系的初步建立。[②]

在创设卫生机构与防治疾病的同时，根据地政权还运用多种多样的宣传形式来进行广泛的社会宣传与动员。如八路军一一五师各部队、山东纵队除坚持定期上卫生课、讲解战伤自救互救、卫生防病知识外，还根据具体情况采取多种宣传形式：张贴简明而生动的卫生标语、宣传画；发动战士编写有关卫生防病知识的黑板报或墙报，进行化妆宣传或演出活报剧；以及举办实物展览等。利用卫生刊物和报纸宣传卫生知识，使宣传面更为广泛和普及，如 1940 年山东纵队创办了《卫生半月刊》，1941 年印发了《卫生管理规则》，胶东军区编印了《夏季卫生常识》《大练兵卫生教育参考资料》《冬季防病常识》，还在《胶东前线》《大众报》《胶东大众》等报刊上登载了卫生宣传教育的社论。据不完全统计，仅 1943 年山东军区卫生部印发的卫生资料即达 3000 多份（册）。1942—1943 年，胶东军区卫生部共油印各种卫生资料 4500 多份（册），1944 年一年中铅印各种卫生书刊资料 15,600 多份。[③] 广泛的社会宣传和动员，使得根据地政权的公共卫生政策被及时地传布到千家万户，从而完成了国家权力向广大城乡

---

① 晋察冀边区行政委员会：《晋察冀边区的卫生医疗工作》，晋察冀边区行政委员会 1946 年 3 月内部印行。

② 刘轶强：《革命与医疗：太行根据地医疗卫生体系的初步建立》，参见行龙主编：《集体化时代的山西农村社会研究》，中国社会科学出版社 2018 年版，第 11 页。

③ 《新中国预防医学历史经验》编委会编：《新中国预防医学历史经验》（第 1 卷），人民卫生出版社 1991 年版，第 136 页。

群众的渗透与扩张。①

　　总之，华北抗日根据地进行卫生机构建设、积极开展卫生防病工作的经验是十分珍贵的，在解放战争乃至新中国成立以后的卫生事业建设过程中都产生了深远的影响，为保障根据地军民健康，促进国家预防医学的发展作出了应有的贡献。

---

① 参见李洪河：《新中国成立初期的旧产婆改造》，《中共党史研究》2014 年第 6 期。

第三章 华北抗日根据地医疗卫生制度和法规体系的形成与构建

抗日战争时期，由于日军穷凶极恶的"扫荡"，致使华北抗日根据地生产和生活遭受极大损害，广大军民发病风险飙升的同时，根据地的医药供给和卫生管理也极为紧张；而根据地分散运作的各级各类医疗卫生机构、卫生人员力量的严重不足，进一步加大了根据地医疗保障工作的困难程度。为使卫生防疫事业有序地进行，华北抗日根据地党和政府先后制定了多项卫生制度，颁布了多项医疗卫生法规，涉及卫生行政、医疗机构管理、医药技术、疫病预防、畜疫防治、饮食卫生、环境卫生等诸多方面。这些政策法规对民众参与医疗卫生事业既有强制作用，也有引导和鼓励作用。此外，华北抗日根据地广大乡村的人民群众还自发或有组织地制定了各种具有约束意义的医疗卫生乡规村约，既充分考虑到了根据地乡村的实际，又契合了根据地民众的心态，形成了独具特色的医疗卫生制度和法规体系。

一、卫生制度与法规体系建设的缘起

制度是一种行为准则，涉及正式的道德观念和正式的法律、法规等。其内部可以分为正式和非正式规则及其配套实施机制。正式规则又称正式制度，是政府、国家或统治者根据传统的习俗和程序，自觉制定的由一系列政治经济规则、合同和其他法律法规组成的社会等级结构，以对人们的日常行

为进行必要的激励和约束；非正式规则是长期社会生活实践中不自觉地形成
的，具有持久生命力的价值观念、伦理规范、道德观念、习俗和意识形态等
因素；而与上述正式和非正式规则相适应的实施机制是保证各类规则顺利实
施的制度设计和安排。这三个不可分割、相互依赖的部分构成了一个完整的
内涵体系。① 卫生防疫制度是国家或地方制定的有关疫病的预防、治疗及善
后工作的具体方针、政策、措施、规则、法规等。它形成后具有相对的稳定
性，在一定的时空范围内能有效地指导疫病的防治，同时又具有滞后性，面
对突发的公共卫生事件或新发传染病可能会反应迟缓，使防疫的效率成本
提高。②

　　中国共产党对卫生制度与法规建设的重视由来已久。早在土地革命战争
时期，中共就开始颁布试行部分卫生法规，要求在苏区开展卫生防病工作。
如 1931 年 1 月，中共六届四中全会讨论并下达了《暂行防疫条例》，要求
各地务必加紧卫生宣传，注意居民水源保护和传染病的预防与治疗。③ 同年
9 月，闽浙赣第一次省党代会在《苏维埃工作决议案》中号召苏区军民要切
实进行卫生运动……不断向劳动群众宣传卫生常识，加强其个人和公共卫
生，努力减少疾病和疾病造成的死亡。闽浙赣第二次全省工农兵代表大会强
调："卫生运动，同样是重要工作之一，能强健工农兵群众的体力，增强他
们的斗争力，以有力地进行革命战争。"④ 为迅速遏止疫病的流行，1932 年
1 月临时中央政府召开常委会对苏区颇为严重的防疫问题进行了专题研讨，
决定发动全苏区民众广泛参加的卫生防疫运动，会议还责成军委军医处拟定
了相关的防疫办法和防疫条例。这是根据地开展卫生运动的第一个"动员

---

　　① 岑峨、熊琼：《论现代诚信制度的法律构建》，《河南师范大学学报（哲学社会科学
版）》2012 年第 4 期；廖显浪：《制度转型、经济发展与中国城乡收入差距研究》，武汉大学
出版社 2017 年版，第 10—11 页。

　　② 郑志锋：《革命根据地时期的卫生制度研究》，福建师范大学 2015 年博士学位论文。

　　③ 参见《江西省卫生志》编纂委员会：《江西省卫生志》，黄山书社 1997 年版，第
85 页。

　　④ 《江西省卫生志》编纂委员会：《江西省卫生志》，黄山书社 1997 年版，第 85 页。

令"。1932 年 3 月，中华苏维埃共和国临时中央政府下发了第 2 号卫生训令，还制定了《苏维埃区域暂行防疫条例》。人民委员会在其颁布的训令中还以附件的形式通过了《卫生运动指导工作纲领》，包括"卫生运动的组织领导、诊断施药、工作检阅"三个方面。[①] 1933 年 12 月 27 日，临时中央政府转发了中央军委制定的《暂行传染病预防条例》，规定对 9 种传染病实行疫情报告、检疫、隔离及消毒的制度，并要求在疫情暴发时对疫区采取紧急措施，实行严密封锁，以求最大限度断绝外地与疫区的来往，加强各交通枢纽地区的检疫工作。[②] 上述根据地的卫生管理与组织、卫生法规和制度以及卫生防疫运动等，在当时的艰苦环境中经受住了严峻考验，也为后来华北抗日根据地的卫生制度建设提供了经验借鉴。

抗日战争时期，华北根据地的各项建设得以开展，是建立在一定的基础之上的。华北抗日根据地初创时期，党和政府就十分重视边区生产的恢复与发展。1940 年 4 月 1 日，中共北方局下达了《关于财政经济政策的指示》，指出为巩固抗日根据地，保证经费供给，必须确定新的财经政策，生产事业要以农业为主，加紧生产运动，实施合理负担、减租减息以奖励军民生产，兴修水利，统一累进税额等举措。这些举措大大调动了苏区民众的劳动积极性，使各苏区的农业生产得到迅速恢复。到 1940 年，晋察冀边区开展了大规模的春耕运动。根据边区 24 个县的统计，当时边区共计垦荒 77,425 亩，修滩 12,022 亩，代耕 52,569 亩，开渠 1,107 道，可灌田 83,622 亩，打井 4,573 眼，可浇地 51,317 亩。[③] 耕地面积的扩大与水利设施的改善提高了粮食生产。有的地区的粮食产量还超过了战前粮食最高产量，如晋绥根据地的兴县，1944 年粮食产量达 22 万石，比 1941 年增长了 2.7 倍。晋冀鲁豫根据地战胜了历史上罕见的灾荒，1941 年太行区增产粮食 30 万石，太岳区增产

---

① 《江西省卫生志》编纂委员会：《江西省卫生志》，黄山书社 1997 年版，第 85 页。

② 《江西省卫生志》编纂委员会：《江西省卫生志》，黄山书社 1997 年版，第 88 页。

③ 《论边区人民生活的改善》，《晋察冀日报》1940 年 8 月 23 日。

粮食 14 万石。① 粮食生产的大力发展使民用军需都有了保障。由于组织领导得当，晋察冀边区纺织业的发展惊人，1942 年底全区从事纺织的村庄仅 46 个，纺纱者 1200 人，织布者 30 余人；至 1943 年 2 月，不满百天已扩大到 395 村，纺织者 5876 人，织布者 180 余人。根据调查，生产合作社在 3 月份纺织人数扩大到 9000 人，织布人数扩大到 350 人，4 月纺织人数扩大到 12,000 人，织布人数扩大到 500 人。易县 3403 人，纺纱 6500斤，得工资 52,000 元，织布 150 匹，得玉米 400 余斤；龙华 1640 人，纺纱 5000 斤，得工资 40,000 元，织布 675 匹，得工资 6000 余元；满城 523人，纺纱 1200 余斤，得工资 12,300 余元；徐定 310 人，纺纱 1500 余斤，得工资 10,000 元。几千人的生活都得到了适当的解决。在合作社的刺激下，许多公营和私营的纺织业都发展起来了。易县除公营的某纺织厂外，更有公营及私营的纺织厂不下数十家，资本共计 800 万元以上。② 区域内经济的发展，为华北抗日根据地的各方面建设提供了物质条件，为卫生制度建设奠定了重要基础。

同时，为减少疾疫侵袭，改善军民医疗卫生及健康状况，华北抗日根据地逐步建立健全了各级各类医疗卫生机构，完善了医疗卫生保健体系，为根据地的卫生制度建设提供了较强的卫生工作领导力量与组织基础。其中，处在华北抗日最前线的模范根据地晋察冀边区就依托军区和边区政府，很快建立起了军区及边区的医疗卫生系统。晋察冀边区开办的卫生学校与训练班，不仅解决了本区人员不足的问题，还供应了其他根据地。医大、白校等培养了各级卫生人员 3458 名，派赴地方医务人员千余，③ 由此形成了较强的卫生工作领导力量。

---

① 魏宏运、左志远主编：《华北抗日根据地史》，档案出版社 1990 年版，第 143 页。

② 《晋察冀边区的纺织业》，参见晋察冀边区财政经济史编写组、河北省档案馆、山西省档案馆编：《抗日战争时期晋察冀边区财政经济史资料选编》（第 3 编·工商合作编），南开大学出版社 1984 年版，第 201 页。

③ 《华北军区十二年来部队卫生工作概况》，参见华北军区后勤卫生部编：《华北军区卫生建设史料汇编》，1949 年 10 月内部印行，第 26 页。

　　在取得以上成绩的同时，华北抗日根据地的医疗卫生工作也存在不足的地方，包括一些严重的不良现象。主要涉及以下几个方面：

　　一是药品与医药技术问题。药品问题是华北抗日根据地各军区普遍存在的严重问题，在当时药品严重短缺的局面下，根据地仍存在诊疗技术落后、药品浪费与保存不善的现象。1939 年华北军区由叶青山带队开展卫生机关视察，发现了以下问题：第三军分区二团卫生队中的伤员尚未彻底分类，诊断马虎，有的病员是肠炎，却和痢疾患者一同居住；郎家庄房子很多，休养员却被安排在地铺，有的仅睡在光板上，连棉被都没有；痢疾患者不能及时补充营养品，快奄奄一息时才被送到医院休养；有许多病员比后方休养所里的病情还严重，团里疾病丛生，却没有采用有效的疗法。后方休养所的情况同样不容乐观，医生技术差，将疟疾当作流行性感冒治疗；虽然已经建立起了病历表、体温升降表制度，但内容马虎，有的重伤员尚未检查体温；患者取药时不按时发放药品，头天开的药方，第二天才发给病人药物，延误病情；更严重的是，外科方面也存在巨大的缺点，对于溃疡或小手术，医生不进行换药，更不对看护员进行换药教育，这大大增加了伤病员伤口感染的风险。①

　　根据地的药材工作尚未制度化以前，也存在诸多缺点，如材料来源不济，不能按时按量发足；卫生机关对药品材料不善于配合使用，机械依赖；医生借口药品困难，推诿塞责；保守观念严重，有的卫生机关将药品埋藏；有因病人唯药物观念，依自己所要等。② 药房缺乏规则，调剂无技术，没有精确的统计，司药、调剂在病人取药前工作毫无准备，有的遇到难配的药方，不是马虎了事，便是放下不配。药品保管与使用比较差，有药库灌水、塌顶、潮湿等现象，使药品、器材损失颇多；司药人员管理不严，有偷药送

---

　　① 《军区卫生部视察团工作报告》，参见华北军区后勤卫生部编：《华北军区卫生建设史料汇编》，1949 年 10 月内部印行，"医政类"第 27—29 页。

　　② 《第十八集团军野战卫生部一九四一年上半年卫生工作报告》，参见何正清主编：《刘邓大军卫生史料选编》，成都科技大学出版社 1991 年版，第 125 页。

人、出卖及浪费现象；有的保管员不尽职，如第十八集团军卫生部三分院在精兵时对卫生人员开展检查，竟查获达数千元的药品、器具。①

还有因药品的分散采购造成药价上涨的问题。

一方面，根据地各军分区缺乏统一协调行动，使许多商人钻了空子，他们利用各军分区的争购哄抬药价，使一般的药价上涨到4—5倍；另一方面，各军分区无政府式的自行采购也造成了药品的严重分配不均，因缺乏统一调配，各军分区呈现出"谁买得到谁方便，谁买不到没得用"的不良现象。如华北军区第九、第十军分区出现药品盈余，第八、第十一军分区的药品十分缺乏，各单位养成了高度的本位主义不良习性，药品不上交，不服从调度，② 这在很大程度上制约了根据地医疗卫生工作的正常开展。

二是卫生工作人员的思想偏差与工作作风问题。华北抗日根据地各军区陆续成立各级卫生组织后，随着各项业务的逐渐开展，大量问题很快浮现出来，如晋察冀军区第三军分区的"司令部、政治部、供给部、卫生部四个机关已经建立起来，但就整个情况来说，还是很不健全的，卫生部以及各级卫生机构更是如此，既缺乏医务卫生工作人员，又缺少药品、器材，困难重重。第三军分区卫生部开始时只有一名医生，两三名没有经过任何训练的青年看护员，总计才五六个人"③。一方面，由于各级卫生单位都属于新建，普遍缺乏科学的规章制度与技术规范，各项业务工作无所遵循，往往各行其是，不大正规。④ 部队卫生工作薄弱，卫生部行政工作差，效率低下，自上而下地将工作轮在个人身上，不从组织上下手，而且干部配备不当，工作凌

---

① 《第十八集团军野战卫生部处长以上卫生干部会议结论》，参见何正清主编：《刘邓大军卫生史料选编》，成都科技大学出版社1991年版，第134页。

② 《一九三七至一九五〇年河北省军区卫生部药材工作概况》，参见河北省军区卫生史料编辑委员会编：《河北省军区卫生史料汇编》，1950年9月内部印行，"军药类"第5页。

③ 《晋察冀军区第三军分区卫生工作建立与发展概况》，参见北京军区后勤部党史资料征集办公室编：《晋察冀军区抗战时期后勤工作史料选编》，军事学院出版社1985年版，第606页。

④ 《晋察冀军区卫生工作组建经过》，参见北京军区后勤部党史资料征集办公室编：《晋察冀军区抗战时期后勤工作史料选编》，军事学院出版社1985年版，第587页。

乱，统计不准确，供给不统一，购买药品不按规定的手续进行，有严重的贪污现象。①

另一方面，卫生工作人员的责任心缺失也是不容忽视的问题。爱护伤病员的重要性，是全体卫生人员应当注意的。在八路军后勤工作会议上，罗瑞卿主任就指出："……在卫生工作人员中，进行普遍、深入的教育，对伤病员的态度一定要以同志的关心与爱护的态度，反对冷酷无情。在有些区域竟然出现了伤员请愿的行动，还有上吊的。更有甚者，伤员牺牲后十几天不能安排；有的看护长给伤员换药3次还未洗净，竟导致伤员牺牲；医药室调剂员工作散漫，将樟脑错拿吗啡，致使伤者服用后头痛呕吐不止；医务人员为图方便打针不用蒸馏水，使患者打针后引起高烧……诸如此类现象屡见不鲜，致使伤病员产生了失望心理。"② 有些干部群众观点不够强，在行政设施上忽略走群众路线，偏重于从组织机构上（如增设部门或干部）来解决，没有和群众（医生、民众）取得应有的密切联系。卫生防疫运动没有解决农民生活条件上的困难，没有收到更大可能的成绩。一方面，各群众团体没有积极设法和请求督促政府设法；另一方面，政府机关本身也没有切实的有计划的方法去防治病疫。这些情况若不及时纠正，任其继续发展下去将会危险万分。

三是饮食卫生与环境卫生问题。根据地民众普遍不讲卫生、不爱干净，养成了胡乱吃东西的不良饮食习惯。住户住处邋遢、院子破破烂烂，不注意打扫，茅坑没有盖子，大人随地吐痰，更有甚者纵容孩子炕上拉屎，牲口就在院子里撒尿，使得蚊子、蝇子、虱子、跳蚤、老鼠这一切坏东西成群结队，到处传病，处处害人。加上人们染上了病，既不懂得医治，又不注意隔离。③ 乡村中人畜杂处的现象还未肃清，家庭卫生仍被十分地漠视。厕所猪

① 《钱信忠部长在医务行政会议上的报告》，参见何正清主编：《刘邓大军卫生史料选编》，成都科技大学出版社1991年版，第107—108页。

② 参见《第十八集团军野战后勤部杨立三部长在晋冀鲁豫各军分区卫生会议上的讲话》，参见何正清主编：《刘邓大军卫生史料选编》，成都科技大学出版社1991年版，第23页。

③ 《认真干防疫卫生运动》，《晋察冀日报》1942年3月10日。

圈污垢堆积，孳生大量蚊蝇、细菌飞扬以致人易生病、致死，瘟病流行。①
军区队伍中卫生调查与纪律执行情况也很差，最突出的是战时很少挖厕所，
乱解大便，任意喝生水，随地吐痰，乱倒垃圾，有传染病的人不能及时隔
离，分泌物处理也很随便，还常有吃生饭的现象。②

　　四是畜疫问题。牲畜养殖作为边区经济的一个非常重要的来源，既提供
了边区发展的运力需求，也直接或间接地改善了边区军民生活。因此，大力
发展牲畜养殖颇为符合当时中央提出的"人财两旺"的方针。然而几乎在
整个的抗日战争时期，晋察冀边区兽疫频发，对边区经济打击很大。如
1942年5月河北省灵邱县漕沟暴发牛瘟，全村28头牛被传染死了17头，③
一些病牛患牛瘟病之后仅5—7天即死，漕沟经济因此损失重大。同年，山
西省北部繁峙、应县一带也有恶性牛瘟发生，仅十多天就有900多头牛
病死。④

　　以上存在的种种问题扰乱了华北抗日根据地的防疫事业，为了使卫生防
疫事业有序进行、有法可依，已经不能简单地从医药的角度来寻求解决军民
卫生问题的途径，而必须从秩序、制度等更深的层面去探索。卫生制度的缺
失终于引起了根据地军政部门的高度重视。为尽可能地减少各种疾疫对边区
军民的侵袭，努力提升和改造边区军民的生存环境状况，使其能够以比较健
康的身体投入抗日战争和根据地火热的生产斗争中去，华北抗日根据地，在
搞好卫生宣传和开展卫生运动的同时，陆续出台了一系列医疗卫生制度与政
策，并采取有效的管理手段，保证这些制度与政策的贯彻执行，使卫生防病
工作的一般号召真正落实到每个指战员的行动上。

---

　　① 《边委会为纪念"三八"节 号召全边区开展卫生防疫运动》，《晋察冀日报》1942年
3月8日。
　　② 《太岳纵队卫生部卫生医疗工作总结报告书》，参见何正清主编：《刘邓大军卫生史料
选编》，成都科技大学出版社1991年版，第144页。
　　③ 《灵邱漕沟 发生牛瘟》，《晋察冀日报》1942年5月27日。
　　④ 《繁峙应县一带发生恶性牛瘟》，《晋察冀日报》1942年8月21日。

二、医疗卫生制度建设

卫生制度是在防病实践中认识强化的产物，并在实践中加以完善。1939年5月25日中央军委总卫生部发布了《卫生部门暂行工作条例》，该工作条例专门制定了卫生工作条例，提出了卫生工作规条八条和卫生管理八条规则。其中卫生规条部分与教育战士日常生活中讲究卫生、预防疾病有关，如驻地及厨房要打扫清洁并保持经常性，身体要清洁，常漱口、刷牙，勤洗衣服洗澡，厕所要挖深坑并经常打扫清洁，所有污物要埋或烧毁等，而且根据部队的实际情况，制定了《门诊规则》《出诊规则》《伤病人员收容条例》《伤病员转运条例》等各项具体制度。① 按照《卫生部门暂行工作条例》的要求，全军卫生系统进行整编，卫生管理制度基本建成，一种新型卫生管理体系开始形成。②

一是医院及医务人员管理制度。根据中央军委发布的《医院组织标准》，规定部队医院分三种类型，甲种医院编4个所，收容量为800人；乙种医院编3个所，收容量为600人；丙种医院编2个所，收容量为400人。每所的工作人员不得超过休养员的30%，全院的工作人员不得超过休养员的40%。师、旅的野战医院床位按部队人数的3%编配。三类医院的院部，除设院长、政委外，均编有医务科、政治处和管理科。甲种医院的院部编78人，药箱14驮，公文用具4驮；乙种医院的院部编69人，药箱10驮，公文用具4驮；丙种医院的院部编46人，药箱8驮，公文用具2驮。各所设所长、政治指导员、医生、医生助理、看护长、司药各1人，看护员25

① 高恩显：《解放军卫生史文选》，人民军医出版社2005年版，第108页。
② 刘春梅、卢景国主编：《抗战时期晋察冀边区卫生工作研究》，研究出版社2018年版，第103页。

人，其余为行政勤杂人员，共 62 人。①

二是确立一元化领导，提高工作效率。领导上的多头制，遇事容易互相
掣肘，妨碍工作。所以，晋察冀根据地各医院实行一元化领导，明确规定医
院行政工作要适合医务工作的要求，卫生机关的任务是"一切为了伤病
员"，努力进行治疗，保证早日出院，恢复健康，减少死亡与残废。这个任
务的完成是卫生部门的中心工作。它以医务人员为中心，行政工作要适合医
务工作的要求，政治工作也同样。② 在根据地各医院中，医生是医院的中心
领导者，医生决定一切医务行政，如伤病员的收留、出院、转院等不由指导
员决定而由医生决定。医生决定某个伤病员需要什么东西，行政供给人员就
应供给他。在一个部门有几个医生时，应确定众所公认较高明的一个医生为
中心领导者，大家实行会诊，一切医务治疗由中心医生调度。每个医院确定
一个医生作为中心领导者，其他医生应在他的意图下，帮助完成工作，服从
他的决定。③

三是开展政治工作。医院政治工作的任务在于争取使伤病员及时治愈归
队，减少死亡，协助加强治疗，使每个休养人员珍重自己的伤病，保持并增
进战斗情绪。④ 医务工作是医院的中心工作，行政人员应该按照医生的决
定，为伤病员提供供给。政治工作人员从政治上保证完成医务任务，保证伤
病员迅速恢复健康，减少死亡、残废。⑤ 因此必须从政治上营造一种尊重技
术、学习技术的氛围，政工干部必须实际参加并强制学习医务，了解一般的

---

① 参见朱克文、高恩显、龚纯主编：《中国军事医学史》，人民军医出版社 1996 年版，
第 216—217 页。

② 《聂荣臻司令员在晋察冀军区扩大卫生会议上的总结讲话》，参见武衡主编：《抗日战
争时期解放区科学技术发展史资料》（第 3 辑），中国学术出版社 1984 年版，第 16 页。

③ 《聂荣臻司令员在晋察冀军区扩大卫生会议上的总结讲话》，参见武衡主编：《抗日战
争时期解放区科学技术发展史资料》（第 3 辑），中国学术出版社 1984 年版，第 16—18 页的。

④ 武衡主编：《抗日战争时期解放区科学技术发展史资料》（第 8 辑），中国学术出版社
1989 年版，第 174 页。

⑤ 《聂荣臻司令员在晋察冀军区扩大卫生会议上的总结讲话》，参见武衡主编：《抗日战
争时期解放区科学技术发展史资料》（第 3 辑），中国学术出版社 1984 年版，第 16—17 页。

医务常识及熟悉基本的诊疗设施。凡属现任卫生部门政工干部，应尽量固定，不应轻易调动，使之工作专一。只有这样才能干什么学什么，也才能给医务工作以有力的保证。只有这样，才能更加发扬医务专家的造诣。[1] 同时政治工作要切实负责，珍视生命，努力克服工作中的各种困难，始终秉持"一切为了休养员"的政治工作操守。针对医疗工作中广大医务人员应对思想政治工作形式和许多医疗管理人员极少到病房的不良现象，卫生部门应对其进行思想政治教育，反复强调广大医务人员不能因为误诊或延误病情使八路军的每一个战士受到伤残，要真正认识到多一个残废就会导致多一个牺牲，其实质就是削弱了一个革命力量，使卫生人员忠于技术，成为一名革命性的医学专业人员。政治工作必须打破政工干部"醉生梦死"的错误思想，使他们能够安心工作，开阔眼界，而不是因为微薄的利润就出现一些不负责任的行为，或出现那种实际上可以避免的持续腐败及无可挽回的违法行为，因此必须从政治的高度对其进行警醒和规制，并且深入说明任何腐败行为都是政治上不坚定和思想动摇的表现；必须对其加强时事政策教育，坚持胜利信心，展开思想检查，使其基本上不发生问题；这是一个艰苦的工作过程，必须以深入的、锐敏的政治教育求得解决。因为责任心不高，什么问题也解决不了。责任心主要是"干"的问题，这种责任心的提高还有赖卫生部门每个政工人员的以身作则，团结与引导每一个医务行政干部去完成卫生机关所担负的各个任务。当然，医院政治工作质量的提高及工作责任感的加强，还有赖于对医院卫生人员从政治上切实提高其纪律性。对此，军区卫生部有必要拟定各种工作规程或规则，进而发动精密的研究，颁发草案，而后成为一种纪律的根据。每个卫生部门工作人员应依此订立工作准则，建立工作制度，严肃工作纪律。[2]

---

① 武衡主编：《抗日战争时期解放区科学技术发展史资料》（第 8 辑），中国学术出版社 1989 年版，第 172 页。

② 武衡主编：《抗日战争时期解放区科学技术发展史资料》（第 8 辑），中国学术出版社 1989 年版，第 173 页。

　　四是建立各种卫生行政制度。包括定期的常规工作书面报告制度和不定期的战斗、战役卫生工作统计报告制度；各级定期工作会议制度；分级定期汇报工作制度；定期与不定期的会诊制度；医务干部与行政干部的定时、定期学习制度；该由内科看护负责的按时间服药制度；定期检查与不定期的抽查相结合的工作巡视制度；药品的据实领发与报销制度等。① 其中：（1）报告制度：要求在每季节终月 25 日将书面报告送到军区卫生部，内容应充实，从原则到实际例子及工作中的优缺点，进行工作方法方式、经验教训、干部工作情形及模范作用方面的总结。（2）会议制度：要求团卫生队每旬日召集营医生开会一次；分区卫生处每月召集团卫生队队长及各后方休养所所长、政治指导员、主治医生、医生开会一次，内容是检讨工作的优缺点及经验教训，计划下月或下旬的工作。（3）汇报制度：要求各分区每月终向军区卫生部书面汇报一次，团每十天向分区书面报告一次，全军区各卫生机关经常向军政首长汇报及提出工作意见以及工作实施办法，卫生队及连所每三天汇报一次，卫生员向医生每两天汇报一次。（4）会诊制度：规定会诊每十天一次，由团主治医生或队长、医务主任与以团或休养所为单位的医生、司药、医助、看护长进行研究，解决不了的问题报告所属卫生处（部）。（5）学习制度：规定医务干部每天有两小时自习，提高医务干部的政治理论及医务技术水平。医务人员应加强政治学习，卫生部门的政治干部和行政管理干部应基本了解医务问题。（6）服药制度：后方的休养所休养员服药，概由内科看护负责，按时间到护士办公室服药。重病者由护士送往，禁止将药品交与病人自己携带。（7）巡视制度：团卫生队每星期到各营连检查一次，分区每月到连营检查一次（抽查）。（8）药品报销与颁发制度：按处方报销结算，没有处方不报销药品，同时要以发病的数目作根据。②

---

　　① 《今后我们卫生工作应努力的方向》，参见北京军区后勤部党史资料征集办公室编：《晋察冀军区抗战时期后勤工作史料选编》，军事学院出版社 1985 年版，第 495 页。

　　② 《今后我们卫生工作应努力的方向》，参见北京军区后勤部党史资料征集办公室编：《晋察冀军区抗战时期后勤工作史料选编》，军事学院出版社 1985 年版，第 495 页。

　　五是规定医务人员待遇。医务人员的相关待遇主要是根据医疗卫生部门不同岗位的技术等级和技术程度，以技术津贴的方式对各类医疗卫生人员进行适当的补助。1938 年晋察冀军区召开的卫生扩大会议决议规定，医生的技术津贴费比一般的医助、司药、看护长的津贴费要高一些，前者大致为6—15 元，后者一般为 3—5 元，此外军区卫生扩大会议还决定给上述医助人员等发放零用费 1 元。① 1941 年 8 月，为完成反"扫荡"任务，卫生部向军区首长建议，改善部队营养，增强指战员体力。聂荣臻司令员指示，从1941 年 8 月 1 日起，规定供应每人每天三两羊肉。② 1942 年 7 月 12 日，晋察冀军区又制定了《医务人员技术津贴等级暂行标准》（草案），对各类卫生人员以理论知识、工作经验、斗争历史、现任职务四个方面为基本标准分类定级，进一步细化了医务人员津贴费的发放额度和标准。③

　　其他抗日根据地如冀中军区也根据自身状况，建立了几项主要管理制度：第一，司令部直属卫生所、分区卫生处、团卫生处必须按月（季）报送药品清册。清册内容分品名、上期结存、本期领入、本期消耗、本期结余等项，领药时清册必须带来。第二，领药时须填写领药单然后由卫生部长或药材科长批发。第三，建立处方制度。第四，建立按月统计药材消耗的制度。第五，实行统一财政预算和统一购买品种，制定了药材品种装备标准。购买药材除军区负责采购外，分区卫生处、团卫生队也可分散购买，然后统一由军区审核报销。④

　　八路军——五师历史悠久，因此各项卫生制度相对健全，并在长期实践中不断加以完善，其在红军时期建立的一些优良制度也在挺进山东后得到了

---

　　① 北京军区后勤部党史资料征集办公室编：《晋察冀军区抗战时期后勤工作史料选编》，军事学院出版社 1985 年版，第 401 页。

　　② 《抗日战争时期晋察冀军区卫生工作大事记》，参见北京军区后勤部党史资料征集办公室编：《晋察冀军区抗战时期后勤工作史料选编》，军事学院出版社 1985 年版，第 401 页。

　　③ 陈明光主编：《中国卫生法规史料选编（1912—1949.9）》，上海医科大学出版社 1996 年版，第 198—200 页。

　　④ 段勋令：《抗日战争时期冀中军区药材工作回顾》，参见冀中人民抗日斗争史资料研究会办公室编：《冀中人民抗日资料》（第 8 期），1984 年，内部印行。

发扬。长期以来，山东原有抗日武装力量并无卫生制度，中央军委总卫生部颁布的《暂行卫生法》即是其卫生防病工作的依据。在一一五师的经验影响下，山东纵队并结合自身实际，逐步形成了实事求是的卫生防病制度。1940 年春，山东抗日根据地召开了第一届卫生工作会议，并通过了《六条卫生工作意见》，明确提出各级连队必须配备卫生院，其工作人员入职前的培训包括战伤救护等四大技术，并配合卫生部门进行卫生宣传与教育，按时上卫生课，以身作则搞好个人卫生，具体指导连队卫生实施，注意做好部队住处灭虱驱蚊工作，防止痢疾与回归热的发生；为保证住处周围的干净整洁，督促各连队挖卫生壕，严禁随地大小便，提倡战士重视公筷制，"中餐西吃"，不随意喝生水，严肃卫生纪律，落实卫生检验；加强卫生领导，建立保健指导委员会和伤残委员会。① 1941 年 6 月，山东抗日根据地进行第五次整军工作，按照"整洁、整齐、健康、雄壮"的指示，纵队第二卫生部在《前卫报》《五期整军与卫生工作》社论，提出了五大号召：（1）改善与配置医疗卫生设备，保证每名战士要有茶缸、牙刷、毛巾等个人用品；部队炊事人员要有围裙、肥皂等；班级单位要配置卫生壕、土痰盂和污水池；（2）要普遍采取"中餐西吃"，若条件不能达到，应在战士菜盆中摆放公筷；（3）建立驱蚊、灭虱制度；（4）规范卫生习惯，督促战士洗澡洗脚，按时理发刷牙、剪指甲、洗衣服，讲究基本的个人卫生；（5）普及战地救护基本知识，保证战士熟悉简易的止血、包扎等。②

　　1942 年，八路军一一五师 343 旅在《关于夏季整军中卫生工作的训令》中对部队卫生保健、个人卫生等方面提出了具体要求。一是公共卫生：（1）烹饪室卫生以清洁为原则，对馒头、煎饼等食物用纱布覆盖，用高粱秸秆支撑，防止苍蝇污染；（2）建造污水池；（3）不吃凉的馒头、煎

----

① 《新中国预防医学历史经验》编委会编：《新中国预防医学历史经验》（第 1 卷），人民卫生出版社 1991 年版，第 136 页。

② 《新中国预防医学历史经验》编委会编：《新中国预防医学历史经验》（第 1 卷），人民卫生出版社 1991 年版，第 135 页。

饼；（4）确保部队时刻准备好开水；（5）彻底清理驻地，用干净的泥土覆盖附近污水，并将人畜粪便安置在100米以外；（6）建造成排或独立小队的厕所，挖掘长度为2—3米、宽度为50厘米的壕沟式掩埋，每天掩埋一次。二是个人卫生：以连或者排为单位，借老乡大缸洗澡。在雨季，可以挖一个游泳池；每周洗一次内衣裤，尽可能把床铺得高一点，每月晾晒地铺两次；每周洗一次澡，剪一次指甲，那些没有牙刷的人应该做一个简单的牙刷，饭前饭后漱口，每半个月理一次发。三是其他注意事项：七月三十日以前，开展灭苍蝇活动；不吃不洁食物，水果要削皮；保护水源，严防间谍投毒；不裸睡，以免感冒；严格查铺以及检查岗哨系统；不借用病人的餐具、碗筷。[①]

　　胶东军区为贯彻执行中央军委和山东纵队的卫生工作指示，制定了六项措施：（1）建立新兵和新解放人员认真体检制度，防止传染病侵入部队；（2）部队到达新驻地后，必须进行疾病调查，实行检疫制度（如果在人们家中发现传染病，在门的一侧会标上"传染病"或"十"字，并禁止部队进入病人家中借用他们的设备）；（3）隔离发热病人并报告，隔离体温超过38℃、诊断不明的病人，及时报告；（4）秋季开展捕蝇灭蚊行动，要求部队每天抓蝇，同时防治苍蝇、蚊子；（5）加强四季痢疾防治，夏秋季痢疾流行时区内各部队应服用雄黄、大蒜混合液；（6）为保证部队卫生系统坚持卫生制度的执行，各团卫生队应深入营连，给予具体帮助。[②]

　　1945年山东军区正式发布了《部队暂行卫生制度》，在全区实施。其中，"六项要求"主要包括：（1）不随地排便、吐痰；（2）保持个人衣着整洁；（3）不饮酒，少吃辣，不饮用生水；（4）不住在有传染病的人家里，绝对禁止在有消化系统疾病的人家里设置厨房，绝对禁止借用有传染病的人

---

① 济南军区后勤部卫生部编：《抗日战争时期一一五师暨山东部队卫生防病概况》，人民军医出版社1989年版，第31—32页。

② 济南军区后勤部卫生部编：《抗日战争时期一一五师暨山东部队卫生防病概况》，人民军医出版社1989年版，第30页。

家里的用具；（5）不准随意留客，传染病患者病愈归队后，应由专门人员进行消毒方可下班；（6）发现有传染病严重的，应当进行隔离。"管理规则"主要包括：（1）个人卫生：每日洗脸、刷牙（没有牙刷应漱口）；冬季每月沐浴，如果不能做，则擦洗 3 次，炎热天气应洗衣服；每月剪指甲 2—3 次，每月理发 1 次；每周至少洗脚两次，衣服至少洗一次；不要用病人的筷子、毛巾，自己的筷子、毛巾应保持清洁，那些有餐具袋的应该将餐具装入。（2）室内卫生：所有物品应保持清洁整齐，每天至少清洁一次，注意通风和日照，每月至少在草地上晒一次太阳，潮湿的地方应始终保持阳光。（3）室外卫生：驻守时每天保持 30 米以内的清洁。（4）用餐区域的卫生：每日饭后打扫一次，清除用餐区域附近的垃圾，饭前清洗用餐区域附近的垃圾堆，并设置洗手区。（5）厕所卫生：每个食品单位应挖 5—8 个跨渠道的厕所，需要 100 厘米长、60 厘米宽、50 厘米深，位置应选择在隐蔽处。（6）马厩卫生：每天清洁马粪一次，禁止设立有病牲口存在的场所；发现病马，必须立即隔离。（7）厨房和食品卫生：在厨房内，任何人不得进出和洗衣服，厨房、餐具和食物的环境卫生应始终保持整洁，敞开式水箱及冷水箱均须盖好；不要吃变质的食物。（8）病人管理：每日由当值主任与卫生主任协调，将病人送往诊所，遵照医生指示，给予休息或即时隔离；卫生负责人应当关心伤病员的健康康复，做好病人日常生活管理，指定适当人员协助卫生工作者从事必要的临时卫生工作。①

各级军事和政治领导人也重视卫生制度的实施，将卫生制度的实施作为部队工作的一个组成部分和提高部队战斗力的重要措施，并将其列入议事日程。无论是第——五师，山东纵队，第一纵队，还是后来的山东军区各级军政领导，他们都亲自询问自己部队卫生制度的实施情况，视察每个单位，只要时间允许就及时检查部队的健康状况，并提出表扬和批评。第一纵队指挥官徐向前，亲自督促部队清洗和熨烫衣服。1942 年 6 月 23 日，山东根据地

---

① 济南军区后勤部卫生部编：《抗日战争时期——五师暨山东部队卫生防病概况》，人民军医出版社 1989 年版，第 30—36 页。

政治委员黎玉在高级干部会议上强调："要健全医务卫生工作，健全战时教护工作，加强卫生保健工作，消灭传染病，保证全军健康。"[①] 1944 年山东军区司令员、政治委员罗荣桓亲自出席了卫生部召开的山东军区卫生工作会议，作了报告，肯定了部队卫生工作的成绩，指出了存在的问题，提出了今后工作的方向。据现有资料统计，山东纵队第一一五师及其所属军区、分遣队、旅及以上部队发布的卫生工作命令、指示和通知有 40 多份。例如，1942 年 10 月 10 日，第一一五师第二旅旅长曾国华和政治委员符竹庭发布了《关于冬季卫生防病工作的指示》，要求各级领导、总部部门和卫生部门加强部队管理，及时降低部队发病率，解决防冻油等实际问题。[②]

1943 年 1 月，山东抗日根据地发布了《卫生工作指示》，指出"保健工作的中心是要在全军掀起清洁、卫生习惯之养成，一切工作都要围绕着这个目标而努力"，以达到"百人以上的连队每月住院者不超过 2 人，春季要种牛痘，夏季要注射伤寒、霍乱疫苗"的目标。1945 年 4 月 20 日，军区司令员罗荣桓同意发出《关于连队卫生工作的几个规定》，为部队卫生人员的编制、职能、奖惩等政策提供了指导。[③]

随着抗日战争形势的变化和根据地或解放区各种物价的波动，1944 年 4 月 10 日，八路军野战卫生部颁行了《关于统一卫生技术人员津贴费的报告》，对根据地医疗卫生及相关技术人员的津贴费的发放进行了更为具体的分类定级。其中的医生津贴费即分五等发放：一等津贴洋 30 元，主要指那些受过专业医学教育，富有理论及实际经验，有专科特长者；二等津贴洋 25 元，主要指那些受过专业医学教育，有一定的理论及实际经验，而无专科特长者；三等津贴洋 20 元，主要指那些未受过专业医学教育，仅有一定

---

① 王冠良、高恩显主编：《中国人民解放军医学教育史》，军事医学科学出版社 2001 年版，第 34 页。

② 济南军区后勤部卫生部编：《抗日战争时期一一五师暨山东部队卫生防病概况》，人民军医出版社 1989 年版，第 37 页。

③ 济南军区后勤部卫生部编：《抗日战争时期一一五师暨山东部队卫生防病概况》，人民军医出版社 1989 年版，第 37—38 页。

的理论及临床经验者；四等津贴洋 15 元，主要指那些受过专业医学教育，但又缺乏理论及实际操作经验，且不能单独主持医疗工作者；五等津贴洋 10 元，主要指那些未受过专业教育，仅有普通知识而无实际能力者。该报告还规定相关司药、看护长的津贴洋为 6 元；一般看护员津贴洋 3 元，护理员津贴洋 2 元 5 角。① 晋察冀军区比较充分地落实了卫生人员待遇政策，这样既可以广泛吸收卫生人员的积极参加，又能最大限度地调动卫生工作者的工作积极性，切实保障了部队卫生工作的顺利进行。在专业卫生人员的指导下，卫生规约、制度可以得到科学的落实、实施，保证卫生工作的制度化，保持讲卫生的作风。伴随着抗战形势的不断变化，部队逐渐扩大规模，在军区党政干部的号召下，众多农村青年积极参加抗日队伍，战士数量不断增多。尽管抗日队伍不断壮大，军区制定的卫生制度落实与执行情况并没有因此松懈，如在整军过程中各级部队充分利用早操时间进行卫生点评，在部队进行行军作战前作出具体而又科学的指示，许多部队还制定了检查制度，并将卫生检查内化为部队行政管理的有机组成部分。②

此外，医政人员与医务人员必须定期深入基层连队开展卫生防病与检查等工作，从而尽可能多地了解部队实际情况，保证卫生制度的严格落实。例如军区山东卫生部设置了卫生巡视员，定时与医政干部巡视卫生防病工作的落实情况，一经发现问题及时向上级汇报，协助下属部队总结和推广医疗卫生实际工作中的经验。1941 年，胶东军区为了进一步提高医院医疗卫生水准和管理质量，开始实施卫生巡视制度，要求军区军医处每半月与医政人员、卫生供给人员到各团级卫生队开展卫生巡视，以此类推，团卫生队按周到营连级单位进行巡查，这样既能及时发现问题，又可以保证卫生工作的严格实施。各级作战部队按照军区"五大号召"，结合自身现实条件，多数购

---

① 陈明光主编：《中国卫生法规史料选编（1912—1949.9）》，上海医科大学出版社 1996 年版，第 73 页。

② 《新中国预防医学历史经验》编委会编：《新中国预防医学历史经验》（第 1 卷），人民卫生出版社 1991 年版，第 99 页。

置了卫生必需品。卫生人员还发扬自力更生的精神，如山东纵队 1 旅和 4 旅缺少茶缸，就用薄铁皮做成茶缸，效果也比较好；有的部队发挥勤俭节约精神，从部队菜金中省吃俭用，抽出小部分支出购买炊事用具。军区各部队遵照上级指示，多数挖了卫生壕，实行"中餐西吃"的部队平均达到 65%，军区广大军民的卫生习惯得到了极大的改变，一些传染病发病率显著降低，特别是回归热的患病人数明显下降，到了"第五次整军工作"开始后的下半年，回归热病例几近绝迹。①

三、卫生法规体系建设

华北抗日根据地的卫生法规的实际颁布、实施情况大致经历了三个阶段：

第一阶段是 1937 年 7 月至 1940 年底，限于抗战爆发与华北抗日根据地的经济与社会发展的严重困难，这个时期并未形成具体的制度、法规。1938 年 9 月 16 日，晋察冀边区召开第一次全区卫生工作扩大会议，总结经验教训，对该军区相关医疗卫生机构的各项工作如人员编制以及卫生教育、医疗救护、药材补充以及医务人员的发动、技术津贴等形成了决议，为全区卫生工作健全规章制度奠定了基础。② 为了应对 1939 年夏以来部队中的疾病现象，1939 年 9 月 30 日晋察冀边区发布《向疾病现象作斗争》的训令，加强部队管理教育，实施查铺制度，加强检查督促与指导工作，纠正不良的卫生习惯。③ 1940 年中共中央北方分局颁布的《晋察冀边区目前施政纲领》规

---

① 济南军区后勤部卫生部编：《抗日战争时期一一五师暨山东部队卫生防病概况》，人民军医出版社 1989 年版，第 39—40 页。

② 《晋察冀军区卫生工作组建经过》，参见北京军区后勤部党史资料征集办公室编：《晋察冀军区抗战时期后勤工作史料选编》，军事学院出版社 1985 年版，第 588 页。

③ 北京军区后勤部党史资料征集办公室编：《晋察冀军区抗战时期后勤工作史料选编》，军事学院出版社 1985 年版，第 417 页。

定：为了更好地发扬民族互爱、互助之高尚精神，特别设立一专门救灾治水机关；边区下辖县、区或村也需设立基于互助互帮精神的储蓄救灾组织，带领广大群众搞好清洁卫生，改良改造环境，预防疾病灾害。[①] 这为根据地的卫生制度法规建设指明了方向。1937 年 11 月 15 日，中央军委总卫生部颁发了《暂行卫生法规》，明确规定了八条卫生纪律：不乱解大小便、吐痰；不任意倾倒垃圾污物；室内要清洁整齐；室外保持 10 米以内清洁；个人每日要按时洗脸、洗手、刷牙、漱口；要定期洗衣、洗澡、剪指甲；不到厨房扰乱炊事，有害食品卫生；不喝凉水，不乱吃零食。[②] 遵照军委总卫生部《暂行卫生法规》等，1940 年 6 月 14 日晋察冀根据地下达了《关于夏秋季防病问题的训令》，针对当时战斗频繁、环境艰苦、人民群众发病较多的情况，为巩固部队战斗力，保障根据地军民健康，提出了夏、秋季卫生防病办法，包括个人卫生 11 条要求：早晨空腹时，应喝一杯凉开水，以通大便，每日多喝开水以保证有充足的水分，但不应喝未煮沸的水；发汗后不要解开衣服，以防猛受凉气侵袭致伤风感冒；不露宿或打着赤臂在阴凉处睡觉；不要穿潮湿衣服，免除皮肤排泄的阻碍；不吃小摊贩兜售的零星食物；少吃如肉类等油腻食物，避免急性肠胃炎及腹泻的发生；多食蔬菜豆类的素食；不吃生的蔬菜，吃瓜果时去掉果皮；遵守午睡，调剂生活，恢复体力；避免阳光直射，防止中暑；经常洗涤被褥、洗足洗澡，换衣服。还有公共卫生 12 条规定：各部队住地与居民协商举行卫生清洁运动周，每月或半月定期大扫除一次；扫除街道院落拐角转弯处的一切垃圾；禁食腐败食物及一切病死的兽肉；一切小铺、小摊、厨房应设食厨笼罩；街道小巷经常洒水，防尘土飞扬；保护水源，防汉奸放毒，防污水流入；住室宜空气流通，引入阳光；扫除室内，清理零星物件；迅速隔离一切传染病人，并报卫生机关防治；划分

---

① 《中共晋察冀边委目前施政纲领》，参见武衡主编：《抗日战争时期解放区科学技术发展史资料》（第 2 辑），中国学术出版社 1984 年版，第 32—33 页。

② 中国人民解放军历史资料丛书编审委员会：《后勤工作·文献》（2），解放军出版社 1997 年版，第 71 页。

厕所掩盖粪便，防止蛆虫发生；广泛推行卫生宣传，张贴卫生标语，造成热潮；清洗厨房一切用具，穿裙做事，洗手做饭，疟疾预防须知 5 条：填塞或沟通污水；清除阴暗潮湿地带；提倡熏蚊；设纱窗竹帘防蚊蝇；煽风驱蚊法。痢疾预防须知 8 条：不吃腐败生冷食物；不饮未沸生水；不吃蝇叮过的食物；善于处理粪便；饭前洗手漱口，防暴饮暴食；炊事操作清洁；隔离病员分用食具，热水冲洗；粘蝇纸——用百松香 12 分，蓖麻子油 5 分，黄石蜡即凡士林 1 分，拌匀后加热溶解而成胶浆。同时还下发了夏秋季卫生规则和卫生防病标语等。①

　　根据地党和政府将卫生法规以法令、指示的方式下放部队与地方，在广大军民中广泛传播，为根据地卫生防疫的顺利进行提供了保障。

　　第二阶段是 1941—1943 年，华北抗日根据地坚持斗争，渡过难关与恢复时期。在这一时期，随着各级医疗卫生机构的逐步完善，卫生防疫走上制度化道路。1941 年 2 月 20 日，晋察冀军区下达了《关于自制代用药品的训令》，规定凡是自制代用药品者不再购置西药；各级干部、医务人员务必克服"非西药不治病"的错误观点，提倡自制、使用代用药品。② 3 月 24 日，游胜华在《抗敌三日刊》发表《春季卫生工作中心》，指出了春季的多发病及其预防要点。③ 1941 年 4 月 17 日，军区卫生部公布《夏季卫生规条》11 条，要求全区执行。6 月 23 日，《抗敌三日刊》又发表了原卫生部副部长杜伯华《科学地大量运用中药》的文章，论述中医中药的重大意义和革命者应持的态度，提倡批判地接受祖国科学遗产，研究使用中药。④ 10 月 30 日，军区又下达《关于开展卫生运动的指示》，要求军区所属各部严格按照要求，广泛开展群众性清洁卫生运动，并对军民环境、卫生宣传、后勤服务、

---

① 《关于夏秋季防病问题的训令》，参见北京军区后勤部党史资料征集办公室编：《晋察冀军区抗战时期后勤工作史料选编》，军事学院出版社 1985 年版，第 425—427 页。

② 参见北京军区后勤部党史资料征集办公室编：《晋察冀军区抗战时期后勤工作史料选编》，军事学院出版社 1985 年版，第 400 页。

③ 游胜华：《春季卫生工作中心》，《抗敌三日刊》1941 年 3 月 24 日。

④ 杜伯华：《科学地大量运用中药》，《抗敌三日刊》1941 年 6 月 23 日。

医疗防疫等下达了多达 9 项比较具体的要求；11 月 10 日，军区政治部下发《干部保健条例》与《关于干部保健工作》的指示，要求按规定认真做好干部保健工作；1942 年 11 月军区颁发了《休养员的权利和义务》。① 1942 年 12 月，晋察冀军区在平山县的寨北举行卫生工作扩大会议，军区司令员聂荣臻对三年来的卫生工作进行初步总结，并对接下来的卫生工作进行了布置。② 其后华北抗日根据地各军分区也陆续召开了卫生工作会议，制定了有关卫生、医疗、药材等工作方针。1941 年 10 月 1 日，晋冀鲁豫军区为奖励生育，保护产妇婴儿之安全，增强人民身体之健康，下达《晋冀鲁豫边区产妇婴儿保健办法》，严禁打胎溺婴，私自打胎者，以犯罪论；男子不得与孕妇或乳妇、产妇离婚；凡脱离生产之女工作人员，在生育期或携有婴儿者，应享受保育待遇。③ 1942 年 1 月 5 日，晋冀鲁豫边区通过了《晋冀鲁豫边区婚姻暂行条例》，对一些封建习俗诸如重婚、蓄婢、纳妾、童养媳、早婚、买卖婚姻、租妻及伙同娶妻等予以取缔，保障根据地妇女群众的权利。④ 1943 年 3 月中央军委下发《关于卫生部门的几个工作原则的指示》，对医务干部的任用、专业与政治学习、药品的购买、战伤救治、卫生保健、卫校学生来源、领导作风等问题提出了原则性的要求；根据 5 月军委的《关于卫生部门中的教学问题的通令》，晋察冀军区卫生部也下达了《关于建立护理制度的训令》与医院实习条例等，⑤ 使根据地卫生制度化建设进一步完善。

---

① 参见北京军区后勤部党史资料征集办公室编：《晋察冀军区抗战时期后勤工作史料选编》，军事学院出版社 1985 年版，第 401 页。
② 《聂荣臻司令员在晋察冀军区扩大卫生会议上的总结讲话》，参见武衡主编：《抗日战争时期解放区科学技术发展史资料》（第 2 辑），中国学术出版社 1984 年版，第 6 页。
③ 河北省地方志编纂委员会编：《河北省志·妇女运动志》（第 59 卷），中国档案出版社 1997 年版，第 512 页。
④ 河北省地方志编纂委员会编：《河北省志·妇女运动志》（第 59 卷），中国档案出版社 1997 年版，第 512—514 页。
⑤ 参见北京军区后勤部党史资料征集办公室编：《晋察冀军区抗战时期后勤工作史料选编》，军事学院出版社 1985 年版，第 405 页。

　　第三阶段是 1944—1945 年，日军在华北地区的兵力锐减，这给根据地的进一步发展创造了有利条件。1944 年 4 月《卫建》登载了卫生部下发的《药材工作方针》，要求药材购买统一，确定计划与预算，消除乱买争购现象，建立预算报告制度，防止浪费；建立健全药材管理权威机构，建立药材逐日消耗表，按期统计；加强药材的坚壁保管工作，改良保存方法；提高制剂的质量，进行广播宣传，发挥中医药的作用；加强对医药工作的组织领导，开办司药轮训班，提高司药人员的工作能力，克服不良倾向等。① 4 月10 日，晋察冀军区针对药材制度不严所导致的浪费与损失，下发了《药材制度的规定》，并严令要求切实执行；同时还制定出《药材保管节约条例》，使药材的合理利用得到更加稳固的保障。② 1944 年 4 月，针对根据地干部卫生轮训班学员中存在的问题，晋察冀军区发布了《晋察冀军区在职卫生干部教与学的几点要求》，要求干部抓紧业务学习，避免粗枝大叶，提高技术及理论水平，养成良好的学习习惯，遵守学习制度。③ 兽疫防治也成为这个时期的重点工作，华北抗日根据地相继出台了《治猪瘟的有效办法》④《羊的几种主要病症及疗法》⑤《鸡猪瘟的预防与治疗》⑥ 等，凸显了预防在医疗卫生工作中的地位。

　　为清晰梳理华北抗日根据地医疗卫生制度的发展脉络，笔者选取了各根据地颁发的部分卫生制度法规，列表如下：

---

　　① 华北军区后勤卫生部编：《华北军区卫生建设史料汇编》，1949 年 10 月内部印行，"军药类"第 7 页。

　　② 华北军区后勤卫生部编：《华北军区卫生建设史料汇编》，1949 年 10 月内部印行，"军药类"第 9 页。

　　③ 王冠良、高恩显主编：《中国人民解放军医学教育史》，军事医学科学出版社 2001 年版，第 245 页。

　　④ 《治猪瘟的有效办法》，《晋察冀日报》1945 年 4 月 3 日。

　　⑤ 《羊的几种主要病症及疗法》，《晋察冀日报》1945 年 4 月 28 日。

　　⑥ 《鸡猪瘟的预防与治疗》，《晋察冀日报》1945 年 5 月 10 日。

表 3—1 晋察冀边区各类卫生法规

类型	法规名称	颁布时间	资料来源
医药类	《关于自制代用药品的训令》	1941 年 2 月 20 日	参见北京军区后勤部党史资料征集办公室编：《晋察冀军区抗战时期后勤工作史料选编》，军事学院出版社 1985 年版，第 453 页。
	《科学地大量运用中药》	1941 年 6 月 23 日	参见北京军区后勤部党史资料征集办公室编：《晋察冀军区抗战时期后勤工作史料选编》，军事学院出版社 1985 年版，第 468 页。
	《医药指导委员会暂行工作条例》	1942 年 7 月 23 日	陈明光主编：《中国卫生法规史料选编（1912—1949.9）》，上海医科大学出版社 1996 年版，第 331 页。
	《第十八集团军野战卫生部卫生材料厂（利华制药厂）暂行各种规章制度（草案）》	1942 年 8 月	何正清主编：《刘邓大军卫生史料选编》，成都科技大学出版社 1991 年版，第 771 页。
	《药材工作方针》	1944 年 4 月	《华北军区卫生建设史料汇编》，华北军区卫生部 1949 年 10 月内部印行，"军药类"第 7 页。
	《药材制度的规定》	1945 年 4 月 10 日	《华北军区卫生建设史料汇编》，华北军区卫生部 1949 年 10 月内部印行，"军药类"第 9 页。
	《药材保管节约条例》	1945 年 4 月 10 日	陈明光主编：《中国卫生法规史料选编（1912—1949.9）》，上海医科大学出版社 1996 年版，第 332 页。

续表

类型	法规名称	颁布时间	资料来源
医学教育类	《在职卫生干部教与学的几点要求》	1944 年 4 月	王冠良、高恩显主编：《中国人民解放军医学教育史》，军事医学科学出版社 2001 年版，第 245 页。
	《关于今后培养干部的方针和其他几个问题的指示》	1944 年 10 月	王冠良、高恩显主编：《中国人民解放军医学教育史》，军事医学科学出版社 2001 年版，第 33 页。
	《白求恩学校学员医院实习条例》	1943 年 5 月	陈明光主编：《中国卫生法规史料选编（1912—1949.9）》，上海医科大学出版社 1996 年版，第 379 页。
	《为军区卫生处动员学员令》	1945 年 3 月 14 日	转引自张瑞静：《抗日战争时期晋察冀边区的医疗卫生工作》，《军事历史研究》2014 年第 2 期。
卫生防疫类	《向疾病现象作斗争》	1939 年 9 月 30 日	北京军区后勤部党史资料征集办公室编：《晋察冀军区抗战时期后勤工作史料选编》，军事学院出版社 1985 年版，第 417 页。
	《关于夏秋季防病问题的训令》	1940 年 6 月 14 日	北京军区后勤部党史资料征集办公室编：《晋察冀军区抗战时期后勤工作史料选编》，军事学院出版社 1985 年版，第 425 页。
	《春季卫生工作中心》	1941 年 2 月 24 日	北京军区后勤部党史资料征集办公室编：《晋察冀军区抗战时期后勤工作史料选编》，军事学院出版社 1985 年版，第 459 页。
	《开展卫生运动》	1941 年 2 月 24 日	北京军区后勤部党史资料征集办公室编：《晋察冀军区抗战时期后勤工作史料选编》，军事学院出版社 1985 年版，第 461 页。
	《关于开展卫生运动的指示》	1941 年 10 月 30 日	北京军区后勤部党史资料征集办公室编：《晋察冀军区抗战时期后勤工作史料选编》，军事学院出版社 1985 年版，第 475 页。

续表

类型	法规名称	颁布时间	资料来源
卫生防疫类	《今后我们卫生工作应努力的方向》	1942 年 1 月	北京军区后勤部党史资料征集办公室编：《晋察冀军区抗战时期后勤工作史料选编》，军事学院出版社 1985 年版，第 495 页。
	《为开展反细菌战而斗争》	1942 年 1 月 4 日	北京军区后勤部党史资料征集办公室编：《晋察冀军区抗战时期后勤工作史料选编》，军事学院出版社 1985 年版，第 504 页。
	《第十八集团军卫生部关于上半年防疫工作的指示》	1942 年 8 月	陈明光主编：《中国卫生法规史料选编（1912—1949.9）》，上海医科大学出版社 1996 年版，第 147 页。
	《开展群众卫生工作》	1945 年 4 月 5 日	北京军区后勤部党史资料征集办公室编：《晋察冀军区抗战时期后勤工作史料选编》，军事学院出版社 1985 年版，第 539 页。
	《晋察冀边区行政委员会关于开展民众卫生医疗工作的指示》	1945 年 5 月 27 日	《晋察冀日报》1945 年 6 月 10 日第 23 期增刊。
妇幼保健类	《全国战时儿童保育会晋察冀分会组织章程》	1941 年 4 月 1 日	参见张瑞静：《抗日战争时期晋察冀边区的医疗卫生工作》，《军事历史研究》2014 年第 2 期。
	《保护政民妇女干部及其婴儿之决定》	1941 年 7 月 27 日	《晋察冀日报》1941 年 7 月 27 日。
	《晋冀鲁豫边区产妇婴儿保健办法》	1941 年 10 月 1 日	河北省地方志编纂委员会编：《河北省志·妇女运动志》，中国档案出版社 1997 年版，第 512 页。
	《晋冀鲁豫边区婚姻暂行条例》	1942 年 1 月 5 日	河北省地方志编纂委员会编：《河北省志·妇女运动志》，中国档案出版社 1997 年版，第 513 页。

续表

类型	法规名称	颁布时间	资料来源
妇幼保健类	《关于堕胎溺婴案件均须科刑的命令》	1942 年 3 月 13 日	陈明光主编:《中国卫生法规史料选编（1912—1949.9）》,上海医科大学出版社 1996 年版,第 372 页。
	《晋察冀边区婚姻条例》	1943 年 1 月 21 日	陈明光主编:《中国卫生法规史料选编（1912—1949.9）》,上海医科大学出版社 1996 年版,第 373 页。
	《关于优待妇女干部及其幼儿之决定》	1945 年 4 月 15 日	晋察冀边区北岳区妇女抗日斗争史料编辑组编:《晋察冀边区北岳区妇女抗日斗争史料》,中国妇女出版社 1989 年版,第 211 页。
	《关于如何配合地方进行妇婴卫生工作给各级卫生机关的指示信》	1945 年 5 月 21 日	转引自张瑞静:《抗日战争时期晋察冀边区的医疗卫生工作》,《军事历史研究》2014 年第 2 期。
	《关于优待妇女及其幼儿决定一些修改与解释妇女小学教师生产期间代理人员开支办法的规定》	1945 年	转引自张瑞静:《抗日战争时期晋察冀边区的医疗卫生工作》,《军事历史研究》2014 年第 2 期。
干部保健类	《保健工作的新规定》	1941 年 2 月 24 日	北京军区后勤部党史资料征集办公室编:《晋察冀军区抗战时期后勤工作史料选编》,军事学院出版社 1985 年版,第 455 页。
	《关于政权工作人员保健问题的决定》	1941 年 8 月 17 日	晋察冀边区阜平县红色档案丛书编委会编:《晋察冀边区法律法规文件汇编》（下）,中共党史出版社 2017 年版,第 281 页。
	《干部保健条例》	1941 年 11 月 10 日	北京军区后勤部党史资料征集办公室编:《晋察冀军区抗战时期后勤工作史料选编》,军事学院出版社 1985 年版,第 479 页。

续表

类型	法规名称	颁布时间	资料来源
干部保健类	《关于干部保健工作的指示》	1941 年 11 月 10 日	北京军区后勤部党史资料征集办公室编：《晋察冀军区抗战时期后勤工作史料选编》，军事学院出版社 1985 年版，第 479 页。
干部保健类	《关于怎样执行干部保健工作的指示信》	1942 年 1 月 30 日	参见张瑞静：《抗日战争时期晋察冀边区的医疗卫生工作》，《军事历史研究》2014 年第 2 期。
畜疫类	《函发羊的疾病及治疗法希即印发羊群研究免流行传染》	1941 年 6 月	参见张瑞静：《抗日战争时期晋察冀边区的医疗卫生工作》，《军事历史研究》2014 年第 2 期。
畜疫类	《羊的疾病及治疗法》	1941 年 6 月	参见张瑞静：《抗日战争时期晋察冀边区的医疗卫生工作》，《军事历史研究》2014 年第 2 期。
畜疫类	《牛疫防治法》	1942 年 8 月 28 日	《晋察冀日报》1942 年 8 月 28 日。
畜疫类	《治猪瘟的有效办法》	1945 年 4 月 3 日	《晋察冀日报》1945 年 4 月 3 日。
畜疫类	《羊的几种主要病症及疗法》	1945 年 4 月 28 日	《晋察冀日报》1945 年 4 月 28 日。
畜疫类	《鸡猪瘟的预防与治疗》	1945 年 5 月 10 日	《晋察冀日报》1945 年 5 月 10 日。

在整个抗日战争时期，华北抗日根据地军区与政府针对医疗卫生工作颁布了卫生防疫类、干部保健类、医疗教育、妇婴保健类、医药类、兽疫类等六大类条例、指示与法规[①]，这些条例、指示与法规的颁布不仅对边区医疗卫生工作有一定的规范作用，还直接推动了边区医疗卫生工作的进

---

① 参见华北军区后勤卫生部编：《华北军区卫生建设史料汇编》，1949 年 10 月内部印行；河北省军区卫生史料编辑委员会编：《河北省军区卫生史料汇编》，1950 年 9 月内部印行。

一步开展。

此外，华北抗日根据地广大乡村的人民群众还自发地联合起来，讨论防疫办法，有组织地制定各种医疗卫生乡规村约。1941年平山县自反"扫荡"胜利后各村疾病流行，不仅影响秋收，更妨碍反"扫荡"善后工作的进行。如张家川、文都、土岸、孟家庄、曹家庄等村的许多老人妇女都感染了疫病，自卫队员生病者也较多，生病者出现打摆子、全身疼痛、伤寒头痛症状。村中缺医少药，而卫生常识又不一，病人多瞠目无措，一村老年人病死的已达十余人。文都村干部群众联合开会，讨论十个防疫办法，并决议了一些防疫公约，其内容为：不饮凉水，不吃生冷，注意饮食卫生；各家有了病人，设法将好人和病人隔离开；病人用过的东西和饭具，一定要煮过再用；对病人住的屋子要注意清洁卫生；对病人绝不听其自然，一定要发扬互助友爱、全村帮助设法治疗；规定防疫贷款，积极消灭疾病；广泛介绍并应用医药处方，克服医药困难；对医治疏忽的人，大家要随时批评纠正；反对烧香、求神、符咒等迷信疗法；病死人的衣物、用具要设法烧掉，或滚水煮沸，以免病菌传染。该村实行这个办法以后，取得了良好的效果，其他各村为了彻底消灭疾病现象，纷纷自动向文都村学习。① 同时针对敌人疯狂"扫荡"的烧杀奸淫与卑劣毒辣的散毒放菌政策导致的病疫流行，根据地除要求举行防疫卫生工作的宣传动员并制定村卫生公约外，还要求各县普遍地举行清洁卫生大扫除，完成五项具体任务；房院街道打扫干净，填平臭水坑，疏通阴沟，整理厕所畜圈，没埋好的人畜尸体深埋或再埋②；在防疫卫生运动周内，必须进行彻底的清洁卫生工作，发动全体人民普遍地进行大扫除，将住房、厨房、厕所、院落街道、衣服、用具，进行全面的打扫、洗晒和整理，厕所、猪圈等应尽量使之远离住房及厨房；饮食的水源必须认真保护，

---

① 《平山各村人民开展防疫运动　十区召开名医座谈会》，《晋察冀日报》1941年10月31日。

② 《广泛开展卫生防疫运动　边府召开卫生联席会　重要决议多项现正在推行中》，《晋察冀日报》1942年3月8日。

去除污秽，严防奸小投毒，村政权并应召集村民代表会，专门讨论全村清洁卫生事宜，定出几条简单易行的村民卫生公约，通令各户一体遵照执行。①华北抗日根据地各乡村的村规民约的制定，都直接或间接地推动了当地的卫生防病工作。

四、卫生制度和法规体系建设的成效

华北抗日根据地党和政府通过制定医疗卫生制度与实施一系列的卫生法规，使得根据地的医疗卫生工作有了明显的改善，军民卫生知识显著增强，广大卫生人员得到了培养和锻炼，并且自力更生研制药品，为军队最基本的战地救护工作保驾护航，有效地降低了广大战士在战斗中的死亡率，同时也为根据地所在地方老百姓的医疗卫生及保健问题等提供了最基本的保障。因此可以说，抗日战争时期华北根据地的医疗卫生工作取得了一定的成效，形成了独具特色的医疗卫生制度和法规体系。

一是建立起公共卫生体制，使"积极预防"的方针落到了实处。回顾抗日战争时期医疗卫生制度的形成过程可以发现，华北抗日根据地成立伊始医疗卫生工作就在各根据地军区卫生部（处）统一领导下，积极创建了各级医疗卫生机构。1937 年 11 月晋察冀军区成立时，中央军委即任命第一一五师军医处处长叶青山为军区卫生部部长，卫生部设医务、材料、管理三个科，主要任务是负责组建后方医院和各级卫生机构；组织抢救和收容治疗伤病员；培训初级卫生人员和动员地方医生参军，以及负责筹备药品器材等。② 其后随着战争形势的变化，各根据地卫生组织或有所增减，但其服务

① 《迅速开展防疫卫生运动》，《晋察冀日报》1942 年 3 月 11 日。
② 《抗日战争时期晋察冀军区卫生工作大事记》，参见北京军区后勤部党史资料征集办公室编：《晋察冀军区抗战时期后勤工作史料选编》，军事学院出版社 1985 年版，第 389—390 页。

根据地卫生建设、保障军民健康的基本任务未变。而在根据地的各个地方，卫生工作最初是由当地医药合作社、医生救国会、医药研究会等负责组织和实施的。① 在此方面，晋冀鲁豫根据地第五军分区的工作较好，到 1941 年 5 月，军分区不仅普遍地建立了卫生组织（分区设医药救国总会，县、区设医药分会，村设医疗组），而且有具体的实际工作。晋冀鲁豫根据地第三军分区也在各县组织了卫生防疫委员会，如辽县组织有中药铺，武乡组织有医药救国会等②。晋察冀根据地也建立了类似的卫生组织。截至 1944 年 10 月，晋察冀抗日根据地共有 19 个县建立了医药研究会，各县还普遍建立了医药合作社。1945 年 5 月，中共晋察冀边委决定成立群众性的医药研究会，受民政部直接领导，负责根据地的医疗卫生工作。③ 这样，根据地社会各界都参与到了卫生工作中。中共晋察冀边委还通过民间医药研究会将散在乡间的个体医生组织起来，使卫生防疫在一定程度上成为社会行为，并逐渐确立了"积极预防"的指导思想，逐步建立起公共卫生体制与基本的防疫网络，为抗战的最后胜利提供了保障。

二是加强了组织领导，使根据地卫生行政工作制度化。华北抗日根据地过去对卫生行政工作的重视不够、组织领导不统一、干部思想偏差的局面得到极大的改善。各根据地医疗卫生工作中的成绩与经验也得到了总结与交流，克服了诸多缺点。根据地各部队卫生行政工作的职权也得到明确的划分与规定，医院由院长、政委负责，所由所长、政委领导；院长执行团职权；所长执行营职权，指挥全所医疗行政工作。医疗执法方面有了明确的纪律条令，各级人员的职权也有了详细的规定。④ 1941 年八路军卫生部完成合编工

①　参见李洪河、程舒伟：《抗战时期华北根据地的卫生防疫工作述论》，《史学集刊》2012 年第 3 期。

②　参见何正清主编：《刘邓大军卫生史料选编》，成都科技大学出版社 1991 年版，第 420 页。

③　新中国预防医学历史经验编委会编：《新中国预防医学历史经验》第 1 卷，人民卫生出版社 1991 年版，第 99—100 页。

④　《钱信忠部长在医务行政会议上的报告》，参见何正清主编：《刘邓大军卫生史料选编》，成都科技大学出版社 1991 年版，第 107 页。

作，拟定了五大卫生建设方针，召开了行政会议，建立了工作制度，提出具体的工作要求，并配合整军运动颁发了野战医院院规和医院工作纪律，统一建立伤病员管理委员会组织。① 华北抗日根据地对各级干部的医疗教育工作取得了良好的效果，多数干部工作情绪高涨，忠于职守，安心自己的事业；工作上表现积极，责任心得到极大的提升，可以很好地完成上级所交予的一切任务，各单位的备战工作、人员组织和配备也得到了改善，涌现出了一批卫生工作模范干部，起到了较好的带头作用。②

三是建立和完善了各种卫生制度。制度是工作中的准备，无论任何工作都必须有一定的制度才能收到预期的成果。1939—1942 年，华北抗日根据地逐步有了各种统一的医疗卫生制度，如入伍检查制度及休假、除役、卫生管理、防毒、卫生教育等制度与老弱病残抚恤制度；个人卫生制度如洗脸、刷牙、剪指甲、理发等；公共卫生方面有大扫除、大检查、查铺、厨房厕所的清理等制度，在一定的组织系统下，分工负责，掌握执行；会议与汇报制度，按着组织系统定期召开各级卫生会议，逐级定期进行汇报，高度发挥了"从群众中来到群众中去"的作用。③ 根据地的卫生大检查制度在卫生工作中起到了很大的作用。许多连队规定星期日为卫生日，进行个人与公共卫生的清整，实行大扫除，由连长卫生员以及管理人员等组成检查组，深入班排检查卫生，有的还兼顾部队武器弹药的检查。检查后经由民主评定优劣，并由行政首长在队前公布成绩，找出实际典型例子给予表扬或者批评，或结合墙报等进行宣传，建立升降榜，每周检查评定后，分班分项填写成绩，以示鼓励，起到了很大的作用。④ 由于夏秋季战士们多喜欢露宿或裸宿，极易患

---

① 《第十八集团军野战卫生部一九四一年卫生工作简要总结及一九四二年卫生工作意见》，参见何正清主编：《刘邓大军卫生史料选编》，成都科技大学出版社 1991 年版，第127 页。

② 《第十八集团军野战卫生部紧缩后的工作概况》，参见何正清主编：《刘邓大军卫生史料选编》，成都科技大学出版社 1991 年版，第 139 页。

③ 何正清主编：《刘邓大军卫生史料选编》，成都科技大学出版社 1991 年版，第 153 页。

④ 《第十八集团军野战卫生部一九四二年工作总结报告》（节录），参见何正清主编：《刘邓大军卫生史料选编》，成都科技大学出版社 1991 年版，第 152 页。

感冒和肠炎等炎症，因此华北抗日根据地各军区各部队由卫生组长或连首长等结合查哨制度，建立起查铺制度。每晚战士入睡后，卫生组长或连首长深入班内检查，房上睡觉或不盖被子的行为得到遏制，对防疫工作有着很好的帮助。公共卫生方面则积极打扫屋院街道，每天早晚两次，打扫完后用清水喷洒保持清洁，许多部队都能坚持执行。[①]地面清洁方面，早在1941年就有部队提出了"三不净不走"和"三湿一干"的口号，并发动竞赛认真执行。各个连队在转移前都可以做到屋子净、院子净、厕所净，被子常晾晒以保持干燥，并逐步成为军队的光荣传统。个人卫生方面，根据地军民对各个卫生制度也多能做到每天洗脸刷牙一次，夏季每晚洗脚一次，每周洗2—3次澡等，每人每天喝足量的开水，喝生水成为个别的现象。[②]

　　在八路军总部的示范下，抗日根据地各边区的卫生制度建立了起来。如华北军区太岳纵队建立了以下制度：（1）工作计划：纵卫每季一次，各分区与纵直每月一次，团卫生队、医院各所半月一次。（2）会议：纵卫工作半年总结一次，纵直、各旅每季一次，各团卫生队、所每月一次，有关卫生政策研究会、医务技术研究会均为每月一次，由卫生部、处、队、所各自进行。（3）汇报：连卫生员向营卫生班长与连首长2—3天报告一次，营向团每周报告一次，团向旅每半月报告一次；旅、分区向纵队每半月报告一次；医院、纵直各所向纵卫每月报告一次。（4）工作检查：纵卫对旅、分区每季一次；各旅、分区对团每月一次，团队连队每半月一次。部队健康检查每半年进行一次；入伍新兵与出入院伤病员临时进行。（5）报告：各团对旅、分区每月一次；旅、分区对纵卫每季一次，医院及纵直各所每月一次；纵卫对野卫、纵司、政机关每季一次。（6）药材的供给管理：以份数配给，经纵卫审核报销；实行对药材损坏的赔偿与奖惩；每月按时点验；规定器材的

---

　　①　《第十八集团军野战卫生部一九四四年的中心工作与任务》，参见何正清主编：《刘邓大军卫生史料选编》，成都科技大学出版社1991年版，第165页。

　　②　《1937—1950年河北省军区卫生部卫生保健工作概况》，参见河北省军区卫生史料编辑委员会编：《河北省军区卫生史料汇编》，1950年9月内部印行，"防疫保健类"第3页。

使用时间；卫生人员的调动实行移交登记；实行清理收治伤病员的费用。
（7）卫生人员的调遣任免：看护、卫生员须经过团卫生队、所及医院院部
同意，班长、调剂员经过旅、分区卫生队、处，司药、看护长（卫生长）
经旅或纵队卫生部；医生（医助）、所长经纵队卫生部；队长以上须经师与
野战卫生部。凡班以上的干部提升、调动，先经党支部提意见，并经上级卫
生机关同意，然后交直属上级军政机关审核，由首长命令进行之。（8）卫
生人员的鉴定与待遇：看护员、卫生班长、调剂以下人员，每季一次，由各
卫生队、所负责，司药、看护（卫生）长半年一次，由旅、分区负责；医
生（医助）以上干部每年一次，由纵队卫生部负责。卫生人员津贴，按总
部规定执行。（9）卫生人员的培训：卫生员、看护员由团卫生队、所负责；
班长、司药、调剂、看护长由旅卫生处负责，纵队卫生部培养医生（医助）
或所（队）长。自太岳纵队卫生部成立以来，工作计划均能按时下发，各
级进行传达、讨论施行，有的因交通、战争关系未接到时，即自行拟订。太
岳纵队六旅各团多按旅的计划列入军事工作日程表，统一由参谋长颁布发到
连队中；四分区两月一次，与军事计划同时下达。[①]

　　华北抗日根据地详细而周密的规章制度与法规体系为此后医疗卫生工作
的规范化和制度化奠定了基础，推动了华北抗日根据地医疗卫生事业的进
步，为抗战胜利提供了保障。

五、卫生制度和法规体系建设的历史经验

　　在中国共产党的领导下，华北抗日根据地的卫生防疫事业是抗日救亡的
重要组成部分，抗战时期华北抗日根据地疫病防治工作蓬勃开展，有力地遏
制了流行性传染疫病的蔓延，在很大程度上满足了根据地人民群众对于疫病

---

① 《太岳纵队卫生部卫生医疗工作总结报告书》，参见何正清主编：《刘邓大军卫生史料
选编》，成都科技大学出版社 1991 年版，第 142 页。

防治的迫切需求，践行了中国共产党全心全意为人民服务的宗旨，留下了弥足珍贵的历史经验。

一是要不断加强制度建设与法制建设。华北抗日根据地医疗卫生体系的建立是革命性的，它是中国共产党在卫生制度建设方面的政策实践，也是根据地军民为适应因卫生现代化中制度、社会变迁而产生的卫生习惯的自我改造。① 根据地党和政府充分认识到，医疗卫生工作不仅对保持部队战斗力重要，而且对于改善边区人民群众生活状况也同样重要，对于巩固敌后抗日根据地更加重要。所以，根据地军民卫生工作的好坏是关系能否长期坚持敌后抗战并取得胜利的一个至关重要的问题。加强医疗工作作为一项重要事项被提了出来，相关工作人员迅速组建了根据地各军区卫生部及各地方卫生机构，明确任务，立即展开卫生工作。根据地党和政府紧紧抓住卫生法规体系建设和卫生制度建设两个关键点，建立健全一系列条例法规和卫生工作制度，对消灭和控制传染病，改善边区社会卫生状况，保护和改善人民健康，起到十分显著的作用，并为新中国成立以后的卫生法治建设提供了经验借鉴。

二是要坚持以人民为中心，建立广泛的爱国统一战线，充分动员一切可以动员的力量。为了贯彻"一切为了伤病员"的方针，华北抗日根据地各军区和地方各级政府动员全部卫生资源，以各种形式参加到地方医疗卫生和卫生保健活动中。根据地各地方一般都建有各种医院、休养所、医救会、医药合作社、诊所、药铺（店）等医疗机构，还成立了医药指导委员会、卫生设施指导委员会、保健委员会等组织。当有战斗、战役发生时，军地更是积极配合，组成前线救护队、担架队、护理组等，尽最大力量救护伤员。在军政一体的各边区，因为卫生资源有限，医务人员又集中于部队，边区群众的医疗卫生就只能依靠部队的卫生力量解决。当发现有医生不愿意为群众看病的情况，根据地各军区领导就会及时纠正，并明确指出为群众治病是部队

_____

① 张瑞静：《晋察冀边区医疗卫生工作体系及其完善》，《重庆社会科学》2013 年第 10 期。

医务人员的本职工作；要求全体医生既要在医术上精益求精、忠于技术，还要发扬白求恩精神，全心全意为人民服务，做革命的医务职业家。

华北抗日根据地在卫生制度建设过程中还大力提倡自力更生，发挥中医药的作用，团结中西医。虽然中医是我国的传统医学，但随着近代以来西医的传入，中医地位岌岌可危。尽管国民政府有《中医条例》（1936 年 1 月 22 日颁布），但"无具体的措施通过规则使中医在知识系统和身份下拥有更为正当的合法性"[1]。长期以来，人们广泛认为西医具有明显的时效性，支持西医"已有不可抑遏之势"。华北抗日根据地各边区的一些西医也排斥中医，有的医务人员排斥中药，甚而随意丢弃上级下发的中药，或者长期束之高阁不用。为消除中西医间日深之隔阂，充分利用边区有限的卫生资源，晋察冀边区积极响应党中央的号召，切实推进中西医合作。1941 年 6 月著名医生杜伯华也撰文指出，边区医疗卫生人员要克服各种困难，高度重视并大量使用中草药。[2] 同年 10 月 21 日，《晋察冀日报》发表社论，要求边区各地方党和政府应尽可能广泛地组织与动员广大中西医务人员，尽可能地使用当地可以查找到的各类中西药品。[3] 1942 年 2 月 15 日，晋察冀边区在开展卫生防疫运动中，要求团结中医、推动中西医合作，"当地中西医生，必须设法积极动员他们参加这一工作"[4]。1945 年 4 月 5 日，晋察冀边区各界抗日救国联合会拟发的《1945 年边区群众运动的方针与任务的指示》要求团结大批乡村土医生，指出"中西医合作是十分必要的"[5]。《晋察冀日报》在 1945 年 6 月 10 日也发文指出，边区医疗卫生工作的当务之急，是在边区基本医疗条件下大量地团结和改造中医，努力提高其思

---

① 杨念群：《再造"病人"——中西医冲突下的空间政治（1832—1985）》，中国人民大学出版社 2006 年版，第 272 页。

② 杜伯华：《科学地大量运用中药》，《抗敌三日刊》1941 年 6 月 23 日。

③ 《广泛开展卫生运动加紧防治流行疾疫》，《晋察冀日报》1941 年 10 月 21 日。

④ 刘春梅、卢景国主编：《抗战时期晋察冀边区卫生工作研究》，研究出版社 2018 年版，第 106 页。

⑤ 参见北京军区后勤部党史资料征集办公室编：《晋察冀军区抗战时期后勤工作史料选编》，军事学院出版社 1985 年版，第 539 页。

想及医疗卫生水准，"中西医的团结必须从加强群众观点和相互比赛医务技能中去求解决"①。

为了贯彻与执行边区党和政府提出的"团结中西医"的政策与方针，各地方党政机关积极召开有中医参加的座谈会，并组织大家一起商讨各种疾疫防治办法与经验。边区党和政府还倡导中西医协作应对地方疾疫救治工作。如 1940 年河北省易县十一区突发瘟疫，当地政府便组织和动员了一支包括 11 名中医、1 名西医组成的医疗队前往救助，中西医医疗卫生人员还多次集中研判当地温病症候及其防治。② 又如 1945 年河北省曲阳县瘟疫暴发后，军医李德庆等 3 人组成的医疗队迅速赶赴曲阳防治。在该地疾疫防治工作中，他们贯彻组织精神，打破职业隔阂，相互讨论诊断病情，开具处方。③ 为破除中医的门户藩篱，根据地各边区还专门开办中医训练班，培训、改造中医。经过教育与交流，中医间的团结加强了，不仅相互交流行医诊病的经验，还贡献各自的偏方、秘方，共同研究中药，制作新药。边区的自然科学界协会医学会也遵循"团结中西医"的方针，进行卫生建设，不但研究出很多新药，还涌现出很多为群众服务的模范医生和药铺，有力地保障了军民的健康，对改变根据地的医疗卫生状况发挥了重要作用。

三是要不断推动卫生工作科学化，促进卫生知识的普及，加强预防医学科学研究。近代以降卫生知识的普及与大众化都是中国公共卫生事业的重要一环。由于传统卫生观念的影响，中国民众对公共卫生知识的接受程度非常有限。广泛开展卫生宣传教育，提高全民的卫生水平，是动员广大群众做好卫生防疫工作的思想基础。群众认识提高了，就会自觉地起来与疾病现象作斗争，积极参加卫生防病活动，这是推动卫生防病工作的一项重要经验。"充实人民卫生知识，这是很重要的事。"而"充实人民卫生

---

① 《开展群众性的卫生运动》，《晋察冀日报》1945 年 6 月 10 日。

② 《易涞满瘟疫流行，政府积极救护》，《晋察冀日报》1941 年 12 月 4 日。

③ 白冰秋：《曲阳游击区麻疹调查》，《晋察冀日报》1945 年 5 月 27 日。

知识"，则必须大力开展对普罗大众的卫生宣传与教育。① 对此，中国共产党自革命战争年代就积极地开展了这一工作。其办法主要有两条，一是开展群众性卫生运动，二是借助卫生著作与报刊进行相关卫生宣传。其中群众性卫生运动既是普及卫生知识比较有效的方式，同时也是消灭巫术演化而来的民间驱疫活动和扫除封建迷信毒素，进而促使民众卫生观念和行为发生转变的关键步骤。中国共产党也注重利用大众传媒、医药卫生协会和医学教育等形式来加强卫生知识的宣传，促进卫生知识大众化和科学卫生观念的深入传播等。

疾病的发生、发展和流行都有其自身的内在规律，并受外界因素的影响和制约。随着科学技术的进步，人们逐渐认识和掌握了某些疾病的规律和防治手段，积累了大量预防保健的科学数据。这些科技成就被应用于防治疾病和预防保健实践中，发挥了重要作用。华北抗日根据地广大卫生防病工作者坚持从实际出发，积极运用"预防为主"原则来指导卫生防病及人员保健，为华北抗日根据地消灭疾疫、支援抗战作出了卓越的贡献。

---

① 参见李洪河、蔡红霞：《往者可鉴：中共领导卫生防疫事业的基本经验》，《行政科学论坛》2016 年第 6 期。

第四章　华北抗日根据地的卫生宣传与教育

中国共产党无论在革命、建设还是改革的各个历史时期，都历来高度重视对广大人民群众开展宣传教育工作。在艰苦卓绝的抗日战争的烽火岁月中，华北抗日根据地党和政府领导敌后广大军民，一面顽强打击日本侵略者和顽固派的进攻，一面开展医疗卫生工作，在极其艰苦的条件下对广大军民进行比较普遍的卫生教育和宣传，发动根据地军民开展讲究卫生、预防疾病的卫生运动，取得了很大成绩。

一、重视卫生教育

在全国抗战爆发后，由于华北抗日根据地的八路军处于激烈的对敌战斗中，战场上的战伤救助以及广大军民的各种急慢性传染病预防和治疗、地方病防治等都需要大量的医护人员，但卫生人员的缺乏，无法满足部队和地方群众的需要。中国共产党领导的华北抗日根据地极为重视医疗卫生人员的训练和培养。华北各根据地从实际出发，分别采取创办卫生学校、举办各种训练班和加强在职训练等多种办法，以"人民需要什么教什么"为重点①，大批培训卫生人员，不断提高医疗卫生技术水平。

---

① 华北军区后勤部卫生部编：《华北军区十二年来卫生工作总结（1949 年 12 月）》，参见北京军区后勤部卫生部编：《卫生建设史料汇编（1949—1986 年）》（上），1986 年 12 月内部印行，第 27 页。

（一）系统正规的学校教育

中国共产党领导下的敌后根据地的医学专门学校教育，在 1937 年只有八路军军医学校（由红军卫生学校改编而来）一所，以后逐步发展，先后创设了八路军前方总卫生部卫生学校、白求恩卫生学校、一二九师卫生学校、山东军区卫生学校、晋绥军区卫生学校、八路军药科学校等。华北抗日根据地各学校以培养政治坚定、技术优良的卫生干部为教学方针，采取理论与实际一致的教学原则，以战伤救治和部队多发病防治为重点，采取短期速成的办法，培养了大批部队实际需要的卫生人员。① 下面简要叙述一下华北各敌后根据地卫生学校的发展情况。

1. 八路军卫生学校。全国抗战爆发后，1937 年 8 月，红军卫生学校改编为八路军军医学校，不久又恢复卫生学校名称。1938 年春，军医十期 27 人毕业。经毛泽东主席和中央军委批准，1940 年 9 月卫生学校改名为中国医科大学，负责培养高级卫生干部。由于学校性质、任务的变化，学校的教学制度、教学计划、教学内容、教学方法方面都有了较大变革，各方面都更趋正规。1941 年 7 月，毛泽东为医科大写下了"救死扶伤，实行革命的人道主义"的著名题词，是中国共产党医德观形成的重要标志，也成为每个卫生人员的座右铭。全面抗战开始到 1945 年全民族抗战取得胜利，八路军卫生学校共毕业医科 10 期（9—17 期和 19 期）454 名，药科 4 期（6—9 期）133 名，护士 2 期 101 名，这些学员毕业后被分配到前后方部队，充实了技术骨干力量。他们艰苦工作，努力医疗，英勇救护，作出了很大成绩。②

2. 晋察冀军区白求恩卫生学校。晋察冀军区卫生部成立时，除了司令

---

① 高恩显：《解放军卫生史文选》，人民军医出版社 2005 年版，第 121 页。
② 邓铁涛、程之范主编：《中国医学通史（近代卷）》，人民卫生出版社 2000 年版，第 591 页。

部设有卫生所外，军区机关以及所属单位都没有医院或医疗机构。① 1938 年 1 月，晋察冀军区卫生部在山西省五台县耿镇河北村成立医疗训练队，起初训练队只有护士班、调剂班，学习时间为 1 个月和 3 个月。同年 7 月又开办了军医班，学习时间为 10 个月。为了纪念为中国人民的抗战而献身的国际主义战士诺尔曼·白求恩，1940 年 2 月卫生学校被改名为晋察冀军区白求恩卫生学校。② 白求恩卫生学校遵循"培养政治坚定、技术优良、白求恩式的医务工作者"的方针，在战争的烽火中得以继续壮大。白求恩卫生学校根据自身实际，制定"教学合一""学以致用"两大方针，遵照军区卫生指示精神，"基础课服从临床，临床课服从战争需要"，要求教员们自己动手编写教材 20 多种，除供应本校教学外，还为边区卫生人员提供了业务学习材料，提高了学校教学质量。教材内容尽量做到既不脱离战争需要的实际，又适合学员们的文化水平和接受能力。③ 白求恩卫生学校的教员既有著名的医学教授专家，也有高级护士，还有我党培养的"土专家"。学员最初也是文化程度参差不齐，有高中毕业的，也有只上过小学的。尽管如此，但学校的教员和学员全都是抗日积极分子，革命热情非常高，他们蔑视困难，勇于改革，争当革命开拓者。④ 有资料表明，晋察冀白求恩卫生学校从 1939 年 9 月成立到 1944 年 9 月共毕业学员 881 名，军医期 328 名，调剂期 339 名，护士期 203 名，还有复产期班 11 名。⑤ 也有资料说卫生学校从成立到抗日战争结束的 6 年中，共培养各类医务人员 928 名。其中，军医 10 期，386

---

① 刘春梅、卢景国主编：《抗战时期晋察冀边区卫生工作研究》，研究出版社 2018 年版，第 197 页。

② 高恩显：《解放军卫生史文选》，人民军医出版社 2005 年版，第 121—122 页。

③ 晋察冀边区阜平县红色档案丛书编委会编：《神仙山下卫生劲旅》，中央文献出版社 2012 年版，第 62—65 页。

④ 政协河北省委员会编：《晋察冀抗日根据地史料汇编（下）："三亲"史料卷》，河北人民出版社 2015 年版，第 2627 页。

⑤ 杨立夫主编：《烽火硝烟中的白衣战士：晋察冀、华北军区卫生勤务纪实》（续集二），1993 年内部印行，第 40 页。

人；调剂 6 期，339 人；护士 5 期，203 人，① 与上述说法略有出入。还有资料显示，白求恩卫生学校培养了大批医疗技术优良的医务工作者，计有卫生技术干部共计 1000 多名，极盛时期在校学员达到 720 多人。② 此外隶属于白求恩卫生学校的白求恩国际和平医院虽然工作、生活条件极其艰苦，但医院实施的"医教结合"的教学实习制度、定期会诊制度、伤病员思想政治工作制度、民主管理伙食制度以及医院的医疗作风和医务人员的服务质量等堪称先进，③ 时至今日仍是我们学习和借鉴的榜样。

3. 第十八集团军野战卫生部卫生学校。该校是晋冀鲁豫根据地创建的。晋冀鲁豫根据地包括太行、太岳、冀南、冀鲁豫 4 个地区。八路军第一二九师初到太行地区，为了解决医务卫生干部来源困难，除从地方上动员外，还开办学校培养干部。1937 年 11 月八路军第一二九师办起了医生训练队，1940 年下半年将其改编为卫生学校。④ 八路军前方总卫生部于 1939 年春组建卫生教导队，设军医班、调剂班，至 1939 年共培训学员 100 多名。1940 年春该教导队被扩编为第十八集团军前总卫生学校，同年 12 月与一二九师卫生学校合并，改名为第十八集团军野战卫生部卫生学校，合并时两校共有学员 295 名。抗战期间该校共培训学员 490 多名。⑤ 这时一二九师所属各团、营、连的基层卫生机构比较健全。团设有卫生队，营设卫生所，连设卫生员。这一套基层卫生组织，在战地救护和卫生防疫工作中发挥了很大作用。⑥ 1941 年 11 月 30 日，冀南军区卫生部卫生学校第一期学员毕业，学制

① 《新中国预防医学历史经验》编委会编：《新中国预防医学历史经验》（第 1 卷），人民卫生出版社 1991 年版，第 97 页。

② 万立明：《民主革命时期中国共产党领导的科技事业研究》，九州出版社 2016 年版，第 62 页。

③ 政协河北省委员会编：《晋察冀抗日根据地史料汇编（下）："三亲"史料卷》，河北人民出版社 2015 年版，第 2679—2680 页。

④ 《新中国预防医学历史经验》编委会编：《新中国预防医学历史经验》（第 1 卷），人民卫生出版社 1991 年版，第 115 页。

⑤ 高恩显：《解放军卫生史文选》，人民军医出版社 2005 年版，第 122 页。

⑥ 《新中国预防医学历史经验》编委会编：《新中国预防医学历史经验》（第 1 卷），人民卫生出版社 1991 年版，第 115—116 页。

一年，共 24 名，时任冀南军区卫生部部长的王肇元专门为第一期毕业同学题词。① 1944 年 11 月，晋冀鲁豫军区在"关于部队整编及军区建设问题"中专门提出了卫生工作问题，其中在关于卫生人员培养教育方面明确要求："大军区办医科专门学校，培养医生以上的卫生干部。学生来源吸收初中以上的学生，抽调部队中老的卫生人员，由太行、太岳、冀鲁豫三个卫校合并而成立之。"②

4. 晋绥军区卫生学校。抗战爆发后，第一二〇师在改编时以红二方面军卫生部为基础成立了军医处，负责军区医政管理。1940 年 11 月晋西北军区宣告成立（即晋绥军区的前身），同时将军医处改设为晋西北军区卫生部，部下仍不设科室。1942 年 10 月晋西北军区改称晋绥军区，同时将原晋西北军区卫生部改设为晋绥军区卫生部，下设卫生科、医务科、材料科、供给处、管理科和政治处。③ 随着部队的扩大和根据地的发展，卫生人员非常缺乏，且技术水平不高，培养卫生人员势在必行。于是军区卫生部决定将原有的一个医训队改为晋西北卫生学校，该校先后开办了调剂班、护士班、医助班、军医班和卫生队长（高级）班，共 10 个班，培养各类卫生干部 350 多名。④ 如 1938 年 7 月成立了调剂训练班，1939 年 7 月又开办了医助训练班，1940 年 2 月改为医训队，1941 年 4 月正式成立晋绥军区卫生学校。学校改名后，在原地继续招收军医班第 3 期 35 人，高级班第 2 期 14 人，看护护士 74 人。该校考虑根据地的实际，根据当时军队对战伤救治的需求，考虑到医院医务人员水平状况，相应地设置了 15 门课程。初级课程包括政治

---

① 杨立夫主编：《烽火硝烟中的白衣战士：一二九师、晋冀鲁豫军区卫生勤务纪实》（续集一），成都科技大学出版社 1991 年版，第 32 页。

② 杨立夫主编：《烽火硝烟中的白衣战士：一二九师、晋冀鲁豫军区卫生勤务纪实》（续集一），成都科技大学出版社 1991 年版，第 92 页。

③ 《新中国预防医学历史经验》编委会编：《新中国预防医学历史经验》（第 1 卷），人民卫生出版社 1991 年版，第 102 页。

④ 《新中国预防医学历史经验》编委会编：《新中国预防医学历史经验》（第 1 卷），人民卫生出版社 1991 年版，第 104 页。

学及所有涵盖诊断、解剖、生理、病理、微生物和医学等方面的课程；后期课程包括儿科、内科、眼科、皮肤科、外科、抗病毒、健康、耳鼻喉科、政治。高级班依照初级课程，循序渐进，开设了 10 门课程，教学时间共 744 小时，有的课则参加军医班学习。护士班的课程根据临床护理需要设置，除基础课外，大部分时间是在临床中边讲边操作进行的①。从 1940 年 2 月到 1945 年 8 月该校共培训学员 400 多名。②

5. 山东军区卫生学校。抗战时期山东部队十分注意卫生技术队伍的建设。随着根据地的扩大和部队人数的增多，医务工作者缺乏、医务水平不高的现象仍然没有得到解决。根本解决的办法只能是自己培养。根据当时的实际情况，山东军区采取了军区、二级军区、军分区分级训练，学校培养、在职训练、短训班等多种形式进行培养的办法。③ 1943 年春，第一一五师和山东军区把 1938 年冬成立的一一五师医训队和 1938 年 6 月开办的山东纵队卫生教导队合编组成山东军区卫生学校，两个医训队共培训 310 人（一一五师 150 人，山东纵队 160 人）。④ 山东军区卫生学校从成立到 1945 年 8 月抗战胜利，共培养 380 名卫生干部。胶东军区也于 1942 年成立了医训队（后改为卫生学校）开始培养卫生人员。胶东军区从成立医训队到抗战胜利共培养学员 2520 名。⑤

华北抗日根据地创建的各级卫生学校在全国抗战的八年里，共培养医药卫生干部 3000 多名，其中中国医科大学 688 名，晋察冀军区白求恩卫生学校 928 名，八路军前总及一二九师卫生学校 490 多名，一二〇师及晋绥军区

---

① 万立明：《民主革命时期中国共产党领导的科技事业研究》，九州出版社 2016 年版，第 60 页。

② 中国人民解放军历史资料丛书编审委员会：《院校·回忆史料》，解放军出版社 1995 年版，第 427—431 页。

③ 《新中国预防医学历史经验》编委会编：《新中国预防医学历史经验》（第 1 卷），人民卫生出版社 1991 年版，第 144 页。

④ 高恩显：《解放军卫生史文选》，人民军医出版社 2005 年版，第 122 页。

⑤ 《新中国预防医学历史经验》编委会编：《新中国预防医学历史经验》（第 1 卷），人民卫生出版社 1991 年版，第 144 页。

卫生学校 400 多名，一一五师及山东军区卫生学校也培养了 490 余名医务人员，下属的二级军区各级卫生学校和多种多样的短期卫生培训班培养了近万名医务人员。[①]

（二）短期训练班

在紧张而又艰苦的抗日战争中，开办短期训练班是培训各类干部的重要手段。华北抗日根据地各级卫生部门大都举办各种类型的训练班，既有新训、轮训、系统训练的，也有专题训练的。这些训练班大都由根据地卫生领导干部和业务技术水平高的人员任教。旅及军分区以上单位举办的训练班多为固定性在编单位，定期招生培训，主要是系统培训新学员。临时举办的训练班多无编制，主要任务是轮训或专题技术训练。短期训练班的特点和优势在于培养的人员多、时间短，所学内容能密切结合部队实际需要，因此很受部队欢迎。由于短期训练班举办的数量很大，因此大批护士、卫生员和部分医助、司药都是通过短期培训培养出来的。[②] 如晋察冀军区卫生部于 1938 年 1 月成立了医务培训班，专门针对卫生员、司药工作和医助工作开设训练班，共计训练 74 人次。晋察冀根据地 1938 年 9 月召开的第一次全区卫生会议也对卫生人员的培训作出了重要指示，要求军区卫生部、分区卫生部及团卫生队分别培养军医、医助、司药、卫生行政人员和看护员、卫生员等，晋察冀根据地对全区卫生人员的培训正式提上日程。在此前后，军区卫生部开办看护员、调剂员训练班，成立医务干部训练班，培训医生和医助人员。各军分区也开设多期训练班，如晋察冀根据地第三军分区卫生部门开设了 3 期看护人员训练班和 2 期医助班、司药调剂员训练班。虽然培养的大都是初级卫生医护人员，但也为战地救护及时补充了技术力量。开办训练班取得了较

---

① 高恩显：《解放军卫生史文选》，人民军医出版社 2005 年版，第 121 页。
② 高恩显：《解放军卫生史文选》，人民军医出版社 2005 年版，第 122 页。

好的成效，为开展正规医学教育奠定了人才基础。① 从 1939 年 9 月军区成立卫生学校（1940 年 2 月改名为晋察冀军区白求恩卫生学校），截至 1940 年底，学校共开办军医班 5 期，司药、调剂班 3 期，护士班 2 期，在校学员 450 多人。② 1938 年 5 月，卫生训练队在冀中成立，同时为了补充医院护士，冀中军区后方医院开办第一期护士训练班，共开办 3 期，训练时长 3 个月。学员都是新参军的男女青年。护士训练班由殷希彭、张禄增、罗廷贵、刘文芳、张质甫、梁建勋、崔蕴卿等担任教员。③ 随着冀中抗日根据地的发展壮大，部队的发展壮大和军区卫生工作的发展需要大量有技术有知识的医护人员。1939 年 9 月，冀中军区成立了卫生教导队，教导队拥有军医、护士两个培训班。军医班招收学员 26 人，学习时间 8 个月；护士班招收学员 29 人，学习时间 3 个月。教员有王育荣、罗廷贵、刘济桐、刘文芳等。④ 冀中军区卫生教导队从成立到 1943 年春，共为部队培养了医护干部五百余人。⑤ 卫生教导队的成立适应了当时抗日斗争形势的需要，训练班的开办为部队培养了抗战急需的医护人员，适应了军队建设和战斗的需要，对冀中抗日根据地的建设作出了积极的贡献。1942 年 3 月 9 日，冀中行署通过了《冀中行署关于开展地方卫生工作的几个决定》，其中包括训练县级卫生行政干部和村级卫生行政干部，由军区卫生部计划，划分地区，组成训练队实行巡逻训练，共分为 4 个训练区，计划从当年 3 月底开始，每期训练时间半

---

① 刘春梅、卢景国主编：《抗战时期晋察冀边区卫生工作研究》，研究出版社 2018 年版，第 200—202 页。

② 《新中国预防医学历史经验》编委会编：《新中国预防医学历史经验》（第 1 卷），人民卫生出版社 1991 年版，第 82—84 页。

③ 冀中人民抗日斗争史料资料研究会办公室编：《冀中人民抗日斗争资料》（第 8 期），1984 年内部印行，第 4 页；《冀中人民抗日斗争资料》（第 13 期），1985 年内部印行，第 2 页。

④ 冀中人民抗日斗争史料资料研究会办公室编：《冀中人民抗日斗争资料》（第 8 期），1984 年内部印行，第 5 页。

⑤ 冀中人民抗日斗争史料资料研究会办公室编：《冀中人民抗日斗争资料》（第 8 期），1984 年内部印行，第 70 页。

个月，并争取 4 月底训练完成。① 1943 年 3 月晋察冀白求恩学校军医第 6、7 合期学员，毕业时共有 60 名。② 在军区卫生部统一领导下，卫生训练班及学员们还帮助地方建立卫生组织，培养卫生人员。截至 1944 年 10 月，仅冀西、晋东北、雁北、平西的 7 个专区即培训医生和其他卫生人员 1120 名。③ 冀中部队卫生教导队在 1937—1944 年培养了医助以上的卫生干部计军医一期毕业学员 26 人，二期 29 人，三期 33 人，四期与五期共计 18 名，合计 106 名；调剂班一期毕业 26 人，二期 32 人，三期 39 人，四期 36 人，合计 133 名；护理一期毕业 29 人，二期 31 人，三期 34 人，四期 36 人，五期 34 人，六期 42 人，七期 49 人，八期 33 人，共计 288 名；各分区卫生员训练班毕业学员 593 人，共培养出各级卫生人员 1120 名。④ 冀中七分区卫生处于 1940 年 4—5 月建立卫生训练队，培训医生、护士、司药，学员从部队抽调并招收新生，共约 70 余人；1941 年又在韩家庄成立卫生训练队，招收学员百余人，主要学习文化和医务课，为后方休养所和连队培训卫生员。1943 年 1—2 月冀中军区卫生部在唐县南清醒开办训练班，将在"五一""大扫荡"中冀中各分区转移到山区的医务人员进行短期培训，分配给七分区 120 余人。1944 年 4 月七分区举办军医、护士学习班，军医学制为一年，护士学制为半年。1945 年 7 月，军医班、护士班毕业，军医 20—30 人，护士 80—90 人（连同 1944 年毕业生共 160—180 人)⑤。这批医护人员充实了部队和后方休养所的力量。

---

① 政协河北省委员会编：《晋察冀抗日根据地史料汇编（中）：文献史料卷（二）》，河北人民出版社 2015 年版，第 1482—1483 页。

② 杨立夫主编：《烽火硝烟中的白衣战士：一二九师、晋冀鲁豫军区卫生勤务纪实》（续集一），成都科技大学出版社 1991 年版，第 5 页。

③ 《新中国预防医学历史经验》编委会编：《新中国预防医学历史经验》（第 1 卷），人民卫生出版社 1991 年版，第 99 页。

④ 《冀中卫生工作概况（1937—1944）》，参见河北省军区卫生史料编辑委员会编：《河北省军区卫生史料汇编》，1950 年 9 月内部印行，"医政类"第 8 页。

⑤ 冀中人民抗日斗争史料资料研究会办公室编：《冀中人民抗日斗争资料》（第 8 期），1984 年内部印行，第 115 页。

晋冀鲁豫根据地早在 1937 年 11 月八路军第一二九师开始创办医生训练队时，就举办过一定规模的卫生训练班，其后根据地的各级卫生学校培训的各类学员也大多具有短期训练班的学习背景。抗战时期，医药人才缺乏是一大困难。我党我军十分重视培养医药技术人才。据八路军战士李昊誉回忆：抗战爆发后，1938 年 9 月 9 日，他报名参加了冀鲁边军区卫生部举办的药剂训练班，成为一名八路军战士。药剂班是卫生部首创。有学员 40 余人，大部分是知识青年。学习时间为 6 个月，课程以调剂学为主，兼学战地救护、外伤包扎、消毒、换药等。学习场地就是院内、树下或在操场和宿营时的集合地。用门板当黑板，席地而坐，以膝作桌。教师是卫生部的医生，学习方法是边学边干，学用结合，并经常考试。冀鲁豫军区卫生部不但创办了卫生学校，而且材料科科长张华于 1943 年秋举办了药剂人员学习班，共办了 4 期，每期有学员三四十人，学习时间为半年。① 卫生训练班的开办为八路军、后方医院、休养所等培训了大批医护、药剂人才。1944 年 11 月，晋冀鲁豫军区在《关于部队整编及军区建设问题》中强调"纵队卫生部开办医助以下级卫生人员训练队 50 人，各旅卫生处在整训期间办短期卫生人员训练班"②。这就为卫生部门开展卫生人员的培养教育提出了具体要求，指明了工作方向。

山东军区为了适应形势发展的需要，也举办过短期专题训练班，这种短训班用时短、收效快。如为适应晚期战伤处理及某些内科疾病的诊断治疗需要，1944 年胶东军区卫生部举办了外科医生、手术室长、助手短训班，时间 7—10 天。滨海军区卫生部也先后举办了内科医生、化验、调剂班，为期 15—60 天。八路军第一一五师开赴山东前成立有医务训练队，进入山东后至 1942 年共办两期，培养学员 120 多名；山东纵队 1939 年成立不久也办了

---

① 河南省预防医学历史经验编辑委员会编：《预防医学历史经验资料选编》（下），河南省预防医学历史经验编辑委员会办公室 1992 年印行，第 611、617 页。
② 杨立夫主编：《烽火硝烟中的白衣战士：晋察冀、华北军区卫生勤务纪实》（续集二），1993 年内部印行，第 10 页。

卫生教导队，至 1942 年共办 5 期，培养学员 120 名。[1]

华北抗日根据地的其他军区也办过类似短训班。通过举办各级各类医疗卫生短期培训教育，在战时培训了大量人才，为部队源源不断输送思想、政治、业务技能过硬的医疗卫生人才，为今后医疗工作的开展打下了基础。这些短训班学员在战时环境下为战伤救治、减少军民伤亡、减轻伤病员痛苦、宣传预防各种疫病发挥了很大作用。

（三）在职教育

处在敌后抗日游击战争的环境下，华北军区各部队驻地乃至华北抗日根据地本身并不稳定，集中培训干部实施起来有很多实际困难，因此在职学习就成了提高业务技术的重要方式，受到华北军区各部队和根据地党和政府的普遍重视。在职轮训班主要是对军队医务人员的继续教育。在职教育有如下特点：学员是军医干部；教学内容上注重理论性；拥有相对雄厚的师资力量；重视政治思想教育，教学上理论联系实际，学以致用。[2] 1937 年 9 月 22 日，八路军第一二九师师长刘伯承曾专门编写《现在我军要遂行的卫生勤务》的教材，该教材"只是就卫生勤务的组织原则，联系今天预想的战斗情况，拟出一个示例的组织，作为教授指挥人员、政治人员、特别是卫生人员的教材"。八路军的"卫生勤务组织，一方面要适合军队轻捷运动、突然袭击就干脆结束战斗的要求；另一方面要发动并借助于广大民众，尤其是游击运动的力量，有组织地迅速完成救护工作"。[3] 以适应艰苦的、持久的民族抗战的需要。1941 年 1 月，一二九师师长刘伯承、政委邓小平发出命

---

[1] 《新中国预防医学历史经验》编委会编：《新中国预防医学历史经验》（第 1 卷），人民卫生出版社 1991 年版，第 144—145 页。

[2] 刘春梅、卢景国主编：《抗战时期晋察冀边区卫生工作研究》，研究出版社 2018 年版，第 207—208 页。

[3] 刘鲁民主编：《中国人民解放军第二野战军后勤史文献资料选编》，金盾出版社 1996 年版，第 305 页。

令，要求卫生部门"必须进行有计划的在职教育，轮换训练，开办学校和训练班"。医院以所为单位，部队以团为单位组织学习，10 人以上的单位成立学习委员会，带头进行业务学习与训练。① 1942 年 2 月 28 日，中共中央下发《关于在职干部教育的决定》，认为抗战时期的干部教育工作应该是所有教育工作中第一重要的工作，对所有在职干部都须给予必要的业务教育，医药、卫生等领域或机关的干部也要学习并精通自身业务。该决定还要求各级领导机关和领导干部有序学习。在情况许可的情况下，应该坚持每天学习两小时，学习时间应该包括在工作时间内，"把教育与学习看作工作的一部分"。② 1943 年下半年随着对敌斗争形势的好转，在部队开展练兵的同时，卫生人员也开展技术练兵，并于 1944 年普遍展开，在做好军队疾病预防工作的同时，也做好卫生人员自身的专业培训工作。1945 年 1 月，晋察冀军区卫生部系统总结了卫生人员练兵的经验，并提出了进一步做好练兵的具体要求。③ 1944 年 11 月，晋冀鲁豫军区在部队整编及军区建设问题上也要求"各军区卫生部办在职医务干部轮训队，各分区卫生处帮助地方办地方初级卫生人员训练班"④。这为根据地卫生人员的培养教育指明了方向。华北抗日根据地卫生部门通过举办在职学习，使华北抗日根据地各军区部队医疗卫生工作者的业务水平都普遍得到提高，在抗日战争中作出了重要贡献。

华北抗日根据地的广大医务卫生人员在极为艰苦的环境下，发扬救死扶伤的革命精神，积极开展伤病员救治和各种急慢性传染病的预防及治疗工作，发动群众开展卫生运动，为保护敌后军队和人民的健康，为中国抗日战争提供了医疗保障。

---

① 高恩显：《解放军卫生史文选》，人民军医出版社 2005 年版，第 123 页。
② 中共中央文献研究室、中央档案馆编：《建党以来重要文献选编（1921—1949）》（第 19 册），中央文献出版社 2011 年版，第 146—147、150 页。
③ 高恩显：《解放军卫生史文选》，人民军医出版社 2005 年版，第 123 页。
④ 杨立夫主编：《烽火硝烟中的白衣战士：一二九师、晋冀鲁豫军区卫生勤务纪实》（续集一），成都科技大学出版社 1991 年版，第 92 页。

二、开展卫生防疫运动

抗战期间，由于华北抗日根据地复杂的自然生态和频发的自然灾害以及各种地方病、传染病的流行，再加上日军的疯狂"扫荡"、发动细菌战，故而，中国共产党及其领导下的人民军队非常注重卫生防疫工作，首先便是制定卫生防疫法规并向广大军民开展卫生宣传教育、开展卫生防疫运动。

（一）制定并推行卫生防疫的决策方针

早在第二次国内革命战争时期，中央革命根据地总卫生部在 1933 年春就颁布了《卫生法规》，规定了各种制度，统一了表报。同年 4 月 18 日又颁布了《卫生人员工作大纲》，10 月 27 日公布了《暂行传染病预防条例》等，这些制度的建立，为统一医疗思想，提高医疗质量，确立科学的工作程序奠定了基础。①

抗日战争时期，由于政治、军事形势的变化，卫生工作的方式也有了新的变化。1937 年军委卫生部重新草拟了《卫生法规》，1937 年 11 月 15 日以八路军总卫生部的名义颁布实施，定名为《暂行卫生法规》，1938 年 9 月10 日再次印发。1939 年 3 月 18 日军委总卫生部又由部长姜齐贤、副部长孙仪之签署训令正式颁布该法规。制定该法规的目的是"为订立卫生制度，为统一卫生工作纪律，为建立具体卫生工作"，"以谋卫生工作之推行，而负起卫生工作任务，完成卫生工作使命"。② 1939 年 5 月 25 日军委总卫生部又拟定了《卫生部门暂行工作条例》，专门制定了卫生规定和卫生管理各 8

① 高恩显：《解放军卫生史文选》，人民军医出版社 2005 年版，第 14 页。
② 中国人民解放军历史资料丛书编审委员会：《后勤工作·文献》（2），解放军出版社1997 年版，第 71 页。

条规则①，此条例实际是《卫生法规》的补充。② 此外，1939 年 2 月 7 日，
八路军总卫生部发出《关于春季防疫卫生工作的通知》，提出了"预防为
主，治疗为辅"的基本指导方针，并且明确了"做些什么防疫卫生工作"，
指出预防内容主要包括环境卫生、预防注射及接种和传染病管理、改善伙
食、健康检查及个人卫生四个部分。关于"怎样进行工作"，八路军总卫生
部要求："在防疫卫生的组织形式上最好由以往保健分会（由党务、总务、
卫生人员三方面组成）统一领导与推动，或者组织防疫会卫生会按各机关
具体情况决定，总之能真正贯彻'预防第一'为原则。"③ 晋冀鲁豫根据地
各级卫生机关除做好战伤救治外，就是抓好卫生防疫工作，从上到下都有健
全的卫生制度，尤其是其《卫生法规》《内务条令》对根据地个人卫生、环
境卫生、宿营卫生、饮食卫生都做了具体规定，要求严格执行。④ 华北其他
根据地也都结合本地实际制定了相应的卫生工作条例或法规。如晋察冀军区
政治部于 1941 年 10 月 30 日发出《关于开展卫生运动的指示》，要求各部队
迅速行动，预防疫病流行："卫生工作不只是扫除的问题，应进行积极有效
的防疫。"⑤ 第一二〇师和晋绥军区在根据地认真贯彻军委总卫生部 1937 年
11 月颁布的《暂行卫生法规》以及《部队卫生管理细则》等，在执行中还
根据边区自然地理特点因地制宜，具体制定各项卫生防病的细则，以利于开
展工作。⑥ 山东纵队于 1939 年 3 月 30 日印发了军委总卫生部颁布的《暂行
卫生法规》，山东军区还根据本地区自然地理气候状况先后发出了《冬季卫

---

　　① 邓铁涛、程之范主编：《中国医学通史（近代卷）》，人民卫生出版社 2000 年版，第
587—588 页。
　　② 高恩显：《解放军卫生史文选》，人民军医出版社 2005 年版，第 35 页。
　　③ 刘鲁民主编：《中国人民解放军第二野战军后勤史文献资料选编》，金盾出版社 1996
年版，第 311—313 页。
　　④ 《新中国预防医学历史经验》编委会编：《新中国预防医学历史经验》（第 1 卷），人
民卫生出版社 1991 年版，第 118 页。
　　⑤ 参见北京军区后勤部党史资料征集办公室编：《晋察冀军区抗战时期后勤工作史料选
编》，军事学院出版社 1985 年版，第 475 页。
　　⑥ 《新中国预防医学历史经验》编委会编：《新中国预防医学历史经验》（第 1 卷），人
民卫生出版社 1991 年版，第 107 页。

生防病工作》《夏季卫生防病工作指示》《改进厨房卫生，增进炊事人员卫
生知识的指示》等。1942 年第一一五师第 343 旅下发的《关于夏季整军中
卫生工作》训令对公共卫生作了详细规定。胶东军区还规定了疫情调查和
疫情报告制度。1945 年，山东军区正式颁布《部队暂行卫生制度》，对公共
卫生、环境卫生、个人卫生、饮食卫生等都作了详尽的规定①，为开展卫生
防疫提供了制度和法规保证。

（二）卫生防疫宣传

在卫生防疫宣传方面，早在中共中央进驻保安后，即指示卫生部门加强
卫生宣传，组织军民开展卫生运动（当时也叫清洁运动），以改善环境，移
风易俗，保障健康，减少疾病。1939 年 2 月 7 日，八路军总卫生部发出
《关于春季防疫卫生工作的通知》，要求"订出卫生工作计划进行卫生宣传，
首先发动环境卫生运动，个人卫生运动，防止苍蝇的繁殖，辅以传染病管理
及预防注射，或者从改善伙食下手"。"对于干部人员要经常劝导检查，改
正其生活的工作的卫生习惯，对生产事务人员要侧重卫生宣传，用鲜明的病
例，和他们亲身经历为宣传内容，注意他们的生活条件，发现与鼓励卫生模
范，以破除他们不卫生的习惯。"② 《新中华报》1939 年 4 月 7 日发表了
《把卫生运动广泛地开展起来》的社论，认为边区民主政府领导下的卫生运
动已经比以往有了巨大进步。为使卫生运动更加广泛地开展，社论还强调指
出：边区卫生运动的开展"不仅依赖于领导卫生运动的机关同志的努力，
更主要的是推动全边区人民来热烈参加卫生运动。亦只有如此，才不致使卫
生运动仅成为少数卫生机关的工作，才能使之成为广大的群众运动"③。

---

① 《新中国预防医学历史经验》编委会编：《新中国预防医学历史经验》（第 1 卷），人
民卫生出版社 1991 年版，第 135—136 页。

② 刘鲁民主编：《中国人民解放军第二野战军后勤史文献资料选编》，金盾出版社 1996
年版，第313 页。

③ 《把卫生运动广泛地开展起来》，《新中华报》1939 年 4 月 7 日。

　　随着抗战转入相持阶段，斗争更加艰苦。1939 年夏季，边区连日暴雨，日军又趁机向我进攻，天灾人祸导致疫病大流行。为此，晋察冀军区于 9 月 30 日发出冀字第九号训令，军区党报《抗敌三日刊》发表《向疾病现象作斗争》的文章，要求全区部队切实开展防疫工作，把消灭疾病看作紧急战斗任务，深入发动群众，造成广泛的运动，以最大的力量与疾病作斗争，并在生活管理、隔离治疗、宣传教育等方面做了十项具体要求。① 军区卫生部经常协同地方政府进行群众性的卫生宣传教育，发动群众开展卫生运动，提高群众卫生意识。1940 年 6 月 14 日，晋察冀军区下达《关于夏秋季防病问题的训令》，提出了夏秋卫生防病办法，包括个人卫生 11 条要求，公共卫生 12 条规定；疟疾等疾病预防须知，夏秋季卫生规则 10 条和卫生防病标语 18 条。② 以标语、口号等群众喜闻乐见的方式把这些卫生要求、规定向群众进行宣传，达到了既教育群众又服务群众的目的。为了有效防止和杜绝疾疫的蔓延，晋察冀边区普遍开展群众卫生运动，督促民众做好个人卫生和住宅内外、村内外的干净整洁，制订切实可行的卫生计划。要求各级干部以身作则，以自身模范的卫生行动，去推动和帮助全村群众开展卫生工作。③ 1941 年 10 月 30 日，晋察冀军区又下达了《关于开展卫生运动的指示》，要求各部队迅速开展卫生运动，考虑到民众卫生、卫生防疫、卫生宣教、卫生给养，作出了 9 项具体的要求。④ 在当时极端艰苦的抗战背景下，广大军民只有正确地认识疾疫流行的严重危害，认真开展广泛的群众卫生运动，严格执行防治疾疫的各种有效办法，才能够战胜各种疾病，从而保证抗日根据地军民的健康和根据地的发展。在晋察冀军区卫生部门的推动下，根据地的群众卫生防疫运动顺利开展起来。边区广大农村，尤其是边远地区，经济、文化

---

　　① 《向疾病现象作斗争》，《抗敌三日刊》1939 年 9 月 30 日。

　　② 北京军区后勤部党史资料征集办公室编：《晋察冀军区抗战时期后勤工作史料选编》，军事学院出版社 1985 年版，第 398 页。

　　③ 《广泛开展卫生运动　加紧防治流行疾疫》，《晋察冀日报》1941 年 10 月 21 日。

　　④ 北京军区后勤部党史资料征集办公室编：《晋察冀军区抗战时期后勤工作史料选编》，军事学院出版社 1985 年版，第 402 页。

落后，封建迷信和不良习惯并存，为了改变这种状况，引导教育群众同各种疾病作斗争，广大卫生工作者采取多种形式宣传卫生知识，努力改变农村卫生陋习。如1943—1944年，第三军分区第七区队休养所给峰泉小学讲解天花预防知识；第二军分区供给处卫生人员给当地民校上卫生课；第四团卫生队书写卫生宣传标语等。① 经过几年的防治实践，医务工作者对卫生防疫的认识显著提升，渐渐明白了"预防为主"的卫生思想。广大卫生工作者成为根据地开展以防病为中心的群众性卫生运动的积极宣传者、组织者、推动者。

晋冀鲁豫军区和一二九师在极其艰苦的条件下全力保障敌后军民的生命与健康。1940年12月，八路军总部与一二九师共同召开后勤工作会议，卫生部部长孙仪之以《建立部队卫生制度》为题作了发言，他指出："卫生是积极的预防工作，医疗只是消极的治疗工作。一份的预防甚于十份的治疗"，"这种积极的预防工作，必须在部队中建立起来才能收到效果，才能达到目的"。② 1941年2月，卫生部部长钱信忠在全区卫生工作会议上指出："战争的长期性、战斗的频繁、农村的破坏、抛尸露骨、物资缺乏、营养不良以及农民的不卫生习惯等，很易招致疾病的侵袭。为保障部队的有生力量，要把卫生防疫工作放在我们的第一等任务上。""部队卫生工作的基础是连队"，"广大卫生人员要到厨房中去，到宿舍中去，到厕所中去"，深入基层，掌握具体事实。按照这个指示精神，军区制订的卫生计划与命令，都注重做好疾病预防工作，各级卫生部门，把相当大的力量用在对传染病、多发病的预防上。③ 1941年2月24日《抗敌三日刊》发表了军区卫生部代部长游胜华的文章《春季卫生工作中心》并加了编者按语，强调"卫生工作

---

① 《新中国预防医学历史经验》编委会编：《新中国预防医学历史经验》（第1卷），人民卫生出版社1991年版，第100页。

② 高恩显：《解放军卫生史文选》，人民军医出版社2005年版，第58页。

③ 《新中国预防医学历史经验》编委会编：《新中国预防医学历史经验》（第1卷），人民卫生出版社1991年版，第118页。

的积极意义，在于如何有效地防止疾病的发生，而不是生病以后如何治疗的问题"①。

山东根据地居民中传染病长期不断，部队与人民群众吃住在一起，遇有疫病流行，很容易传入部队，成为非战斗减员的主要原因。因此，在抓好战伤救治的同时，做好卫生防疫工作是保障指战员的健康、提高战斗力的根本。1939年3月30日，山东纵队印发了军委总卫生部颁布的《暂行卫生法规》，把卫生防病与保健工作提上了工作日程。1940年山东纵队第一届卫生工作会议提出，医务工作者不能消极地等待治疗病人，要积极地预防疾病的发生，保障部队健康。1942年6月，山东根据地第五期整军开始。为减少疾病，保障部队健康，纵队卫生部下发了做好防病工作的指示，并为《前卫报》撰写了《五期整军与卫生工作》的社论，阐述了做好防病工作对保障抗日战争胜利的重大意义。1943年山东根据地召开的卫生会议也作出了"预防在先，治疗在后"的指示。各级卫生部门加强贯彻"预防在先，治疗在后"的方针，并且都用了相当大的力量，预防传染病、多发病。根据地的卫生机关和卫生人员还深入部队，指导卫生防病工作，开展卫生运动，建立健全各项卫生制度。②经过不断实践，山东根据地逐步确立起了"预防在先"的思想。

卫生宣传的形式往往决定卫生宣传的效果。华北抗日根据地各军区及根据地党和政府都有一套独特的卫生宣传教育的方式。如晋察冀根据地在进行卫生宣传教育时，根据地的医疗卫生主管人员大会小会经常讲，并根据时令季节，结合部队实际进行卫生宣教，张贴卫生宣传标语，传播卫生观念。同时也批判那些不讲科学的保守思想，如有的战士讲怪话："不洗脚来不刷牙也不闹病。"对这种现象根据地主要医疗卫生人员会有针对性地对其进行批评教育。晋察冀根据地党和政府在抗战过程中除日常卫生扫除外，并规定每

---

① 游胜华：《春季卫生工作中心》，《抗敌三日刊》1941年2月24日。
② 《新中国预防医学历史经验》编委会编：《新中国预防医学历史经验》（第1卷），人民卫生出版社1991年版，第135页。

周上一次卫生课，每星期日整理个人卫生及公共卫生，其他工作不得侵犯。根据地有时利用举行节日庆典的时机，编演宣传卫生知识的顺口溜和快板相声等富有活力的节目。各地自办的小报及报纸也发挥了重要作用，介绍卫生模范与典型事例，传播卫生知识。而且，抗战时期晋察冀军区各个连队也都有"救亡室"，也叫俱乐部，下设有民主选举的卫生委员，班上有卫生兵，并在墙报上对完成卫生任务较好的班排及个人提出表扬。干部教育机关也很重视卫生工作，以训练与养成干部做好卫生管理的能力。有一次，有一大队学员背着背包及全副武装早晨跑步时间较长，将棉衣湿透，影响冬季保温又易感冒，卫生委员及时向卫生机关汇报，卫生机关当即向团首长报告，团首长立即规定以后跑步不得超过 20 分钟，中间还规定慢步走。① 晋绥军区和一二〇师卫生部根据不同环境气候条件，按季节订出各种卫生教育宣传计划，编印各种教材，利用一切可以利用的机会深入部队，采取讲课、讲演，出黑板报、画报等不同方式进行宣传教育。军区党报《晋绥抗战日报》1940 年开辟出卫生专栏，以后《晋绥日报》为开展群众性卫生防病宣传，配合卫生运动的开展，也刊登了大量卫生知识和典型经验。②

山东根据地的卫生宣传形式多样。第一一五师各部队、山东纵队除坚持定期上卫生课、讲解战伤自救互助、卫生防病知识外，还根据具体情况采取多种宣传形式：张贴简明生动的卫生标语、宣传画；发动战士编写有关卫生防病知识的黑板报或墙报；进行化妆宣传或演出活报剧，以及举办实物展览等。1941 年山东军区部队曾举办一周的卫生展览，用图表和实物宣教防病的科学知识，在某种疾病流行时还举办专题展览。③ 此外，山东军区还利用各种卫生刊物和报纸进行卫生知识的宣传。1944 年 6 月 21 日，《大众日报》发出了《开展社会卫生运动》的社论，提倡利用学校、扫盲班以及各类群

---

① 《抗日战争时期冀中军区部队的卫生防疫工作》，参见冀中人民抗日斗争史资料研究会编：《冀中人民抗日斗争文集》（第 3 卷），航空工业出版社 2015 年版，第 837 页。

② 《新中国预防医学历史经验》编委会编：《新中国预防医学历史经验》（第 1 卷），人民卫生出版社 1991 年版，第 106 页。

③ 高恩显：《解放军卫生史文选》，人民军医出版社 2005 年版，第 118 页。

众组织开展卫生宣教，摒除不良卫生习惯，保持公共卫生的整洁，进行村庄清理和卫生检查，保证饮用水源的干净；注重个人卫生，经常修剪指甲，早晚洗脸，远离生冷食物，不使用病患的用具。① 第一一五师夏季行军时在水井旁写上"井水虽然凉，病菌里面藏"；在休息地写上"为了防中暑，休息找荫凉"；冬季行军时在驻地悬挂"为了防感冒，不要随便脱衣帽"的提示语。山东纵队第五支队的健康宣传队在行军中以快板和对口词的方式进行健康宣传②，保障了战士身体健康，取得了很好效果。

　　另外，在众多的卫生防疫宣传中，1945—1946 年由晋冀鲁豫边区政府教育厅审定、供边区初级小学 1—4 年级使用的《初级新课本》也有许多卫生宣传和卫生知识普及的内容。如该课本第二册第 19 课《不喝生水》这样写道："小应口渴了，去拿生水喝，先生说：'不要，不要，生水里，有病菌，喝上生水肚子疼，要喝水，喝开水，喝上开水少生病。'"第 20 课《剪指甲》这样写道："长指甲，三分长，指甲里，藏肮脏，放口里，肚子疼，搔痒痒，要生疮，长指甲，快剪光，不留指甲藏肮脏。"③ 该课本第三册共有 6 课是卫生课，其中第 4 课《讨论会》里小朋友们专门讨论了"要讲卫生"的问题："张英说：'我们要天天洗脸。'小毛说：'我们要常常洗衣服。'李华说：'学校的屋里，院里要打扫干净。'国强说：'还得要有检查。'"第 5 课《卫生公约》讲到了小朋友们订立的卫生公约："一，每天手脸要洗干净；二，常常洗衣服；三，屋里、院里每天轮班打扫一次；四，人和人，班和班，大家比赛，七天检查一次。"第 6 课对"王家庄"讲卫生的情况进行了宣传："王家庄，讲卫生，家家打扫很干净。倒水有水沟，倒

---

① 《开展社会卫生运动》，《大众日报》1944 年 6 月 21 日。参见王元周：《抗战时期根据地的疫病流行与群众医疗卫生工作的展开》，《抗日战争研究》2009 年第 1 期。

② 《新中国预防医学历史经验》编委会编：《新中国预防医学历史经验》（第 1 卷），人民卫生出版社 1991 年版，第 136 页。

③ 石鸥主编：《晋冀鲁豫边区初级新课本（全八册）》（上），广东教育出版社 2016 年版，第 78—79 页。

灰和脏土，还有脏土坑；井水大家吃，不叫脏水流下井。"① 第38、39课对苍蝇、蚊子等"害人可不轻"的情况进行了宣传："红头苍蝇、绿苍蝇，苍蝇本是害人精，他把病菌带到瓜果上，叫人吃了就生病；生了病、少劳动，耽误生产大事情，莫看苍蝇小，害人可不轻；大家要想少生病，快把蝇子打干净。""小蚊虫，哼哼哼，蚊虫也是害人精，吃人血，留病菌，发疟子，害头疼，一阵热、一阵冷，莫看蚊虫小，害人可不轻；要想少生病，快来灭蚊虫，蚊虫出在脏水坑，脏水去了蚊不生。"② 该课本第4册第14课则号召"老乡们"把"扫除和积肥"结合起来："咱们要想少生病，就要讲卫生。个人卫生和公共卫生都是很重要的，家里要打扫干净。街上不乱堆粪土，现在不是正在积肥吗？把扫起来的粪土和脏水，倒在粪堆上就是很好的肥料。讲卫生和积肥结合起来，人财两旺，真是一举两得的事情，请大家动手吧！"③ 该课本第五册第12课、第13课、第14课、第16课重点宣传了"怎样预防传染病"、"赶快种牛痘"、"公共卫生"以及"怎样看护病人"等内容④；第17课《巫婆坦白》登载了涉县赵文成老婆的坦白、后悔的话："从前俺是糊涂蛋，信神信鬼胡捣乱，自己迷信还不算，还要装腔把人骗。如今觉悟回头看，原来都是胡扯淡，你说世间有神鬼，从来没有看得见。我当神婆好几年，神鬼从没照顾俺，先前死了原配汉，接着儿子也完蛋！烧了神像没事端，如今俺可想通了生活原来靠动弹，从今好好闹生产，装神弄鬼咱不干。"⑤ 该课本第六册第5课、第6课、第20课讲了有关痢疾、疟疾的

　　① 石鸥主编：《晋冀鲁豫边区初级新课本（全八册）》（上），广东教育出版社2016年版，第118—120页。
　　② 石鸥主编：《晋冀鲁豫边区初级新课本（全八册）》（上），广东教育出版社2016年版，第157—158页。
　　③ 石鸥主编：《晋冀鲁豫边区初级新课本（全八册）》（上），广东教育出版社2016年版，第185页。
　　④ 石鸥主编：《晋冀鲁豫边区初级新课本（全八册）》（下），广东教育出版社2016年版，第241—242、244页。
　　⑤ 石鸥主编：《晋冀鲁豫边区初级新课本（全八册）》（下），广东教育出版社2016年版，第245页。

防治办法以及怎样防冻伤等内容。① 该课本第七册第 29 课、第 30 课、第 31 课讲了有关霍乱和伤寒、麻疹的防治办法以及战时急救法等内容。② 该课本第八册第 20 课《讲卫生歌》很有意思："（1）咱们全村讲卫生，大街小巷打扫净，家里头要齐整，街上不要乱堆粪，人人都注意才少生病。（2）伤寒霍乱，疟子病，还有生疔不能动，这些病，传染人，病人的东西不乱用，和他隔离，最为当紧。（3）得病应该请医生，千万不要讲迷信，不烧香，不摆供，不请巫婆来下神，吃药打针才是正经。（4）小孩肯害脐风病，大都是剪脐带不干净，收生婆要当心，洗手煮剪最要紧，像这样小孩才好成人。（5）洗手洗脸洗衣服，清洁卫生要经常，勤洗被，早起床，吃多吃少要适当，参加劳动身体健康。"③

由晋察冀边区行政委员会教育处审定的国语课本卫生宣传的内容也很多，该课本虽然是在 1946 年初版，但也反映了当时根据地的卫生宣传状况。比如该课本第一册重点宣传了"洗手脸"、"打扫"、"不喝生水"以及"打扫"卫生的重要性。④ 第二册《我们都是好学生》宣传了"好学生"的标准："不打架，肯听话，不迷信，讲卫生，帮助爹娘做事情，还给弟弟妹妹当先生。"⑤ 该课本还宣传了"眼的卫生"，课本是这样说的："我不用手擦眼。灰土飞到眼里，就把眼闭上，使它和泪流出来。不在太阳下和黑地方看书，也不和害眼病的人一同洗脸，所以我没有害过眼病。"《剪指甲》一课说："长指甲，指甲长，指甲里头多么脏。放在嘴里好生病，抓痒痒，要生

---

① 石鸥主编：《晋冀鲁豫边区初级新课本（全八册）》（下），广东教育出版社 2016 年版，第 291—292、310—311 页。

② 石鸥主编：《晋冀鲁豫边区初级新课本（全八册）》（下），广东教育出版社 2016 年版，第 391—394 页。

③ 石鸥主编：《晋冀鲁豫边区初级新课本（全八册）》（下），广东教育出版社 2016 年版，第 454 页。

④ 石鸥主编：《晋察冀边区国语课本（全八册）》（上），广东教育出版社 2016 年版，第 41—44 页。

⑤ 石鸥主编：《晋察冀边区国语课本（全八册）》（上），广东教育出版社 2016 年版，第 59 页。

疮。长指甲，快剪光，剪光指甲才不脏。"① 并且表扬了"二牛"这个"卫生模范"："二牛每天早上帮助爹娘扫院扫屋垫猪圈。家里到处干净，全家没有一个病人。村里选他家做卫生模范。"② 第三册也号召小朋友们要讲卫生："夏天疾病多，生病真难过，吃药要花钱，活也不能做，要想不生病，就得讲卫生。洗脸洗澡洗衣服，刷锅洗碗别放松。饭菜要盖好，不让蚊子叮，熏蚊子，打苍蝇，拿虱子，捉臭虫，不让他们传染病。谁家这样做，保证少生病。"③ 并且表扬了"李家湾"一个讲卫生的典型："李家湾赵二堂的家里，过去很肮脏，整年家里有病人，村里的小学生听说了，天天派人去帮他家扫院子，扫屋子，垫猪圈、牛圈，有时还背一筐土，替他垫茅坑，后来赵二堂觉得不好意思，也渐渐注意卫生了，家里再也没病人了。"第三册《许愿烧香是胡闹》一课则批评了"王二小"因发烧而求助巫婆、烧香许愿等封建思想，"王二小"最终还是请医生开药方，对症治疗，"病才好了"。这册书还提醒大家一定及时消灭跳蚤、老鼠、苍蝇、蚊子等害虫。④ 该课本第四册号召小朋友们及时检查卫生，不吃冷饭，防止痢疾。如《痢疾》一课这样写道："张明的妹妹，一天泻了好几次，先拉稀，后拉血，肚子坠得很痛，身上发烧，嘴发干。张明请了医生来，医生看了看说：这是痢疾。喝了生水或吃了苍蝇爬过的东西，很容易得这种病。得了这病，不要吃硬东西，多喝白开水。睡觉时注意把肚子盖得暖暖的。大便后，要用灰土盖好，不要教苍蝇爬。更不要在河边井旁大便，免得传染别人。"⑤ 该课本第五册

① 石鸥主编：《晋察冀边区国语课本（全八册）》（上），广东教育出版社 2016 年版，第 85—86 页。

② 石鸥主编：《晋察冀边区国语课本（全八册）》（上），广东教育出版社 2016 年版，第 88 页。

③ 石鸥主编：《晋察冀边区国语课本（全八册）》（上），广东教育出版社 2016 年版，第 154 页。

④ 石鸥主编：《晋察冀边区国语课本（全八册）》（上），广东教育出版社 2016 年版，第 156—158、160 页。

⑤ 石鸥主编：《晋察冀边区国语课本（全八册）》（上），广东教育出版社 2016 年版，第 185—188 页。

批评了"王大娘"迷信鬼怪的现象："王大娘，真是呆。病菌钻进身体内，她说鬼神在作怪。人死尸骨都烂完，偏说灵魂还存在。天天吃不饱，买香买纸何苦来？有活儿不去干，整天念佛来消灾。一切听天命，全凭神安排。直到临死时，还说是命该。王大娘，真是呆。"① 同时还讲了"张大祥"因迷信"屈死了四条人命"的故事，以事实讲道理，说明迷信的危害。②

总而言之，华北各敌后根据地开展了丰富多样的卫生宣传教育，取得了较好的成绩。归结起来其主要的宣教形式有三种：第一种是通过报纸、杂志、医学教材、小册子、宣传单、办黑板报、墙报以及书写标语和口号，广泛宣传卫生知识，达到教育群众之目的，这是各根据地普遍采用的形式。第二种是利用群众性的各种集会，如庙会、更会、纪念大会等通过卫生知识的宣传达到破除迷信、教育群众的目的。第三种就是在医院或医疗队为群众进行防病治病的过程中以身边的实例来进行现场教育，这些因个人思想迷信而贻误治疗所造成的悲剧对当地群众更有说服力，这使他们逐步摆脱落后思想的束缚，认识到了卫生知识和科学健康的生活习惯的重要性。

（三）群众性卫生防疫运动

早在土地革命时期，中华苏维埃共和国政府机关报《红色中华》于1932 年 1 月 13 日第 5 期就曾发表社论指出："防疫的卫生运动，是保障工农群众和红军的健康运动，是为巩固革命力量去争取苏维埃更大发展和胜利的运动。"③ 1933 年 11 月，毛泽东到江西省赣州市兴国县的长冈乡开展调查研究，写下了有名的《长冈乡调查》。毛泽东认为："疾病是苏区中一大仇

---

① 石鸥主编：《晋察冀边区国语课本（全八册）》（上），广东教育出版社 2016 年版，第 316、317 页。

② 石鸥主编：《晋察冀边区国语课本（全八册）》（上），广东教育出版社 2016 年版，第 319 页。

③ 《大家起来做防疫的卫生运动》，《红色中华》1932 年 1 月 13 日。

敌,因为它减弱我们的革命力量。如长冈乡一样,发动广大群众的卫生运动,减少疾病以至消灭疾病,是每个乡苏维埃的责任。"① 要想减少疾病乃至消灭疾病,方法就是通过发动广大群众来开展卫生运动。

教育群众,组织群众,向群众做卫生知识的宣传并号召群众同各种疾病作斗争,是做好防病工作的重要环节。如在晋察冀抗日根据地,晋察冀军区广大卫生工作人员为巩固和提高部队战斗力,保障部队健康,前赴后继,积极开展卫生防病工作。以冀中军区部队的卫生防疫工作为例,在频繁的战斗中,为减少因战士患病造成的减员,冀中军区部队开展了群众性的卫生防疫工作,提出了"讲究卫生、减少非战斗减员"的口号。采取了各种有力措施:一是强调讲卫生、讲清洁。对个人卫生、驻地卫生都提出了严格要求。二是领导重视,严格要求。凡是修整、整军,都把卫生防疫工作列为重要内容来抓,在医药卫生条件艰苦的背景下,卫生机关每年组织预防注射伤寒、副伤寒、霍乱、破伤风四联疫苗,并及时检查部队营养状况及伙食标准执行情况。三是积极宣传,提高认识。卫生宣传教育,大会小会经常讲,根据时令季节,结合部队实际情况进行防病宣传。干部教育机关也很重视卫生工作,以训练干部养成做好卫生管理的能力。如 1939 年冀中军区教导团成立后,很快将各种卫生制度建立起来,学员训练大队,都是以学员选出的卫生委员负责推动群众性的卫生工作,并不断向团首长进行汇报,受到团领导的大力支持。四是采取积极措施,消灭病媒传染。对于一度流行的肠炎、痢疾、疟疾等病,一方面采取积极预防措施,消灭苍蝇,克服各种困难,努力改善病员的生活,增加伙食营养;另一方面采取突击治疗,在药品缺乏的情况下,想方设法减轻或解除病员的痛苦。② 据不完全统计,8 年中,全区卫生部门共收治部队伤病员 286,089 人,其中伤员 70,029 人,病员 216,000人;给群众医治伤病 1879 万多人次,为夺取抗日战争的胜利,作出了应有

---

① 《毛泽东文集》第一卷,人民出版社 1993 年版,第 310 页。
② 冀中人民抗日斗争史料资料研究会办公室编:《冀中人民抗日斗争资料》(第 13 期),1985 年内部印行,第 19—24 页。

的贡献。① 1939 年 9 月 30 日，晋察冀军区《抗敌三日刊》发表《向疾病现象作斗争》后，各级领导对部队进行了深入的动员教育，较广泛地开展了群众性卫生运动，卫生人员给连队战士上卫生课，战士们在部队休整时自己动手拆洗被褥等。其后，晋察冀军区和各军分区根据不同季节和战斗任务，适时下达防病工作训令、指示，组织部队与居民协同，举行卫生清洁运动周活动，开展卫生评比竞赛等活动，推动卫生防病的群众运动持续深入地开展。② 1944 年春，受疫病流行的严重影响，晋察冀根据地大生产运动总产量并未达到预期的效果，这也促使边区政府加强卫生防病工作以保障边区民众健康促进生产。③ 全国抗战的 8 年间，全军区收治的 216,000 名病员中，疟疾、痢疾、感冒、回归热、斑疹伤寒最多。为有效预防和控制这些疾病流行，各级卫生部门一方面进行重点防治，另一方面根据战时的实际情况，建立了必要的健康检查制度，发现问题，及时采取相应措施，有力地保证了部队指战员的健康。④ 正是由于晋察冀根据地各级党委及首长对卫生防疫工作的重视，军区卫生机关及广大医务卫生人员积极采取措施，切实保障广大指战员及群众的身体健康，以有效保证部队的战斗力，最终战胜了日本侵略者。

晋冀鲁豫根据地对部队健康威胁最大的是疟疾、伤寒、副伤寒、斑疹伤寒和回归热、痢疾、疥疮等传染病，根据地有针对性地开展了预防及治疗措施。1943 年，野战卫生部的附属医院一年内便为驻地 7436 名儿童接种了牛痘。⑤ 河北阜平县高街村合作社专门配备了卫生委员，根据"四净"的口号

---

① 《新中国预防医学历史经验》编委会编：《新中国预防医学历史经验》（第 1 卷），人民卫生出版社 1991 年版，第 80—81 页。

② 《新中国预防医学历史经验》编委会编：《新中国预防医学历史经验》（第 1 卷），人民卫生出版社 1991 年版，第 86—87 页。

③ 王元周：《抗战时期根据地的疫病流行与群众医疗卫生工作的展开》，《抗日战争研究》2009 年第 1 期。

④ 《新中国预防医学历史经验》编委会编：《新中国预防医学历史经验》（第 1 卷），人民卫生出版社 1991 年版，第 88 页。

⑤ 齐武：《晋冀鲁豫边区史》，当代中国出版社 1995 年版，第 385 页。

（院子净、个人仪表净、厨房净和街道净），配合妇女工作，进行卫生突击检查；发动小学生检查乡邻，利用板报、歌谣等方式进行表扬或批评，选举卫生模范教育全体，将"肮脏鬼"安国花改变成了爱干净的人。① 河北省龙华县的模范中医张明远组织医药合作社，积极开展卫生运动，贯彻防、治、养三结合的方针，大大降低了该县的患病率。② 通过持续的卫生防疫努力，晋察冀根据地军民的身体健康和卫生安全有了可靠保障。

晋绥根据地位于晋西北，物资缺乏，粮食供应困难，军民营养不足，卫生条件差，发病率、病死率都比较高。根据地卫生行政部门和工作人员在一二〇师统一领导下，根据不同时期的作战任务，灵活深入地进行卫生宣传教育，使战士们懂得讲卫生的重要意义；坚持开展卫生运动，落实各项卫生防病制度与措施，从而较好地完成了卫生防病工作任务。在预防传染病和胃肠病工作中，一二〇师卫生部门根据气候、环境、卫生条件等情况为指战员讲解饮食习惯、居住环境与疾病之间的关系。每年春天开展全员大扫除，同时接种疫苗预防天花；夏秋两季进行卫生清洁，掩埋生活垃圾，注射霍乱和伤寒疫苗；冬季注意预防支气管炎、冻伤等。在生产中则制定了预防瘀伤、眼病、中暑和胃肠道疾病的对策③，使卫生运动有重点地开展，收到了较好效果。④ 简而言之，抗战期间晋绥军区和根据地军民坚持"预防为主"的思想，深入卫生宣传教育，积极防止传染病、多发病的发生和流行，开展群众卫生运动，取得了丰富的经验和良好的效果。

---

① 晋察冀边区财政经济史编写组、河北省档案馆、山西省档案馆编：《抗日战争时期晋察冀边区财政经济史资料选编（工商合作篇）》，南开大学出版社 1984 年版，第 945 页。转引自王元周：《抗战时期根据地的疫病流行与群众医疗卫生工作的展开》，《抗日战争研究》2009 年第 1 期。

② 水生：《八年来晋察冀怎样战胜了敌祸天灾》，《北方文化》1946 年 7 月 1 日第 3 期。转引自王元周：《抗战时期根据地的疫病流行与群众医疗卫生工作的展开》，《抗日战争研究》2009 年第 1 期。

③ 《新中国预防医学历史经验》编委会编：《新中国预防医学历史经验》（第 1 卷），人民卫生出版社 1991 年版，第 105—106 页。

④ 高恩显：《解放军卫生史文选》，人民军医出版社 2005 年版，第 118 页。

　　山东根据地也积极动员广大指战员和驻地群众开展以预防疾病为目标的卫生运动。八路军一一五师在战斗间隙发动群众讲究卫生、预防疾病。首先是向部队和群众开展卫生宣传、普及卫生知识。传染病的流行和不良的卫生习惯有直接关系。实践证明，卫生防病工作的关键在于加强卫生领导与指导。1940—1945年，山东根据地旅（支队）以上军政首长签发的有关卫生防疫的指示、命令、通令、训令就有400多次，对部队卫生工作起了重要的推动作用。如1942年冬，第一一五师教导二旅冻伤、眼疾高发，该部制定了《冬季卫生防病工作》指标，要求供给部门为战士们配备防冻膏，战士洗脸后用于擦手、擦脸；并严格分盆、分水洗脸，不合用毛巾，冻伤、眼疾患者大大减少。1943年，山东抗日根据地发布《夏季卫生工作指示》，要求进行捕杀蚊蝇的活动，并加强饮食管理，1943年肠道病的发病率比1942年明显下降。在一些重要会议上，山东根据地的军政首长和司令部门都反复强调基层军政领导要学会卫生管理，抓好卫生宣传工作。[①] 1945年，根据地号召"减少一个害病的，就多一个生产力"，尽最大程度保证民众健康促进大生产。[②] 山东纵队还把一一五师的卫生工作经验归纳为六条：经常打扫室内外，保持清洁；挖深坑小口厕所，防蝇防臭；门口挖痰盂；除冬天外，尽量睡高铺；不共用一盆水，实行分水洗脸；并不乱用碗筷，实行分菜制。山东纵队还开展一年一度的卫生运动月（每年4月12日至5月12日），在运动月中广泛开展卫生宣传教育，发动广大指战员和当地群众，共同进行大扫除，并对涌现出来的模范人物，通过"5·12"（国际护士节）纪念活动进行表彰。[③]

---

　　① 《新中国预防医学历史经验》编委会编：《新中国预防医学历史经验》（第1卷），人民卫生出版社1991年版，第135页。

　　② 王元周：《抗战时期根据地的疫病流行与群众医疗卫生工作的展开》，《抗日战争研究》2009年第1期。

　　③ 《新中国预防医学历史经验》编委会编：《新中国预防医学历史经验》（第1卷），人民卫生出版社1991年版，第138页。

（四）卫生防疫运动的效果

华北抗日根据地在坚决抗击侵略者的同时，也同严重危害根据地军民的自然灾害尤其是各种地方病、传染病作坚决的斗争。其最主要的方面就是通过开展卫生教育宣传，大力普及卫生知识，提高广大军民的卫生意识，破除各种落后的思想观念和不卫生的生活习惯。1944 年 6 月 21 日《大众日报》指出："健康就是幸福，疾病就是痛苦；没有健强的国民，就不能组织坚强的国家，开展群众卫生运动的重要性，是显而易见的。"①

华北抗日根据地的卫生防疫运动有效普及了卫生知识，改变了农村卫生陋习，使根据地群众的卫生观念逐步得到确立。1945 年 2 月，晋察冀军区卫生部派白冰秋等卫生工作者去曲阳游击区防治麻疹，发现当地群众在严重的病灾面前产生了恐惧心理，迷信神鬼，就利用群众中因迷信神鬼致麻疹患儿死亡的实例，揭露巫婆的骗人行为，对麻疹患者施以医治，并说服了群众，他们经常自觉地清理室内外卫生，迅速扑灭了疫情。山东根据地组织医药联合会并在其指导下于 1944 年夏秋季开展疾病防病运动，如壮岗区就号召下属各村建立卫生委员会，加强行政领导，开展卫生检查，在很大程度上更新了民众的卫生观念。②

华北抗日根据地通过卫生宣传教育和开展防疫运动，保障了根据地军民的身心健康。1943 年秋季反"扫荡"前后，晋察冀军区派出 20 余个防疫组，104 名医生，到 10 多个县、20 个区、384 个村，治疗 13413 人，治愈率达 71.6%。③ 晋绥军区部队 1940 年冬皮肤病发病率约 30%；1941 年春因蔬

---

① 转引自王元周：《抗战时期根据地的疫病流行与群众医疗卫生工作的展开》，《抗日战争研究》2009 年第 1 期。

② 王元周：《抗战时期根据地的疫病流行与群众医疗卫生工作的展开》，《抗日战争研究》2009 年第 1 期。

③ 《新中国预防医学历史经验》编委会编：《新中国预防医学历史经验》（第 1 卷），人民卫生出版社 1991 年版，第 100 页。

菜短缺导致营养缺乏，战士患夜盲症者达数百人，其中六团患病人数占总人数的35%。一二〇师卫生部按照本区域条件，依照季节制订不同的宣教方案，编印学习教材，利用一切可以利用的机会深入部队，采取不同方式进行宣传教育。① 晋冀鲁豫军区在抗战期间，从部队的行军卫生、宿营卫生、饮食卫生、营养卫生等几个方面，根据不同情况采取相应的预防措施关心指战员，对于各种传染病也分类施策，克服各种困难，努力保障他们的身体健康。② 一二九师和晋冀鲁豫军区在卫生运动开展过程中，部队卫生部门把支援地方搞好卫生建设看成是自己的责任，在每次敌人"扫荡"后总要发动军民搞卫生运动，以求避免疫病的发生与流行。③

　　抗日战争时期，晋察冀军区卫生部门在各级党委和首长领导下，不但较好地完成了艰巨而复杂的卫生防病任务，而且也取得了在敌后抗日游击战争条件下卫生保障工作的丰富经验。这些经验归纳起来主要有：坚持为全体军民服务的卫生工作原则；形成了积极预防的指导思想；执行了一条正确的知识分子政策，培养引进了大批技术人才。这些宝贵经验及其取得的成果为保障晋察冀边区抗日战争和以后解放战争的胜利，发挥了重大作用。④ 华北其他根据地也都总结出了本地区开展卫生工作的经验。华北抗日根据地较为扎实的医疗卫生宣传与教育工作为赢得抗日战争的最后胜利，作出了重要的贡献。

---

　　① 《新中国预防医学历史经验》编委会编：《新中国预防医学历史经验》（第1卷），人民卫生出版社1991年版，第106页。

　　② 参见《新中国预防医学历史经验》编委会编：《新中国预防医学历史经验》（第1卷），人民卫生出版社1991年版，第118—121页。

　　③ 《新中国预防医学历史经验》编委会编：《新中国预防医学历史经验》（第1卷），人民卫生出版社1991年版，第129页。

　　④ 《新中国预防医学历史经验》编委会编：《新中国预防医学历史经验》（第1卷），人民卫生出版社1991年版，第100页。

三、举办卫生展览会

除了在根据地开展健康教育和群众健康运动外，还在当时条件下举办健康展览，主要介绍根据地的医疗卫生成果，宣传疾病预防措施，传播卫生观念。作为一种较为专业的展览，抗日根据地医疗卫生展览会的举办，是要如实记录根据地的医疗卫生成就，普及卫生常识，并进而反映根据地军民热火朝天的斗争生活，以达"教育群众"之最终目的。①

展览会是发展公共卫生事业中快速有效的办法。举办健康展览会，介绍医学常识，研究典型的疾病治疗经验，对卫生工作具有重要意义。相关的卫生宣传教育展览，可以提高人们的卫生保健意识和科学性，使军队和人民获得良好的健康教育和卫生知识。② 抗日根据地的医疗卫生展览最初出现在1938 年11 月的陕甘宁边区农产竞赛展览会上，该展览会尚在筹备时即曾向延安市等地征集药材等副业产品，③ 展览会开幕后陈列的药材不下数十种，最著名的当属宁夏盐池县送展的珍药铁心甘草④及陕西安塞县送展的大黄、人参⑤等。展览会的展品日益丰富，活泼生动的标语引起了战士们的兴趣。1943 年后在定期开展的卫生运动月上，一些地方搞了实物展览、现场报刊剧、化妆海报、卫生海报等。例如，1941 年春，山东卫生部专门举办了为期一周的卫生展览会，其内容与现实紧密相关，用回归热、伤寒病人的照片，说明了疾病的传播方式和预防途径。⑥

① 《陕甘宁边区农产竞赛展览会宣传大纲》，《新中华报》1938 年9 月15 日。
② 韩艳芳：《太行根据地公共卫生事业研究 1941—1949》，硕士学位论文，山西师范大学，2018 年。
③ 《筹备陕甘宁边区农产竞赛展览会计划纲要》，《新中华报》1939 年9 月15 日。
④ 刘毅：《边区农展会印象记》，《新中华报》1939 年2 月7 日。
⑤ 《安塞积极筹备响应农产竞赛展会号召》，《新中华报》1938 年10 月20 日。
⑥ 济南军区后勤部卫生部、《新中国预防医学历史经验》编写组编：《抗日战争时期一一五师暨山东部队卫生防病概况》，人民军医出版社1989 年版，第26 页。

太行根据地的卫生展览于 1945 年 5 月在襄垣县举行，共有七个展览点，参观人数超过 4700 人。① 据不完全统计，太行区涉县利用举办春庙会的时机进行展览，展厅内的生产图、时事图、卫生文化图和妇女生产图吸引了众多民众，据统计，每天至少有 6000 人前来观看。展览图片引起了大家的共鸣，一位老人指着"接产图"说："咱活了这么大，为了有小孩，连这都不知道，这可真是涨了不少见识。"② 展览内容主要介绍妇幼健康及各项传染病，特别是妇幼健康，受到民众广泛称赞。1945 年文教大会是太行山根据地最重要、影响最深远的卫生展览之一，内容丰富，展示了该地近年来取得的成绩，包括卫生人员培训、防病成绩及卫防机构的建设等。展览还介绍了太行区疫病的种类和流行情况，以及农村地区的巫术迷信现象。展览厅内亦展出梅毒、淋病、胃溃疡、天花、白喉、沙眼等各阶段的疾病模型，并解释可怕的流行病及其成因和预防方法。国产药材陈列室里摆满了自行研制的药材，从粉剂、药材到昂贵的针药都有，这些药材都是中西医结合的特殊形式。此外，根据地还自主研制了伤寒疫苗和替代外药的注射剂。关于畜疫防治的图片指出了牲畜发病死亡的病因；其他几种挂图展示了高发病和病媒的关系：疟疾和蚊虫、霍乱和苍蝇、伤寒、沙眼和鼻热（大肚子疾病）、疥疮和虱子，另外还附有相应的防病措施。简单明了的图表，可以使民众容易了解这些疾病的致因与预防。同时，卫生人员的讲解与配合使展览会的效果更加富有成效。

笔者选取了华北抗日根据地 1944—1945 年举办的生产与建设展览会中的相关卫生展览，见表 4—1。

---

① 山西省史志研究院编：《山西通志·卫生医药志·卫生篇》（第 41 卷），中华书局 1997 年版，第 253 页。

② 《把生产卫生的道理告给群众——太行春季以来庙会宣传工作择记》，《新华日报》（太行版）1949 年 4 月 24 日。

表4—1 抗日根据地1944—1945年举办的生产与建设展览会中的相关卫生展览

根据地	展览会名称	时间	内容	资料来源
晋绥根据地	生产展览会	1944 年 12 月 15 日	军区制药厂生产药品	《抗战日报》1944 年 1 月 15 日
	抗战八周年文化棚	1945 年 7 月 6 日	交城、神府等几个村的婴儿死亡率，西药、中药和标本、图解等	穆欣：《参观文化棚》，《抗战日报》1945 年 7 月 14 日
晋察冀根据地	边区生产展览会	1945 年 1 月 1 日	军区伯华制药厂、冀中药材厂及完县医疗合作社的自制药品，及婴幼儿保健常识	《晋察冀日报》1945 年 2 月 17 日
晋冀鲁豫根据地	太行一中展览成绩	1941 年 7 月 30 日	卫生劳动	《新华日报（华北版）》1941 年 8 月 7 日
	太行生产展览会	1943 年 3 月 1 日	药物	《新华日报（华北版）》1943 年 3 月 7 日
	生产展览	1944 年 12 月 5 日	药品的制造	《新华日报》（太行版）1944 年 12 月 5 日
	岳北战争生产展览会	1944 年 12 月 12 日	太纵卫生处精制药品如柴胡注射液、煅制镁等	《岳北英模大会》1944 年 12 月 12 日
	太岳战绩生产展览	1945 年 1 月	麝香、鹿茸、党参、艾苠、茯苓、山萸、石菖蒲等共 300 种	《解放日报》1945 年 1 月 21 日
	文教展览馆	1945 年 4 月	野战卫生部、太行医院等制作的展品 133 件	《新华日报》（太行版）1945 年 4 月 15 日

续表

根据地	展览会名称	时间	内容	资料来源
山东根据地	山东产品展览会	1945 年 4 月 15 日	药材	《解放日报》 1941 年 11 月 2 日

从表4—1可以看出，抗日根据地生产与建设展览会相关的医疗卫生展览主要集中在中西药品、妇婴卫生、反巫神迷信和疫病预防办法等几个方面。其中妇婴卫生宣传和反巫神宣传等在抗日根据地相关医疗卫生展览中占有颇大的比重。另外，从抗日根据地制药厂、药材厂、医疗合作社等展出的为数众多的中西药品、药材来看，根据地缺医少药的状况虽然仍在持续，但在广大军民的努力工作下，已得到一定程度的缓解。

四、推进卫生出版事业

医药卫生出版工作在卫生战线上占有重要的地位。医药卫生出版以多种形式和体裁，为广大读者提供了大量的医药卫生图书。在革命战争年代，随着人民军队的不断壮大和革命根据地的日益扩展，医药卫生出版工作也逐步发展起来。尽管当时根据地处境艰难，物质条件十分简陋，但还是想方设法出版了多种医药业务教学用书和工作参考用书。这些书籍虽然多系油印本，印数有限，但内容却涉及医药各科和卫生勤务很多方面，自力更生地解决了当时的实际需要。这对继承和发扬祖国医学遗产，普及卫生知识，促进医学的发展，培养医药卫生人才和保护人民健康，作出了贡献。华北抗日根据地的医药卫生出版工作主要有以下几个方面：

一是出版专业卫生著作。华北抗日根据地的专业卫生著作出版较多的是晋察冀根据地。"白求恩是加拿大安大略省人，1914 年毕业于多伦多大学医科，曾任蒙特利尔皇家维多利亚医院胸外科主任，1935 年加入加拿大共产党。"① 1938 年 6 月，国际友人白求恩到达晋察冀军区后，对培训医务人员非常重视，他经常利用各种空闲时间给医务人员讲课。基于这种医务人员培训的需求，白求恩到冀中后的一年间就着手编制了包括《战伤治疗技术》《战地救护须知》《战地外科组织治疗方法草案》《初步疗伤》《消毒十三步》等 20 多种教材。他还非常重视对各种医疗及医务人员的培训工作，认为根据地当时的医务人员远远不能满足战争的需要，必须根据实际情况对部队医务人员进行业务与技术的培训。如果一个部队有 20 万士兵，那么根据地的医院至少应该有 2500 名左右固定的病员，但是当时医疗卫生人员中仅有很少量的中国医科学校毕业的医生，还有大量人员根本没有受过医科学校训练，因此不能满足医院工作的专业要求。白求恩"下定了决心培养本地区的医生和护士"，用援华医疗队的知识为中国培养医护人才。他向边区领导提议"此地有设立一所完善的医校的必要"。而此时军区领导和卫生部也正好在考虑建校的事项。7 月中旬，根据地开始从各地借调医务人员筹备师资，白求恩则忙着编写教材。他根据自己在边区 18 个月的工作收获编写了《游击战中师野战医院的组织和技术》②。1938 年 9 月 16 日，《晋察冀日报》社以"太行书局"的名义发行了白求恩编写的教材《疗伤初步》。除《疗伤初步》外，白求恩还编制了《消毒十三步》等一系列适合根据地情况的卫生教材。③ 另外一位著名的毕业于印度孟买格兰特医学院的印籍援华医生柯棣华，于 1940 年 6 月到达晋察冀边区并被边区领导任命为白求恩国际和平医院首任院长，1942 年 7 月 7 日加入了中国共产党。柯棣华在行医过程中像白求恩一样工作踏实认真，对医术及工作精益求精。他曾在两年多时间里亲手为边区伤员做过 900 多例手术。同时为了卫生人员的

---

① 田建平、张金凤：《晋察冀抗日根据地书报传播史略（1938—1945）》，河北大学出版社 2010 年版，第 137 页。

② 许文博等主编：《中国解放区医学教育史》，人民军医出版社 1994 年版，第 72 页。

③ 中国中共党史人物研究会编：《中共党史人物传：精选本·统战与国际友人卷》（下），中共党史出版社 2010 年版，第 328 页。

培养，他还编写了《外科总论》《外科略论》等教材。①

另外，《晋察冀日报》从 1941 年 11 月 11 日以专刊形式持续刊载了军区卫生部编写的《冬季卫生教材》，包括：

第一课《卫生的重要》：首先分析了 1941 年秋季反"扫荡"战役中根据地军民因受疾病的侵袭而损害健康、减弱部队战斗力量的各种问题："日本法西斯给了我们边区经济上、物资上、建设上的一些损失，由它制造出的疾病更给了我们身体上精神上一些大的损失，这是特别值得我们注意的啊！"然而，根据地军民仍有许多干部和战士对根据地提出的"熏蚊驱蚊防治疟疾""室内要注意阳光防止潮湿""灭虱""不要喝冷水"等一些防疫办法极不重视，甚而有"把卫生工作当作耳边风的"，最终导致各类疾疫如疟疾、痢疾、感冒、回归热等的流行。"这些严重的疾病现象，曾教训了我们每一个同志的！"因此，防疫不是所谓的"卖狗皮膏药"，不存在"深刻奥妙"，而是要全体军民知晓一般防病防疫办法和卫生常识，从自身做起，以达保持健康之目的。该节课最后还希望：（1）各军政首长要尽力帮助协同领导卫生工作之开展；（2）要有确实规定讲授卫生课目的时间，定期测验，医生不能担负时，请各连队政指代上；（3）确实按期督促检查卫生工作推行之程度，公布其成绩。②

第二课《冬季卫生应注意事项》：提出根据地冬季卫生需要注意的 12 条要求：（1）准备棉袄、手套，注意保暖；（2）行军时防止寒风直吹，不张口呼吸，出汗后不可脱帽；（3）受冷时摩擦手掌、脸面，时常注意踏脚；（4）每周用开水煮衣服，消灭虱子；（5）多喝热开水，多食油类、豆类食物；（6）烤火时必将门窗打开，以免炭风中毒；（7）每天用开水泡脚，并将皮肤擦干；（8）面部与手部皮肤每天擦油一次，防止皲裂；（9）夜起时应将衣服穿好，绝勿受凉；（10）受冻后不要马上烤火，宜作运动活泼血

---

① 转引自田建平、张金凤：《晋察冀抗日根据地书报传播史略（1938—1945）》，河北大学出版社 2010 年版，第 138 页。

② 《冬季卫生教材·第一课》，《晋察冀日报》1941 年 11 月 11 日。

行；（11）睡觉不盖头，趴地多填草；（12）渡河涉水后，宜迅速将水擦干，作轻度摩擦，使皮肤感觉发热为止。该节课还提出两道讨论题：（1）冬季卫生应注意事项有哪些？（2）怎样才能彻底地做到？①

第三课《疥疮》：首先回答了"什么是疥疮""疥疮的症状及好发部位""得疥疮后有些什么害处""疥疮是怎样得来的"等卫生常识问题，并且分析了根据地军民"得疥疮的条件"，即根据地普遍存在"房屋潮湿不见阳光"，"不洗澡不洗衣服"，不晒被褥不晒席子铺草，皮肤不洁身体污积，虱子过多不设法消减，一人生疥疮不注意隔离居住等现象和条件。那么，最关键的是："怎样才能不生疥疮？"该课为此提出了防止疥疮的口号与办法：（1）每礼拜洗澡（或擦澡）一次，保持身体皮肤一定之清洁；（2）每礼拜洗衣服一次，特别应洗内衣；（3）彻底消灭虱子（烫蒸晒）；（4）每礼拜剪指甲一次；（5）不与生疥疮的人接触——不共用手巾、洗脸盆、碗筷等器具，不混穿衣服、鞋袜等物件；（6）与得疥疮的人分开居住以防传染，最好做到不在一个室内；（7）每礼拜认真地曝晒被褥一次；（8）室内要沟通阳光，防止潮湿。该课希望个别同志发生疥疮后，应知道治疥疮的特效药是"硫黄"即可。该课也提出了三道讨论题：（1）疥疮是什么传染的？它在什么条件下最容易繁殖？（2）疥疮有什么害处？（3）预防疥疮应注意哪些方面？②

第四课《冻疮》：该课对"冻疮是怎样发生的""冻疮的症状是怎样的"等问题进行了简略回答，并提出了怎样才能预防冻疮的注意事项：（1）养成耐寒性——不论在行军驻军应少烤火，以养成耐寒的习惯；（2）摩擦冷部——颜面、手、足、耳、鼻感觉寒冷，便可互相摩擦，使其血行佳良便可生热；（3）行踏足运动——脚冷及全身冷感，可行踏足运动；（4）注意保持身体之末梢温度——在冬季尽可能要穿棉袜、戴棉帽子及手套等；（5）注意保温——要多着棉布及毛织品，常晒被褥；（6）不烤剧烈

---

① 《冬季卫生教材·第二课》，《晋察冀日报》1941 年 11 月 12 日。
② 《冬季卫生教材·第三课》，《晋察冀日报》1941 年 11 月 13 日。

的火——凡户外回来时，无论冷至任何程度，不能立即烤火，应先行摩擦运动及踏足运动后，再近微温火取暖。该课还对轻度冻疮治疗及第二、三度的冻疮的治疗办法进行了分析，提出了两道讨论题：（1）冻疮是怎样发生的？（2）第一度冻疮和第二度冻疮有什么不同？应该怎样防冻疮？①

　　二是在综合性报刊上开设卫生专栏。这是华北抗日根据地各军区采用比较多的卫生宣传方式。如晋绥边区行署从建立起就注重群众卫生防疫工作，不失时机地下达各种指示、训令，发布有关规定，全区各专署和县政府严格执行。《晋绥日报》《抗战日报》等各大报纸均开辟卫生专栏，及时通报疫情，宣传防病治病知识。行署和各专署、县发现疫情立即通报当地驻军卫生机关，请求支援。晋绥边区行署还及时向传染病流行地区拨专款，并派遣医生与当地县政府派出的医生组织巡回治疗队（组）对疫情展开防治。②《晋察冀日报》便登载了多篇社论，呼吁大众开展清洁卫生运动和防疫工作。如发表于 1941 年 2 月的《开展清洁卫生运动》这篇文章号召"保有健康的体格，使每一个边区人民都健康活泼起来，这是我们当今急需的重要设施"③。此后，《晋察冀日报》又登载了《讲究干净少灾病》《开展群众性的卫生运动》《切实注意清洁卫生》《消灭春疫预防春瘟》《广泛开展防疫工作》的社论，还专门开辟了健康知识专版，由专家讲解和宣传健康知识，如在健康知识专版中介绍了对疟疾治疗的方法和传染性疾病霍乱、流感、痢疾、寄生虫病、伤寒及儿童健康等相关知识。宣传标语与传单也是卫生宣传的重要途径。

　　三是创办专业卫生报刊。华北抗日根据地各军区一般都出版有卫生杂志，除军委卫生部（以第十八集团军医处名义）出版有《卫生通讯》《国防卫生》杂志和八路军卫生部出版有《卫生工作通讯》《健康月刊》外，

---

① 《冬季卫生教材·第四课》，《晋察冀日报》1941 年 11 月 14 日。
② 山西省史志研究院编：《山西通志·卫生医药志·卫生篇》（第 41 卷），中华书局 1997 年版，第 241—242 页。
③ 《开展清洁卫生运动》，《晋察冀日报》1941 年 2 月 19 日。

八路军各师、新四军各师和各大军区均有卫生报刊。其中，由军委总卫生部以第十八集团军、第八路军军医处名义在延安出版的行政指导性刊物《卫生通讯》于1939年2月10日创刊。该刊第一期的主要内容为卫生干部扩大会议特辑，刊登的主要文章有毛泽东主席的《发扬民主革命中卫生工作的精神》和《卫生干部扩大会议的总结报告》等①，对抗战时期卫生宣传与教育工作的作用极大。1940年1月，军委总卫生部以第十八集团军军医处的名义在延安出版了一份综合性医学刊物——《国防卫生》。该刊刊名由毛泽东题写，其创刊号发表了军委卫生部部长饶正锡的署名文章《我们的期望与努力的方向》，作为《国防卫生》发刊词。该文提出《国防卫生》有三大任务：一是探求新的医疗技术工作方法，继续发扬我国旧有用药的优良传统；二是推进卫生教育，保障人民健康；三是作为医务工作者自学的良友。1941年2月该刊第2卷第1期发表了毛泽东主席的题词："增进医学水平，这个刊物是有益的。"同期，还发表了朱德总司令的文章《我对于"国防卫生"的希望》，要求《国防卫生》首先要担负起积累和交流卫生行政和医疗工作经验的任务，使其成为卫生工作者的益友和良师；其次要宣传卫生常识，教育群众保持健康，预防疾病，使其成为广大群众良好的伴侣。1942年5月25日，《国防卫生》为纪念创刊3周年，出版第3卷第1期，并发表了毛泽东主席题词："打破宗派主义"；朱德总司令题词："救死扶伤，发扬革命的人道主义"；叶剑英总参谋长题词："加强卫生工作，提高治疗技术"。这期还发表了饶正锡的文章《1941年度总结及本年度工作任务》等。该刊为全军卫生工作者指导性刊物，主要刊载党对卫生工作的方针政策和思想指导性文章以及医药技术性文章。②

---

①　高恩显主编：《中国人民解放军卫生报刊资料辑录（1931—2001）》，人民军医出版社2004年版，第14页。

②　高恩显主编：《中国人民解放军卫生报刊资料辑录（1931—2001）》，人民军医出版社2004年版，第14—15页。

　　晋察冀根据地开动各种宣传工具大力进行卫生宣传与教育。1941 年 3—6 月，晋察冀军区政治部主办的石印《抗敌报》刊登了《卫生常识——伤寒》《卫生常识——白喉症》《广泛开展防疫工作》《消灭春疫预防春瘟》《排除困难推进卫生运动》《种花不得天花病》等文章，详细介绍诸多疾疫的症候、表现及其防治措施。① 1942 年 5 月，晋察冀边区卫生部部长姜齐贤向军区首长建议，在军区设立医药指导委员会，发行《卫生建设》进行卫生宣传。这得到了军区首长的重视，如聂荣臻司令员批示指出：医药指导委员会作为边区医药界的权威组织，它的成立是"很有意义的"②。在军区首长的关怀下，1942 年 7 月 10 日医药指导委员会召开了成立大会，明确它是医药技术指导与咨询机构，由 14 名专家和领导人组成，殷希影、刘璞分别担任主任、副主任。会后一致通过《设立医药指导委员会的决定》，强调成立医药指导委员会是为了提高卫生人员的医学技能，有效地教育在职卫生干部，使医学理论与实践更好地结合，充分利用医学专家的专业知识，积极参与医务工作。同年 8 月，《卫生建设》创刊，至 1949 年共出版 29 期，登载了医务技术学习材料达数百篇，其中约三分之一涉及健康及疾病预防、病毒预防、传染病的预防及治疗，以及伤病的初步治疗，对推动全区卫生防病工作，起到了较好的指导作用。③

　　晋绥军区卫生部也于 1941 年、1943 年出版了《西北卫生》和《卫生通讯》两份专业期刊，主要对晋绥军区的广大军民尤其是医疗卫生人员进行技术指导。④ 其他军种或抗日根据地也有卫生报刊出版。如山东军区卫生部 1940 年发行《卫生半月刊》。1944 年创办了胶东有史以来最早的医学期

---

　　① 苑书耸：《华北抗日根据地的医疗卫生事业》，《辽宁医学院学报（社会科学版）》2009 年第 4 期。

　　② 转引自陆江、李浴峰主编：《中国健康教育史略》，人民军医出版社 2009 年版，第 50 页。

　　③ 《新中国预防医学历史经验》编委会编：《新中国预防医学历史经验》（第 1 卷），人民卫生出版社 1991 年版，第 97 页。

　　④ 《新中国预防医学历史经验》编委会编：《新中国预防医学历史经验》（第 1 卷），人民卫生出版社 1991 年版，第 106 页。

刊——《胶东医刊》，由胶东医学研究会负责编印，共计发行十几期，其影响遍及胶东及周边地区，主要刊登相关医疗卫生工作政策、指示以及各种防病治病的经验、医疗技术指导以及卫生常识等，在战争年代发挥了积极的作用。①《胶东医刊》面向根据地广大中西医，是广大中西医总结和交流医学经验和疾疫治疗、预防方法的重要阵地。② 新四军军部军医处编印了《大众卫生》季刊及《春季卫生》《夏季卫生》《炊事员卫生课本》《军人卫生手册》等。各师卫生部也印发了许多通俗的卫生小册子或卫生小报③，对推动根据地的卫生防病工作起到很好的指导作用。④

综上所述，华北抗日根据地的卫生工作在"预防在先"思想的指导下，为了提高部队的战斗力和增加人民与疾病作斗争的知识，始终把卫生宣传教育放在防病工作的首位，并通过宣传教育和防病实践，建立和健全了各种卫生制度。为适应部队迅速发展对卫生人员的需求，各级卫生领导机关还十分重视卫生技术队伍的建设，并依靠自己的力量，采取多种形式，培养了大批卫生人员，从而得以保证根据地各项卫生工作任务的完成。各级卫生领导机关能够适时地对部队提出不同的卫生工作要求，并派出人员或医疗队深入基层，指导卫生防病工作，帮助治疗病人，开展群众性卫生运动，对做好基层卫生防病工作、保障根据地部队有生力量作出了很大贡献。

---

① 烟台卫生志编委会编：《烟台卫生志》，烟台市卫生局 1987 年内部印行，第 392 页。

② 《〈胶东医刊〉发刊词》，《胶东医刊》1944 年第 1 期。

③ 朱克文、高恩显、龚纯主编：《中国军事医学史》，人民军医出版社 1996 年版，第292 页。

④ 参见李洪河、宋冰杰：《面对疾疫：晋察冀抗日根据地的组织与动员》，《河北师范大学学报》2013 年第 6 期。

第五章　华北抗日根据地的医疗卫生工作人员

　　抗日战争时期，中共中央对医疗卫生工作以及医务工作者都是十分重视的。1941 年 4 月 23 日，中央军委发布《关于卫生部门工作的原则指示》，把 "使用有高明医药知识及技术的医生做负责的工作" 作为健全卫生部门工作的 "中心一环"，还明确指出，应 "委任他们当医院院长及卫生部部长，没有高明的医生做领导工作，只靠行政工作与政治工作是不能解决问题的"。① 在华北抗日根据地医疗卫生工作人员中，既有兢兢业业、刻苦工作的卫生行政人员，也有精于业务、踏实奉献的医疗技术专家和医务工作者，还有奋不顾身、救死扶伤的战地救护者，以及许多主持正义、爱好和平的援华外国医疗队等，这些根据地的白衣战士们随军转战，从炮火纷飞的第一线到后方医院，救死扶伤，防病治病，都为华北抗日根据地的医疗卫生工作作出了重大贡献。②

---

　　① 高恩显：《解放军卫生史文选》，人民军医出版社 2005 年版，第 124 页。

　　② 对为数众多的白衣战士们的事迹，很多已无从考。但曾经担任太岳军区三军分区卫生处处长的杨立夫主编过一本记载白衣战士简略生平的著作，收录了抗战时期第十八集团军野战卫生部、一二九师、晋冀鲁豫军区、晋察冀军区营以上卫生干部等的事迹介绍。参见杨立夫：《烽火硝烟中的白衣战士——华北地区卫生干部名录》，北京军区后勤部党史资料征集办公室 1988 年内部印行；杨立夫主编：《烽火销烟中的白衣战士：一二九师、晋冀鲁豫军区卫生勤务纪实》，成都科技大学出版社 1991 年版。为了纪念抗日战争胜利 41 周年，冀中人民抗日斗争史资料研究会卫生组也编撰了一本冀中抗战时期卫生人员通讯录。参见冀中人民抗日斗争史资料研究会卫生组：《冀中抗战时期卫生人员通讯录》，1986 年 9 月内部印行。

一、华北抗日根据地卫生行政人员

华北抗日根据地医疗卫生事业是从无到有、逐步建立和发展起来的，这期间离不开众多卫生行政人员的艰苦工作。1937 年 11 月 7 日，晋察冀军区成立，聂荣臻任司令员兼政委。晋察冀军区处于敌后，时刻面临敌伪的进攻，战斗任务艰巨，生活条件恶劣，尤其是在紧张的战争环境下，卫生医疗工作面临着缺医少药的严重困难局面，战伤救助、疫病防控都受到了极大的限制，急需成立卫生部门，统一领导根据地的医疗卫生工作。11 月 9 日，八路军——五师军医处处长叶青山奉命率领医务和勤杂人员 36 人到达山西省五台县耿镇河北村，开始组建晋察冀军区卫生部。卫生部的主要任务是：组织后方医院收治伤病员；组织部队开展战地救护；组建卫生机构，培训和动员地方医药卫生人员参军；筹划药材。[①] 同年 11 月 13 日，八路军总部任命叶青山为晋察冀军区卫生部部长，晋察冀军区首长任命原——五师军医处医务科科长游胜华为副部长。至此，晋察冀军区卫生部正式成立。[②] 1938 年 11 月，江一真率医疗队由延安到达晋察冀军区，先后到第三五九旅和军区直属休养所救治伤员。1939 年 9 月，军区成立卫生学校（1940 年 2 月改名为晋察冀军区白求恩卫生学校），江一真任校长，喻忠良任政委。[③] 在晋察冀军区卫生学校筹备过程中，一批知名的医学专家、教授如病理学家殷希彭、眼科专家张文奇、儿科专家陈淇园、微生物学教授刘璞等到校任教。学校正式成立后，殷希彭任教务主任。他除了承担繁重的、大量的行政工作之

---

① 北京军区后勤部党史资料征集办公室编：《晋察冀军区抗战时期后勤工作史料选编》，军事学院出版社 1985 年版，第 388—389 页。

② 北京军区后勤部党史资料征集办公室编：《晋察冀军区抗战时期后勤工作史料选编》，军事学院出版社 1985 年版，第 581 页。

③ 《新中国预防医学历史经验》编委会编：《新中国预防医学历史经验》（第 1 卷），人民卫生出版社 1991 年版，第 82 页。

外，还亲自给学生讲授课程，如组织胚胎学、病理学等，并且及时地对后来附属于学校的国际和平医院的病理学专业给予大量关注和科学指导，为此后该院的临床病理学专业发展打下了牢固的基础。① 到了精兵简政阶段，军区卫生部的领导人也有些变动。1940 年 8 月，叶青山部长去延安开会、学习，游胜华代理卫生部部长工作，杜伯华调任军区卫生部副部长；1941 年 11月，印度援华医疗队的柯棣华医生任白求恩国际和平医院院长；1942 年 5月，军委总卫生部部长姜齐贤调任军区卫生部部长；1943 年夏，江一真任晋察冀军区卫生部部长，姜齐贤任政委，游胜华、顾正钧任副部长。各军分区卫生处除第一和第十军分区外，也更换了领导人。殷希彭曾任白求恩卫生学校校长。1944 年以后，华北战场斗争形势发生了重大变化，我军发展很快，晋察冀军区全区扩编为四个二级军区。在此阶段，军区卫生部及所属单位领导人也略有变动。1945 年 4 月，军区卫生部部长江一真去延安学习，殷希彭任卫生部部长，贺云卿、顾正钧、张杰、邓启修分别担任二级军区卫生部部长，张文奇担任白求恩卫生学校校长。② 曾在日本庆应大学医学部获病理学博士学位的殷希彭从 1939 年 5 月至 1945 年 3 月先后担任白求恩学校教务主任、副校长、校长。他在担任白求恩学校的教务主任时，与学校其他领导一起，克服因环境、人员、设备等造成的方方面面的困难，研究办法，制定教育计划，自编教材，因陋就简，自己制作教具。他还根据抗战形势，摸索出了"突出重点、适应对象、按需施教、急用先学"，"基础服务临床、临床服从战争"的办学思路，经过切切实实的教学检验，取得了很好的成绩。③

---

①《晋察冀边区阜平县红色档案丛书》编委会编：《神仙山下卫生劲旅》，中央文献出版社 2012 年版，第 137 页。

②《新中国预防医学历史经验》编委会编：《新中国预防医学历史经验》（第 1 卷），人民卫生出版社 1991 年版，第 84—86 页。

③《晋察冀边区阜平县红色档案丛书》编委会编：《神仙山下卫生劲旅》，中央文献出版社 2012 年版，第 137 页。

　　与晋察冀根据地相似，八路军第一二九师在抗战时期创建的晋冀鲁豫根据地各部队发展很快，其对卫生人员的需求也随之增加。第一二九师军政领导非常重视各级卫生组织的建设，每组建一支部队，每开辟一个地区，都建立相应的卫生机构，从而促进了卫生机构的发展。部队初到太行时，卫生机构很小，只有师卫生部和一个野战卫生所，两个旅卫生处，五个团卫生队。一二九师卫生部部长是钱信忠，政委是鲁加汉。1937 年 11月，一二九师卫生部开办医生训练队，1940 年下半年改编为卫生学校，由卫生部部长钱信忠兼任校长。1940 年 12 月与第十八集团军前总卫生教导队合并，成立野战卫生学校，学院编制扩大为 450 人，钱信忠仍兼校长，涂锡道任政委。同时，八路军总部决定把第十八集团军前总卫生部与第一二九师卫生部合并，并且改名为第十八集团军野战卫生部，部长钱信忠，政委孙仪之。整编后有 5 个医院，即模范医院（晋冀鲁豫白求恩国际和平医院）、野战医院、附属医院、兵站医院、残废疗养院。[①] 1945 年 8月 20 日，奉中央军委命令，晋冀鲁豫军区成立，钱信忠任军区卫生部部长兼政委，鲁之俊、何穆为副部长，马琼璜为副政委兼政治部主任，周洪生任卫生主任。[②] 他们不但领导卫生工作，而且还亲自为伤病人员治疗。1944年 7—8 月间，吴家岭一个老乡想自杀，从颈部把气管割断，送到一所，钱信忠部长立即放下一切工作，给伤者施行手术，把气管缝合起来，不到十天就好了。1942 年敌伪"扫荡"时，西隘峪口村村民张云喜被敌人把腰打坏，碎骨头插到肚子里，一年不能动，群众都说"不能活了"。钱信忠部长知道后，亲自去给他做检查，然后给他动手术，把肚子里的碎骨头取了出来，不几天张云喜就能在街上活动了，不但能劳动还能担五六十斤柴。和别人谈起话来，他总是感激地流着泪说："钱部长真是活神仙！救

---

　　① 《新中国预防医学历史经验》编委会编：《新中国预防医学历史经验》（第 1 卷），人民卫生出版社 1991 年版，第 115 页。

　　② 《新中国预防医学历史经验》编委会编：《新中国预防医学历史经验》（第 1 卷），人民卫生出版社 1991 年版，第 117 页。

了我的命，也就是救活了我一家老小。"在钱信忠部长的影响下，一所的医生对群众看病也特别耐心负责。当地群众都说："钱部长是活神仙，医生们是救命人！"①晋冀鲁豫根据地从首长到医生救死扶伤、保护群众生命健康的例子不胜枚举。

在其他抗日根据地，如晋绥、山东等根据地的卫生行政人员，也都是在艰苦中创业并成长的。全国抗战爆发后，八路军一二〇师在改编时以红二方面军为基础成立了师军医处，首任处长由刘运生代理，后为曾育生，副处长蒋跃德，医务主任张汝光。军医处下不再另设一般行政科室，仅有为数不多的几名办事员，分管行政、卫生及医疗等工作。1940年11月晋西北军区成立，军医处改为军区卫生部，部长贺彪，政委刘运生，后为戴正华，医务主任张汝光，部下仍不设科室。1942年10月晋西北军区改称晋绥军区，军区卫生部也改为晋绥军区卫生部，部长贺彪，政委戴文彬，副部长祁开仁、张汝光，卫生部下设医务科、卫生科、材料科、管理科、供给处和政治处。②当时，八路军一二〇师卫生处下成立了一个野战医院，医院下设有3个所，各有所长1人，医生2名，看护33名，司药1名，每所可收容300名伤病员。师卫生处下另有4个转运站，每站有15人，计医助1人，看护6人，作战时担任收容转运。旅卫生处有处长1人，卫生主任1人，医生1名，还附有一个休养连，连内有1名医生，1位所长，1位司药，看护15名至20名不等。团卫生队下有担架队，卫生队有2名医生，10名看护，1名司药。营卫生所有1名医生（兼所长），5名看护，连下有的有卫生员。仅抗战开始一年时间野战医院就收治伤员1447名，病员927名，外科溃疡261名，治好归队的伤员808名，病员659名，外科215名，残废的59名……③有资

---

① 杨立夫主编：《烽火硝烟中的白衣战士：一二九师、晋冀鲁豫军区卫生勤务纪实》（续集一），成都科技大学出版社1991年版，第88—89页。

② 《新中国预防医学历史经验》编委会编：《新中国预防医学历史经验》（第1卷），人民卫生出版社1991年版，第102页。

③ 后勤学院学术部历史研究室、中国人民解放军档案馆编：《中国人民解放军后勤史资料选编（抗日战争时期）》（第4册），金盾出版社1992年版，第240—241页。

料显示，全国抗战爆发 4 年间根据地医疗方面的状况是："设备简陋，技术低下，新知识和人才缺乏。"但是在中国共产党的坚强领导下，"参加卫生工作的干部，本其艰苦卓绝的精神、不屈不挠的意志，一方面埋头苦干，努力工作，一方面急起直追的不断学习，寻求进步"。"在紧接着前线炮火连天中，昼夜施行手术，在万山丛中、荒僻小村里，建设卫生所或医院，很负责而又和蔼地诊治休养员，往往对重危的伤病同志，以自己的新鲜血液，输给他们。最值得表扬的是张汝光、刘国来，他们不但输血给伤病员，而且在输血之后，立即进行手术，片刻不停地工作四十八小时以上。"① 晋绥军区的卫生干部以高度的责任心和极大的热情投入到敌后医疗救助工作中，使医疗工作收到了巨大的成效。

在山东抗日根据地，其卫生行政人员的条件也并不好。1937 年 7 月 7 日卢沟桥事变后，山东各地爆发了反抗日本侵略的武装起义。当时大部分的山东部队没有专门的卫生机构，只有少数医务人员。随着抗战的不断深入，为适应部队发展和卫生防病治病、战伤救治等的需要，山东根据地各部队开始重视积极发展卫生人员，并逐步建立起各级卫生机构。1938 年 5 月，一批从延安来的医务干部如白备伍、张曼云、高培武等先后到了山东，与山东根据地四支队医务处的同志们一起努力，逐步建成四支队后方医院，医院政委、医务主任分别由白备伍、刘超担任。为了壮大医疗队伍，白备伍、刘超等还游说当地部分开业医生和当地青年学生参军，并成立一支由张景悯任队长的有相当规模的卫生训练队，主要负责培训护理人员。1939 年 1 月，山东纵队以四支队后方医院为基础成立了由白备伍担任部长的卫生部，下设管理科、保健科、医务科、材料科、卫生训练队、机关门诊部，分别由刘超、张曼云、单景春、韩祥云、张景悯等担任各部门负责人。1939 年 2—5 月，山东纵队整编为 6 个支队，并分设卫生处，各支队卫生处处长分别为王仪亭、路经伦（后为李鄂）、王星阳、张一

---

① 后勤学院学术部历史研究室、中国人民解放军档案馆编：《中国人民解放军后勤史资料选编（抗日战争时期）》（第 4 册），金盾出版社 1992 年版，第 247—248 页。

民、袁荣，六支队不久划归鲁西领导。① 平型关战斗后，第一一五师的卫生机关一分为二，一部由卫生部部长叶青山带去晋察冀根据地，一部由卫生部副部长谷广善率领，随师部于 1939 年 3 月进入山东后，谷广善、彭家庆分别担任卫生部部长、政治委员。② 1943 年 3 月，新的山东军区成立后，原山东军区卫生部随即与第一一五师卫生部整合成立了新的卫生部，部长白备伍，政治委员谷广善，副部长刘放，医务主任黄农。③ 广大的卫生行政人员奋战在医疗卫生岗位上，在抗日战争和解放战争中都作出了很大贡献，有的甚至献出了生命。

二、医疗卫生技术人员

华北抗日根据地除上述卫生行政人员外，还有一大批技术精湛的医疗技术人员。尽管各根据地成立时条件艰苦，但其间各根据地的医疗技术人员都付出了艰辛的努力。如晋察冀军区卫生部刚成立时人员非常少，卫生部下设医务、材料、管理三个科，一共才 11 人。医务科由医生郭凡任科长，配医生、司药各 1 人，看护员 3 人；材料科由司药何振波任科长，配司药 1 人；管理科由管理员刘景田任科长，配管理员 2 人。④ 晋察冀军区卫生部成立后，军区有关领导马上提出了动员一批地方上的医疗卫生人员和一些知识分子入伍。1938 年 9 月，第一次全区卫生扩大会议作出决议："各军分区应注

---

① 济南军区后勤部卫生部、《新中国预防医学历史经验》编写组：《抗日战争时期一一五师暨山东部队卫生防病概况》，人民军医出版社 1989 年版，第 16—18 页。

② 《新中国预防医学历史经验》编委会编：《新中国预防医学历史经验》（第 1 卷），人民卫生出版社 1991 年版，第 132 页。

③ 《新中国预防医学历史经验》编委会编：《新中国预防医学历史经验》（第 1 卷），人民卫生出版社 1991 年版，第 134 页。

④ 北京军区后勤部党史资料征集办公室编：《晋察冀军区抗战时期后勤工作史料选编》，军事学院出版社 1985 年版，第 581 页。

意争取地方医生参加我们部队工作。"此后几年间晋察冀根据地逐渐吸收了一大批知识水平和技术水平都比较高的地方卫生人员入伍。其中，有河北医学院著名的医学专家殷希彭、刘璞、陈淇园以及周之望医生、崔寿如医生等。① 不少卫生干部在技术学习上有钻研精神，并不断改进工作方法。陈淇园主任作为一名教授，经常深入病房，殷希彭校长以身作则，张文奇主任在眼科治疗方面取得很大成绩，功不可没。② 1939 年 5 月，晋察冀军区决定在医训队的基础上筹建卫生学校，由江一真负责，并从冀中军区抽调殷希彭、陈淇园、刘璞、张禄增等参加建校工作。在筹建过程中，他们夜以继日地编写教材，亲自制作标本、教具、模型。在教员少而又任务重的情况下，每位教员要担任 2—3 门课，还要抽出时间去部队和农村进行防治工作。③ 他们成为晋察冀军区卫生学校最早的师资队伍和骨干力量。医学博士、病理学专家殷希彭在白求恩卫生学校担任教务主任时，为了给学校在 1941 年成立的军医高一期学员讲病理课，在战斗频繁的情况下编写了讲稿——《病理学略论原稿》。他夜以继日地忙碌，白天同教员们一起参加劳动，夜晚加紧备课，在油灯下亲手绘制病理解剖图，第二天带到老乡的场院即所谓"课场"上课，把小黑板挂在树上或靠在墙上讲解。当时的条件非常简陋，学员们一般以石块当板凳，以膝盖当桌子，认真听课做笔记。④ 他们白天讲课，课后辅导，晚上指导学员自习，学员就寝后还要备课。就这样，卫校从成立至抗战胜利的六年多时间内共培养各类医务人员 928 名。⑤ 1939 年 5 月至 1945

① 《新中国预防医学历史经验》编委会编：《新中国预防医学历史经验》（第 1 卷），人民卫生出版社 1991 年版，第 96 页。

② 杨立夫主编：《烽火硝烟中的白衣战士：晋察冀、华北军区卫生勤务纪实》（续集二），1993 年内部印行，第 9 页。

③ 《新中国预防医学历史经验》编委会编：《新中国预防医学历史经验》（第 1 卷），人民卫生出版社 1991 年版，第 96—97 页。

④ 陈蕃主编：《从教授到将军：纪念殷希彭同志诞辰 105 周年》，人民军医出版社 2005 年版，第 139 页。

⑤ 《新中国预防医学历史经验》编委会编：《新中国预防医学历史经验》（第 1 卷），人民卫生出版社 1991 年版，第 96—97 页。

年 3 月，殷希彭在晋察冀白求恩卫生学校任教务主任、副校长、校长的 6 年中，在他身边团结了一批著名的教师队伍：陈淇园、刘璞、张文奇、张禄增、康克、刘韶九、王刚、郭庆兰以及外籍教员柯棣华、傅莱等。他还为人民军队培训了众多的卫生干部，许多八路军的高级卫生干部如张杰、彭方复、宋鏖、王恩厚、王维汉、刘民英、王冠良、邢竹林等都是他的学生。他把自己的全部智慧和心血都倾注在八路军的卫生教育事业上，成为我军著名的医学教育家。①

　　1942 年 7 月 10 日，晋察冀边区医药指导委员会成立大会召开，委任殷希彭、刘璞、姜齐贤、游胜华、江一真、柯棣华、张文奇、陈淇园、傅莱、杜锡曾、刘韶九、宋友良、卢星文、范实斋等 14 位医疗技术专家为委员，殷希彭、刘璞分别担任主任、副主任，规定该委员会主要负责医药技术指导与相关业务咨询，同时协助办理晋察冀军区及边区内部的疫病流行调查、诊疗服务与指导、医务及学校教育规划、军区卫生发展和防疫设计等各种事项。② 这些医学专家、技术骨干还经常参加卫生工作巡视团、检查团，深入部队进行现场技术指导。如 1939 年 2 月由游胜华、白求恩带队，林金亮、张禄增、王育荣等参加的赴冀中"东征医疗队"；1939 年 9 月由叶青山率领，白求恩、刘柯、陈仕华等参加的赴第一、第三军分区巡视团；1942 年 2 月由彭方复带队，傅唯一、崔静宜等参加的赴第二、第四军分区卫生巡视团；1943 年 4 月由江一真、游胜华率领，张文奇、奥地利医生傅莱等参加的赴各军区卫生检查团；1945 年由殷希彭、姜齐贤率领的赴冀中检查团等。③ 他们深入基层，检查帮助指导工作。医药指导委员会也有委员干事参加，他们做技术示范与指导，对卫生工作起了一定的推动作用。这些活动的

---

　　① 陈蕃主编：《从教授到将军：纪念殷希彭同志诞辰 105 周年》，人民军医出版社 2005 年版，第 149 页。

　　② 刘春梅、卢景国主编：《抗战时期晋察冀边区卫生工作研究》，研究出版社 2018 年版，第 131 页。

　　③ 《新中国预防医学历史经验》编委会编：《新中国预防医学历史经验》（第 1 卷），人民卫生出版社 1991 年版，第 97—98 页。

组织开展对推动晋察冀全区的医疗教育宣传和卫生防病工作发挥了较好的指导作用。

军区卫生部的医务工作者本着"救死扶伤"的人道主义精神，不顾劳累，不怕牺牲，昼伏夜出背着药箱，出入于敌人的岗楼、碉堡之间，深入敌占区，拿着听诊器注射器耐心而热情地为人民群众诊治疾苦，黎明时分才离开村庄，躲在野地里或地窖里休息。晋察冀军区卫生部在抗战8年间共计组织40支医疗队165名医生，发放各种药品5600磅，治疗地方病人238,500人，费时达24个月之久。① 特别是1943秋，在日寇对根据地腹地——北岳区的最持久、最残酷的"大扫荡"中，邢竹林率领几十名工作人员把正在治疗的80多名重伤员转移上山，将他们分别隐藏在十几个悬崖山洞里。由于敌人搜山，邢竹林白天无法出山洞，只能在晚上进行巡回治疗，洞与洞之间近则四五里，远则十多里。他爬山路、攀悬崖，不顾个人安危，一天也没有延误查看伤员。在5天时间里，他夜以继日地工作，完成了12名急需手术的重伤员的救治。他还因陋就简，就地取材，制作出了消炎粉，称为"创伤粉"。他由于善于钻研，勇于发明创造，成为小有名气的"战地发明家"。在根据地开展的3个月的反"扫荡"中，80多名伤员在他的医治下全部康复，其中50名伤员重返了前线。邢竹林对当地百姓也是关爱有加，他曾亲率医疗工作人员跋山涉水，连续三天对根据地4个村庄的500多个病患进行医疗检查，并且亲自送医到家、送药到人。白天工作之后还在晚上对20多名重症患者不顾疲劳逐个查看病情。② 1943年，日伪军对边区展开空前残酷的"扫荡"后，岭根村的老百姓三分之一患病，邢竹林医生带领全体工作者冒着极大的危险照顾生病群众。反"扫荡"结束后，神仙山附近的乡亲们都感动地说："多亏咱们的子弟兵，多亏咱们的邢医生，没有他们

---

① 杨立夫主编：《烽火硝烟中的白衣战士：晋察冀、华北军区卫生勤务纪实》（续集二），1993年内部印行，第56页。

② 《晋察冀边区阜平县红色档案丛书》编委会编：《神仙山下卫生劲旅》，中央文献出版社2012年版，第244—247页。

哪个也保不住这条命。"在 1944 年晋察冀军区群英大会上，邢竹林以其卓越成绩而被授予"战斗英雄"称号。① 还有晋察冀军区国际和平医院的医生梁克融。他是白求恩卫生学校高一期的学生，他真正把"一切为了伤病员"的精神贯彻到自己的实际工作中，一切从解除休养员的痛苦出发救治病人，得到医院所有休养员和工作人员的认可，成为白求恩国际和平医院艰苦年代的一面旗帜，曾被授予晋察冀军区"模范医生"称号。② 白求恩学校曾经的军医三期毕业学员、后任医院医生的黄萍在 1942 年反"扫荡"中，自己得了重病仍负责十几名伤员的治疗和护理，为伤员每天换药、喂水喂饭，她自己舍不得吃药，把有限的药品留给伤员，最后献出了自己的生命。③ 这些感人事迹充分体现了晋察冀边区广大医务工作者的高尚医德和精湛技术，也反映出根据地军民之间的鱼水深情。在晋察冀军区党委的关怀和领导下，广大医疗技术专家和医务工作者发挥自己的聪明才智和技术专长，为根据地的医疗卫生建设、医学教育、防病治病、战伤救助以及药材供应等各方面工作，都作出了卓越贡献。

晋冀鲁豫军区的医疗技术工作者也同样如此。1941 年，八路军总后勤部部长杨立三在一二九师暨行军区卫生工作会议上的发言中强调："我们是卫生机关，是保护军人生命的保姆，我们的责任不只是去治疗伤病员（这是应该去做的），但在卫生工作上说，仅是消极方面的工作。我们是积极的卫生工作者。最重要的是保护军人健康，预防疾病，使疾病不发生，而且应使每个军人身强力壮，用力过人，去制胜敌人。"④ 他的讲话给医疗卫生工作者指明了工作努力的方向。很多情况下，根据地部队卫生部门的行政领导

---

① 《晋察冀边区阜平县红色档案丛书》编委会编：《神仙山下卫生劲旅》，中央文献出版社 2012 年版，第 244—247 页。

② 《晋察冀边区阜平县红色档案丛书》编委会编：《神仙山下卫生劲旅》，中央文献出版社 2012 年版，第 229—231 页。

③ 《晋察冀边区阜平县红色档案丛书》编委会编：《神仙山下卫生劲旅》，中央文献出版社 2012 年版，第 317 页。

④ 后勤学院学术部历史研究室、中国人民解放军档案馆编：《中国人民解放军后勤史资料选编（抗日战争时期）》（第 5 册），金盾出版社 1992 年版，第 531 页。

者也是医疗技术方面的骨干力量。1941 年 7 月 21 日，《一二九师关于卫生
部门的工作原则的指示》要求根据地卫生部门，要着重选拔和委任那些拥
有较为高明的医药知识和技术的医生当卫生部部长或医院院长等，不能仅仅
依靠政治及行政工作去解决实际问题。① 这对于根据地卫生部门大力发现并
启用有着高明医术的医疗技术人员做了政治上的部署与动员。此后大批医务
工作者舍弃小我，毅然投身于抗日报国的医疗事业中来。他们在各自不同的
岗位上充分发挥自己的专长，积极救治伤病员，开展防疫运动，做卫生教育
与宣传工作。晋冀鲁豫根据地的广大医疗卫生人员除了做好部队的防病治
病、战伤救治等工作外，还热情耐心地为驻地的群众服务。根据地的一名产
妇王木花三天生不下小孩，那时正值夏天，屋里臭气熏天，白求恩医院一所
的唐医生耐心地看守了一天一夜，用尽各种手段保住了她们母子的安全。还
有皇甫秀登、徐富金、魏玉珍和申成云等产妇都是难产，两三天生不下来，
经过唐医生施手术把婴儿取出，才保全了产妇的性命。西隘峪口的村民张昌
长不慎摔到山沟里，把头摔坏，一天不省人事，经一所所长耐心地治了十来
天才好。② 白求恩医院一所的医务工作者忘我的奉献精神和高超的医术让当
地百姓深受感动，也赢得了群众的真心拥护。

　　全国抗战开始后，一二〇师奉命北渡黄河，创建了晋绥根据地。当时根
据地看护长以上的医疗技术人员仅 47 名，抗战后 4 年中八路军总卫生部调
来 56 名自动参加与经过社会关系而延聘的 21 名，各旅及卫生部培养训练的
263 名。以学历统计：高小 144 人、初中 49 人、高中 10 人、师范 7 人、医
专 2 人、卫校（医大）44 人。从卫生干部的年龄来看，青年占 63%；从技
术水平来看，全师卫生干部有 44 名是延安医大毕业的，这是宝贵的资本，
是技术骨干。由祁开仁负责的延安手术组到晋西北以后，1940 年 11 月至

---

① 后勤学院学术部历史研究室、中国人民解放军档案馆编：《中国人民解放军后勤史资
料选编（抗日战争时期）》（第 5 册），金盾出版社 1992 年版，第 494 页。
② 杨立夫主编：《烽火硝烟中的白衣战士：一二九师、晋冀鲁豫军区卫生勤务纪实》
（续集一），成都科技大学出版社 1991 年版，第 89 页。

1941年11月施行手术430余次，很受各方面信任；创办晋西北卫生学校，共有学生100余人，毕业调剂班23名，医师班21名，分配各部队工作，也能胜任艰巨的工作。[①] 据有关资料显示，1943年晋西北根据地一二〇全师有医助以上干部123名，按编制缺少34名，称职和能担任工作者96名，在职但不称职和能力差的27名。[②] 这说明医务卫生人员不但数量上不够而且素质方面还有待提高。当然，这并不影响根据地的医疗技术工作者以革命的热情投入到根据地医疗卫生事业建设中。

山东抗日根据地初创时期的卫生技术人员来源有三：一是来自一一五师和延安；二是从山东各地大小医院参军参战的少数医护人员和开业医生；三是通过党的地下关系，从天津、上海等地动员入伍的部分医生和医学院校的学生。[③] 随着根据地的扩大和部队的发展，卫生技术人员不仅在数量上而且在素质上都无法满足战时的需要。山东根据地首先通过多途径、多形式进行培养训练，先是建立健全训练机构。如一一五师进入山东前就编设了医务训练队，并开办了一个调剂班和一个卫生班，学员各30名。到达山东后，1941年又续办了一期，学期半年。转战途中，见缝插针抓紧时间上课，课程内容为基础理论知识，理论和实践紧密结合，特别注重学员结业后能独立工作。卫生班两期共培养出学员120名。山东纵队成立不久，就编设了卫生教导队，由于当时部队医生奇缺又没有来源，故于1939年在教导队试办了第一期医生班，学员10名。朱杰、焦诚、李平、张量、司马华、岳奎、项坤、迟桂台、于庆斌、张川行参加这期学习。1940年办了第二期，学员30名；同年9月办了第三期，学员20名。1941年5月第四期开学，10月又办了第五期，学员60名。医生班五期共培养学员160名，学制都是一年。

---

① 后勤学院学术部历史研究室、中国人民解放军档案馆编：《中国人民解放军后勤史资料选编（抗日战争时期）》（第4册），金盾出版社1992年版，第254—255页。

② 后勤学院学术部历史研究室、中国人民解放军档案馆编：《中国人民解放军后勤史资料选编（抗日战争时期）》（第4册），金盾出版社1992年版，第266页。

③ 济南军区后勤部卫生部、《新中国预防医学历史经验》编写组编：《抗日战争时期一一五师暨山东部队卫生防病概况》，人民军医出版社1989年版，第72页。

1943 年春，一一五师医务训练队与山东纵队卫生教导队合并成立了山东军区卫生学校。卫生学校成立后，第一期 1943 年 3 月开学至 1944 年 8 月毕业，学员 60 名；第二期 1944 年 3 月开学至 1945 年 4 月毕业，学员 120 名；第三期 1945 年 7 月开学，学员 200 名。一一五师还普遍建立了卫生训练机构，训练卫生技术人员。据胶东军区卫生部统计，该区 1942—1945 年共培养各类卫生专业技术人员 2500 多名，其中排以上干部 688 名。另外还有在职训练，以师带徒，现场培养，开办短期训练班等。① 山东根据地各级卫生部门通过各种形式的培训学习，不但提高了部队卫生技术人员的专业水平，而且也为部队的发展提供了保障。经过几年的努力，根据地共计培养出了数以万计的各类卫生专业技术人员，为部队此后的迅速发展以及保障抗战的最后胜利，发挥了很大作用，作出了重要贡献。山东根据地还动员开业医生、敌占区医生和医学生入伍来扩大卫生技术人才队伍。例如山东纵队及山东军区先后从济南动员的人员有鲁平、刘梦浩、史林、张捷、臧著善；从青岛、烟台动员的人员是姜兢、刘健、孙思哲、吴敬新、丛越、丁冰、谭敬、温立鑫、秦三英、梁丙剑、洪涛；从上海动员的人员是李莉、蔡良等。还有早期参加部队的社会开业医生刘子珍、王兰亭夫妇，陈信亭、曹国珍、冯芝亭、牛瑞堂、张景悯、王仪亭、马尔克等，这些医务人员都把自己的诊所或医院的全部药品器械无偿地带到部队。陈信亭还把在自己医院工作的兄弟及儿女多人带入部队。② 此外，根据地还团结教育解放过来的卫生人员等。这些医务卫生技术人员入伍后，在抗日战争的实践锻炼中大都成为卫生技术骨干力量，对根据地医疗卫生工作作出了有益的贡献。

总之，华北抗日根据地的广大医务工作者在抗日战争的艰苦实践中，不断总结经验，开拓创新，为我国医学尤其是军事医学教育和军队卫生工作作出了杰出贡献。

---

①　济南军区后勤部卫生部、《新中国预防医学历史经验》编写组编：《抗日战争时期一一五师暨山东部队卫生防病概况》，人民军医出版社 1989 年版，第 73—76 页。

②　济南军区后勤部卫生部、《新中国预防医学历史经验》编写组编：《抗日战争时期一一五师暨山东部队卫生防病概况》，人民军医出版社 1989 年版，第 77—78 页。

三、华北抗日根据地的战地救护者

在整个抗战时期，实施战伤救治始终是根据地卫生部门的一项首要任务。奋战在烽火硝烟中的广大医务护理人员通常工作在第一线，冒着生命危险抢救伤员，他们直接与伤病员打交道，忘我工作，悉心照看伤病员。1937年9月25日，在平型关战斗中，八路军一一五师共歼敌1000余人，但在战斗中也负伤574人，约占全师人数的4%，阵亡300余人，约占全师人数的2%。① 一一五师军医处和各旅、团卫生部门组织实施救护工作。八路军第一后方医院第二所和八路军军医学校第九、十期100余名学员参加收容、转运伤员。参战各部队卫生队在战地附近开设救护所，连卫生员随队救护，包扎止血后立即送往救护所。由于战斗激烈，除174名轻伤员留队治疗外，八路军第一后方医院第二所在山西五台县耿镇就地收治100名，其余300名重伤员由八路军军医学校转送至黄河以西的八路军后方医院收容所。② 冀中军区卫生部成立后，积极开展医护治疗工作，截至1938年底，全区共收治伤员1342人。1939年全区共收治伤员1286名。1939年12月，敌伪对大清河以北地区展开"扫荡"，第27团卫生队队长解益民、司药长赵世润，不顾个人安危，在火线救护伤员，光荣牺牲。③ 1941年秋季反"扫荡"是冀西山区进行的时间最长、斗争最艰苦的一次，二所女医生王蕴华在带领30多名伤病员转移途中与敌遭遇而牺牲，只有一人脱险；冀中军区供、卫、青联校（简称"联校"）女教员崔健吾带着20多名轻伤员在山上打游击，遭敌

---

① 邓铁涛、程之范主编：《中国医学通史（近代卷）》，人民卫生出版社2000年版，第585页。

② 邓铁涛、程之范主编：《中国医学通史（近代卷）》，人民卫生出版社2000年版，第585页。

③ 冀中人民抗日斗争史料资料研究会办公室编：《冀中人民抗日斗争资料》（第8期），1984年内部印行，第4、6—7页，内部资料。

袭击，壮烈牺牲。[①] 1942 年 5 月 1 日，日军以 5 万人对冀中抗日根据地进行毁灭性"扫荡"，造成根据地死伤和被捕群众达 5 万余人。在历时两个月的反"扫荡"中，冀中军区卫生部随司令部转移到冀西山区，留在冀中的卫生组织几乎全部转入地下分散隐蔽活动。多数情况下团、营卫生人员分散到连队、各分区医院的休养所，分别配置在部队经常活动的地区。各所组成 2—5 个中心医疗组，各组又由若干看护员、卫生员组成几个医护小组，分散在附近的村子，随时医疗、护理伤病员，医生则在各医疗小组之间巡回医疗。医护工作者在广大农村各自为战，只有情况允许时才到团中心医疗组进行初步手术治疗和骨折固定，然后把伤员藏到群众家中疗养。白天躲在地窖、藏粮洞等处，晚上医务人员前往治疗，当敌伪"清剿"难以藏身时，则转移到山区、地道、白洋淀、大苇塘等处隐蔽。[②] 据 1942 年底统计，仅冀中军区第七军分区卫生处就收治伤病员 1334 人，治愈 1096 人。通过实际工作锻炼、小型集训和传帮带，冀中七分区建立起一支政治坚定、联系群众、战术多面的医护工作队伍。[③] 广大医务人员在极端困难的环境中发扬高度负责的精神，不怕牺牲，尽最大努力救治伤病员，保障他们的生命健康。晋察冀军区卫生部后方医院在神仙山的反"扫荡"中，为隐蔽伤员创造了很多方法，如梯田病室，还利用悬崖山洞隐蔽伤员。护士赵明山、穆四海是山区农民出身，入伍后担任护理工作，对攀登悬崖绝壁很是熟练，常常在夜间出入山洞担水，有时一夜连续三次下山，衣服鞋袜被石头磨破、荆棘刺破毫无怨言，[④] 他们以高度的责任感和奉献精神为伤病员服务，保护了伤病员

---

① 冀中人民抗日斗争史料资料研究会办公室编：《冀中人民抗日斗争资料》（第 13 期），1985 年内部印行，第 11 页。

② 邓铁涛、程之范主编：《中国医学通史（近代卷）》，人民卫生出版社 2000 年版，第 586 页。

③ 冀中人民抗日斗争史料资料研究会办公室编：《冀中人民抗日斗争资料》（第 8 期），1984 年内部印行，第 117 页。

④ 杨立夫主编：《烽火硝烟中的白衣战士：晋察冀、华北军区卫生勤务纪实》（续集二），1993 年内部印行，第 17—18 页。

的安全。1940 年 8 月 20 日，八路军发起百团大战，至 12 月 5 日结束，前后达 3 个半月，共毙伤日伪军 25,800 人，八路军伤亡 1.7 万人，其中伤员约占 2/3。为完成战伤救治任务，晋察冀军区先后向主攻部队派出两个力量较强的手术组，白求恩卫生学校军医第一、二、三期学员和教员 100 多人参加了战地救护，共收治伤员 4215 名，进行各种手术 2655 例。① 还有很多先进人物的事迹也值得颂扬。如白求恩国际和平医院三分院的河北高阳籍护士张喆，又名张瑞芳，1938 年年仅 15 岁即参加了八路军，两年后入党。在抗日战争的艰苦岁月特别是 1942—1943 年，张喆与上级领导失去联系一年有余，在无钱、无药、无粮的困难环境下，白天为伤病员讨饭，晚上则加以医治，共计救疗达 80 余人。为了伤病员她忍受饥饿，经受了生死考验，大家夸她是"当代花木兰"。1944 年，在晋察冀边区第三届英模大会上，她被评为"白求恩工作者"，并被授予"模范护士"称号。② 此外还有被授予晋察冀军区"白求恩工作者"称号的白求恩国际和平医院二所护士苏景芳，也是满腔热血投入伤病员的救护工作，精心护理重伤员，几天几夜不合眼照料护理驻地患病群众。③ 还有被评为"模范护士"的白求恩卫生学校护士石玉璋、白求恩国际和平医院化验员刘根万、白求恩国际和平医院内科护士王德培等在护理实践中形成了"王德培心理护理法"，成为全区护理战线上的一面旗帜。④ 这样的感人事例不胜枚举。这些医护人员可以称得上是中国的南丁格尔。在极其艰苦的战争环境中，广大医务人员为了救治伤病员、减少伤病员的痛苦而忘我工作、舍生忘死的革命精神永远值得人们学习。仅以冀中军区为例，据不完全统计，在整个抗战期间冀中军区卫生部所属医院和休养

① 高恩显：《解放军卫生史文选》，人民军医出版社 2005 年版，第 114 页。
② 《晋察冀边区阜平县红色档案丛书》编委会编：《神仙山下卫生劲旅》，中央文献出版社 2012 年版，第 232 页。
③ 《晋察冀边区阜平县红色档案丛书》编委会编：《神仙山下卫生劲旅》，中央文献出版社 2012 年版，第 235 页。
④ 《晋察冀边区阜平县红色档案丛书》编委会编：《神仙山下卫生劲旅》，中央文献出版社 2012 年版，第 317 页。

所共收治伤员 49,624 人。在 8 年全国抗战中，按有据可查者，仅冀中军区卫生干部就牺牲 73 人（不包括连队卫生员、病故者和下落不明者），其中有卫生部副部长 1 人，卫生教导队教员 1 人，卫生队队长 8 人，卫生所和休养所所长 6 人，医生 31 人，医助 4 人，司药、司药长 9 人，看护、看护长 8 人，调剂员 5 人。① 冀中军区卫生工作在中国共产党的坚强领导和广大人民群众的积极支援下，通过全体医疗卫生人员的共同努力，为争取抗战胜利付出了极大的牺牲，也取得了巨大成绩。这也是晋察冀根据地卫生工作的一个缩影。

晋冀鲁豫根据地也有许多值得称颂的战地救护者。在百团大战中，一二九师负伤 5100 人，一二九师卫生部部长钱信忠、德国友人米勒医生分别带领手术组赴前线进行手术治疗。② 在艰苦的敌后抗战中，许多卫生人员在火线为救治伤员而献出自己的生命。如三十团三连的卫生员洪永泰，太谷基干队医生杨德荣，都不幸中弹牺牲，二十八团医生赵光介在东玉泉战斗中不幸被俘。新一旅看护员姜先发、白求恩医院二所两名看护，在敌人 1941 年 5 月"大扫荡"中，他们把几名休养员很好地隐藏起来，在无粮又无钱的极端困难情况下向老百姓讨饭，先让休养员吃，一直坚持到最后，保证了伤病员的安全。③ 1941 年 3 月，彭子久（原名彭修教，彭雪枫的胞弟）被派往晋冀鲁豫根据地太岳军区任卫生部部长。他认真贯彻毛主席提出的"救死扶伤，实行革命的人道主义"方针，以身作则并教育全体医务人员全心全意为伤病员服务，为当地老百姓服务。他在极端困难的条件下，想方设法建立卫生训练队，连续办了四期，培养出一批政治可靠、工作勤奋细心、业务水平较高的军队医务人员，有力地支持了前方的战斗，大大减少了伤病员的痛苦和牺牲。作为卫生部部长，他听诊器、注射器总不离身，每到一处经常

①　冀中人民抗日斗争史料资料研究会办公室编：《冀中人民抗日斗争资料》（第 8 期）1984 年内部印行，第 17 页。

②　高恩显：《解放军卫生史文选》，人民军医出版社 2005 年版，第 114 页。

③　杨立夫主编：《烽火硝烟中的白衣战士：一二九师、晋冀鲁豫军区卫生勤务纪实》（续集一），成都科技大学出版社 1991 年版，第 54 页。

是"宾客满堂"。他常说："同志们从远方来，我们不应当冷淡，不应当和那些阔大夫一样摆架子。"1943 年夏，岳山瘟疫流行，彭子久亲自率领防治大队为老百姓治病，他深入各村各家进行调查与防治，由于过度疲劳，得了肺炎，病倒了。① 他们不怕牺牲与甘于奉献的精神是值得后人学习与铭记的。

　　一二〇师和晋绥根据地的部队救护一般是由团卫生队及营救护所担任，特殊的大型战斗或固定的阵地战，旅军医处、师军医处均组织有救护组，或救护站前往战斗地区协同救护、手术、收容、转送等。如 1937 年雁门关战斗、原平战斗；1938 年平社车站战斗、岢岚战斗、滑石片战斗；1939 年河北黑马、张庄、齐会、宋庄、陈庄战斗；1940 年春夏季二十里铺战斗及米峪镇战斗，冬季反"扫荡"、百团大战；1942 年田家会战斗；1943 年秋季反"扫荡"等。这些大小战斗除团营救护所外，一二〇师均组织有救护所、转运站。团营救护人员平常均有充分准备。救护队员表现英勇果敢，不怕牺牲，在救护中常有医生亲自背伤员，在火线上因救护而负伤甚至牺牲的很多。如 1938 年 9 月九团卫生队队长吕少候阵亡，1939 年六支队卫生队队长廖炳发阵亡，1940 年八分区卫生处长张汉斌阵亡。截至 1944 年，据不完全统计，从卫生处处长、队长、科长、所长到护士长、卫生员、医助、司药、医生、担架员等战地救护人员负伤 69 人，阵亡 69 人。② 从抗战开始到 1944 年期间，一二〇师卫生部门的医务救护人员在平社车站战斗中救护了五团团长王尚荣，雁门关战斗时救护了六团团长贺炳炎，来峪镇战斗中救护了七团团长唐金龙，二十里铺战斗中救护了五团团长顿新良。③

---

① 河南省预防医学历史经验编辑委员会编：《预防医学历史经验资料选编》（下），河南省预防医学历史经验编辑委员会办公室，1992 年印行，第 618—625 页。
② 后勤学院学术部历史研究室、中国人民解放军档案馆编：《中国人民解放军后勤史资料选编（抗日战争时期）》（第 4 册），金盾出版社 1992 年版，第 279—280 页。
③ 后勤学院学术部历史研究室、中国人民解放军档案馆编：《中国人民解放军后勤史资料选编（抗日战争时期）》（第 4 册），金盾出版社 1992 年版，第 282 页。

在山东根据地，早在抗战初期，第一一五师和山东纵队就曾指示要加强战伤救治。山东纵队第五旅 1941 年 9 月 27 日下发的《战地救护暂行工作条例》明确规定：连、营、团要加强救护组织，以便尽快将伤员从火线抢下，送往医疗单位，进行早期治疗。同时，提出"医院要更接近火线，以便缩短后送距离"①。火线救护是抢救生命和减少感染的重要一环，必须做到"三快"，即快抢、快救、快送。这就要发挥连、营、团各级救护组织的作用。卫生员在第一线对伤员实施包扎后，即送营救护所；营救护所对伤员负责补充包扎及必要的急救处理后，即送团救护所；团救护所组成手术组、换药组、看护组等，负责给伤员分类、进行必要的外科处理；再送后方医院。1942 年在日寇的反复"扫荡"下，战斗频繁，山东根据地伤亡很大，伤员转移变得非常困难。各部队均采取"隐蔽治疗"的方法，将伤员分散。在根据地内作战时，伤员被隐蔽在"堡垒户"（农村党员、干部家中），由部队留下的医务人员分片巡回治疗。1943 年，敌伪加强了对根据地的"扫荡"。渤海军区医院在敌"扫荡"时，接收 3300 名伤员，重伤员都隐蔽在海滩荆棵、芦苇丛中事先挖好的"地窝子"（半地下）内。1943 年、1944 年，胶东军区西海分区在敌人封锁大泽山的情况下，挖地洞隐蔽收容伤病员。最初每个地洞仅容纳 1—2 人，经过改进后可容纳 6—8 人，最后又将地洞扩大到可容纳 30 多名伤员的规模。当时，该分区有 30% 以上的伤员住在这种"地下医院"②。可以说，当时山东根据地的广大医务护理人员在抗日战争的烽火硝烟中不畏艰苦、不怕牺牲，这也是抗日战争所以能够取得胜利的重要因素之一。

---

① 《新中国预防医学历史经验》编委会编：《新中国预防医学历史经验》（第 1 卷），人民卫生出版社 1991 年版，第 141 页。

② 《新中国预防医学历史经验》编委会编：《新中国预防医学历史经验》（第 1 卷），人民卫生出版社 1991 年版，第 141—144 页。

四、援华外国医疗队及医务工作者

抗日战争时期，中国共产党领导下的敌后抗战得到许多主持正义和爱好和平的外国团体和友好人士的同情与支持。有的派出医疗队到八路军中工作，也有外国的医务人员到华北敌后根据地开展战伤救治等医疗卫生工作。这些援华医疗队和医务人员热心传授医学技术，为根据地军民治病疗伤，为中华民族争取抗战的最后胜利作出了重要贡献。

在各种援华外国医疗队和医务工作者中，加美流动医疗队是其中杰出的代表。它是加拿大和美国共产党派遣的医疗队，医疗队由三人组成，队长诺尔曼·白求恩（Norman Bethune）是加拿大著名外科医生，队员有一名美国医生帕尔斯（H. Parsons）和一名加拿大护士琼·尤恩（Jean Ewen，亦称作于文、于清莲）。他们携带一批医药器材，于 1938 年 1 月到达中国。诺尔曼·白求恩是一位杰出而伟大的国际主义战士，他 1890 年 3 月 3 日生于加拿大安大略省格雷文赫斯特城，是北美著名的胸外科专家。1938 年 4 月 7 日，毛泽东亲切接见了白求恩大夫。白求恩在延安停留了一个多月，到医院给伤员做检查治疗，给一些干部进行了身体检查。同年 5 月，他前往晋察冀军区。他在从延安到晋察冀军区途中见到我军医院不少伤员伤口化脓，有的竟因骨髓炎等病症并发导致伤残甚而死亡，随即便向中共中央汇报了战场上及时实施预防措施的重要性，并针对创伤感染、致残的原因提出了改进医务人员训练、解决物资设备和建立特种外科医院等建议；[①] 6 月，白求恩和布朗到达晋察冀军区，受到聂荣臻司令员的热情招待、热烈欢迎，后被聘为军区卫生顾问，直到 1939 年 11 月 12

---

① 《新中国预防医学历史经验》编委会编：《新中国预防医学历史经验》（第 1 卷），人民卫生出版社 1991 年版，第 92—93 页。

日不幸逝世。在一年半的时间内，他为根据地的医疗卫生工作作出了重要贡献。① 1938 年 12 月，白求恩率医疗队前往山西雁北地区参加三五九旅在广灵至灵邱伏击战的战伤救治工作，在距前线 6 里处开设手术站。战斗开始后，白求恩连续工作两昼夜，手术 71 例。伤员从负伤到手术，最快的 7 小时 15 分钟，感染率明显减少。他还通过多种形式提高医护人员救治技术，包括消毒、止血、裹伤、固定、伤员搬运和各部位战伤的手术训练，亲自指导制作手术器械、夹板，还创制了"卢沟桥"医药驮架等。② 据《一二〇师卫生工作概况》（1944 年 7 月 22 日）记载，"三九年（1939 年）在平原齐会战斗打了 3 天，我军阵亡负伤 300 余人，这 3 天战斗中白求恩大夫领导手术组 10 余人，随部队在阵地附近一里路炮弹可射击的村内，为伤员进行手术，三天三夜未停止，共做了 70 余个手术……"③ 作为一位伟大的国际主义战士，白求恩大夫以医生作为自己的毕生职业，以高尚的思想品德、无微不至地关怀八路军伤病员，经常冒着生命危险抢救伤病员，经常不顾饥饿和疲劳连续几昼夜为伤员做手术，还带头为伤员献血。他在八路军还较早使用了输血技术。白求恩大夫也时常带领边区的一些医护人员和技术娴熟的铁匠、木匠等认真钻研，制作了不少较为方便也较为实用的医疗器械，并告诉大家："做一个战地外科医生，就应该同时是一个木匠、铁匠、缝纫匠和理发匠。"④ 同时，他还将其掌握的欧美科学技术与中国农村的具体实际相结合，非常巧妙地总结出了用木棍、秫秸作夹板、用丝线代替羊肠线等土办法，并及时推广到边区医疗救护实践中。在此基础上还积极推行早期清创、

---

① 武菁、郭红娟：《抗日战争纪事本末（1931—1945）》，安徽大学出版社 2008 年版，第 131 页。

② 《新中国预防医学历史经验》编委会编：《新中国预防医学历史经验》（第 1 卷），人民卫生出版社 1991 年版，第 92—93 页。

③ 《新中国预防医学历史经验》编委会编：《新中国预防医学历史经验》（第 1 卷），人民卫生出版社 1991 年版，第 109—110 页。

④ 冀中人民抗日斗争史料资料研究会办公室编：《冀中人民抗日斗争资料》（第 8 期），1984 年内部印行，第 55—56 页。

固定伤肢等新的治疗方法，先后编写了《战地救护须知》《消毒十三步》《战伤治疗技术》等 20 多种医疗卫生教材，以及《战地外科组织治疗方法草案》等技术教材，在晋察冀乃至整个八路军中进行推广。他还根据在八路军工作的经验创造性地编写了《游击战中师野战医院的组织与技术》一书。① 聂荣臻司令员称赞这本书是白求恩"根据敌后游击战争的环境和具体的困难条件，把他在战地实际工作中最可珍贵的经验和他广博丰富的医学造诣融汇在一起"，"是他一生最后的心血的结晶，也是他给予我们每个革命的卫生工作者和每一个指战员和伤员的最后的不可再得的高贵礼物"。② 白求恩大夫十分重视卫生人员业务技术的提高，他在到达晋察冀根据地之后向聂荣臻司令员建议开办卫生学校，并为卫生学校拟定了教学方针。1938 年秋和 1939 年初，他又创办"模范医院"和"特种医院"，以规范化的现场和实际操作，训练卫生干部，并且认为这是医疗队最重要的任务。"我们要留下不走的医疗队，这就是帮助八路军培养技术人才。"③ 罗瑞卿司令员曾这样评价白求恩："白（求恩）大夫是共产党的模范，是国际主义的模范，尤其是医务人员中的模范，白大夫的方向，便是我们全体医务人员的方向。"④ 毛泽东专门发表《纪念白求恩》一文，高度评价白求恩同志"毫不利己专门利人的精神，表现在他对工作的极端负责任，对同志对人民的极端热忱。……我们大家要学习他毫无自私自利之心的精神。""一个人能力有大小，但只要有这点精神，就是一个高尚的人，一个纯粹的人，一个有道德的人，一个脱离了低级趣味的人，一个有益于人民的人。"⑤

印度援华医疗队及主要成员也是援华外国医疗队和医务工作者中的佼

① 冀中人民抗日斗争史料资料研究会办公室编：《冀中人民抗日斗争资料》（第 8 期），1984 年内部印行，第 55—56 页。

② 高恩显：《解放军卫生史文选》，人民军医出版社 2005 年版，第 127—128 页。

③ 邓铁涛、程之范主编：《中国医学通史（近代卷）》，人民卫生出版社 2000 年版，第 596 页。

④ 后勤学院学术部历史研究室、中国人民解放军档案馆编：《中国人民解放军后勤史资料选编（抗日战争时期）》（第 1 册），金盾出版社 1991 年版，第 88 页。

⑤ 《毛泽东选集》第二卷，人民出版社 1991 年版，第 659—660 页。

佼者。1938 年秋，正当日本法西斯向中国军民疯狂进攻、中国抗战进入相持阶段之际，印度国民大会援华委员会成立。1939 年，印度国民大会派遣印度援华医疗队来到中国。医疗队由爱德尔（M. Atral）博士任队长，卓克尔（M. R. Cholker）任副队长，队员有巴苏（B. K. Basu）、柯棣尼斯（D. S. Kotnis）、木克吉（D. Mukejhi）3 人。他们来华后，每个人的名字最后都改成个"华"字，作为中文名，表达对中国的深情厚谊。1939 年 2 月 12 日，由爱德华、柯棣华、巴思华（也译作巴苏华）、木克华、卓克华等五人组成的印度援华医疗队，到达延安，军委总卫生部部长姜齐贤热情接待了他们，毛泽东主席接见了医疗队全体成员。① 五位大夫都拥有精湛的医疗技术，并带来药品器械 50 多箱，野战用的 X 线机一架，救护汽车一辆。他们的支援对当时医疗条件十分困难的敌后军民是十分珍贵的。抵达延安后不久，爱德华博士、柯棣华大夫和巴思华大夫被派往第十八集团军医院担任外科、五官科的主治医师，卓克华、木克华大夫则到卫生学校任职。爱德华博士、柯棣华大夫和巴思华大夫三人在军医院工作非常认真，医疗工作非常忙碌，很快和工作人员和伤病员打成一片，亲如家人。他们在完成医疗工作之余，还帮助进行护士教育，教中国青年医生如何准确地进行诊断和治疗，如何加强外科的消毒工作。1939 年 11 月 4 日，爱德华博士、柯棣华大夫、巴思华大夫一行三人到达晋东南抗日根据地前线，在那里工作了好几个月，不辞辛苦随部队开展战伤救护。1940 年秋，巴思华大夫和柯棣华大夫抵达晋察冀边区，巴思华大夫前往晋察冀的北线，参加离前线不远的手术组工作，柯棣华大夫则赴南线参加收治攻打正（定）太（原）路伤员的工作。他们临别时，柯棣华大夫向巴思华大夫提出了"及时地施行治疗，不在火线上损失一个伤员，同时还要节省材料"的工作竞赛。② 柯棣华大夫在 13 天的

---

① 邓铁涛、程之范主编：《中国医学通史（近代卷）》，人民卫生出版社 2000 年版，第 596 页。

② 高恩显、刘民英：《忆抗日战争时期的印度援华医疗队》，《人民保健》1959 年第 2 期。

战斗中接受了 800 余名伤员，其中施行手术达 558 人。由于战斗激烈，伤员不分昼夜地后送，为了及时地治疗伤员，他曾经三昼夜没有睡觉。柯棣华大夫在晋察冀边区任职两年多的时间里，以极大的热情开展工作，他不但治病、教书，还负责行政工作，并亲自做手术 900 多次，挽救危重病人数十名。他对人和蔼可亲，对伤病员的关怀无微不至，老乡们生病，他不厌其烦地去诊治，常常为做手术而顾不上吃饭，或者深夜不眠。他受到了边区广大军民的爱戴，被人们尊称为"黑妈妈"。① 柯棣华大夫时常告诫大家，作为一个医生，对待事业和工作一定要认真负责，绝对不能有任何的马虎。柯棣华在白求恩国际和平医院任院长期间，不但对病人高度负责，而且对技术精益求精，他医术高明但又从不保守。有一次，他发现国际和平医院一个大腿骨折的伤员所用夹板太松了，根本起不到任何固定的作用。他立即把这种情况和值班医生以及其他外科医生进行了交流，并且批评了这种不负责任的行为，要求立即纠正。他在工作中经常结合临床实践给医务人员讲理论，做示范，有时还手把手传授技术。② 1940 年的秋天，爱德华博士由晋东南返回延安，而后与卓克华大夫、木克华大夫先后返回印度。③ 1940 年 10 月，巴思华返回延安，1943 年 6 月回印度。④ 柯棣华大夫留在晋察冀军区工作，1941 年 11 月被军区任命为白求恩国际和平医院院长。柯棣华医生在八路军中工作三年多，认真负责，不畏艰难困苦，多次到前线救护伤员，在担任教学工作中认真传授技术，为部队医疗工作作出了很大贡献。⑤ 柯棣华来华之际，正是晋察冀边区最困难的时期，1941 年和 1942 年秋日军发动"大扫荡"，

---

① 高恩显、刘民英：《忆抗日战争时期的印度援华医疗队》，《人民保健》1959 年第 2 期。

② 政协河北省委员会编：《晋察冀抗日根据地史料汇编（下）："三亲"史料卷》，河北人民出版社 2015 年版，第 2862 页。

③ 高恩显、刘民英：《忆抗日战争时期的印度援华医疗队》，《人民保健》1959 年第 2 期。

④ 邓铁涛、程之范主编：《中国医学通史（近代卷）》，人民卫生出版社 2000 年版，第 596 页。

⑤ 乔玲梅：《国际友人与抗日战争》，中国民主法制出版社 2015 年版，第 74—78 页。

实行灭绝人性的"三光"政策，他带领医护人员救治伤员有序转移，度过了最艰难的岁月。他为中国人民的解放事业积劳成疾，1942 年 12 月 9 日不幸病逝，年仅 32 岁。① 毛泽东主席为此极为悲痛，他特别送挽联道："印度友人柯棣华大夫，远道来华援助抗日，在延安、华北工作五年之久，医治伤员，积劳病逝，全军失一臂助，民族失一友人。柯棣华大夫的国际主义精神，我们永远是不能忘记的。"② 1943 年 1 月，八路军总司令朱德也撰文纪念柯棣华大夫。他在文章中写道："他有很好的艰苦耐劳精神，他不怕危险，不顾困难，许多次亲身参加到游击战争中去，学习打仗，经常在战斗环境中进行工作。""柯棣华大夫不避艰险，坚持在中国战争最剧烈最残酷的敌后……这是崇高的国际主义精神，是印度民族精神的伟大表现，值得一切反法西斯人民，一切殖民地半殖民地人民珍重与发扬的。"③毛泽东主席和朱德总司令对柯棣华大夫在支援中国抗战中作出的贡献给予了高度评价。

在华北抗日根据地工作的其他援华医务人员还有美国医生马海德。他原名乔治·海德姆（George Hatem），1910 年 9 月出生于美国纽约一个黎巴嫩的移民家庭，是一位麻风病专家。1933 年 11 月，乔治·海德姆来中国考察热带病。他在上海结识了斯诺、艾黎，并和宋庆龄有了交往。在宋庆龄介绍下，他于 1936 年 6 月和斯诺一起到达陕北，受到毛泽东、周恩来的热情接待，从此他就留在红军中工作。1937 年 2 月加入中国共产党，1939 年任军委卫生部顾问。先后在延安直属门诊部、白求恩国际和平医院工作。从战争年代到新中国成立后，一直在中国工作，为中国军民的卫生保健事业作出了

---

① 叶青山：《回忆国际友人柯棣华大夫》，参见中央苏区（闽西）历史博物馆编：《红医将领叶青山》，中共党史出版社 2014 年版，第 237—241 页。

② 高恩显、刘民英：《忆抗日战争时期的印度援华医疗队》，《人民保健》1959 年第 2 期。

③ 政协河北省委员会编：《晋察冀抗日根据地史料汇编（中）：文献史料卷（二）》，河北人民出版社 2015 年版，第 1035 页。

重要贡献。1988 年 10 月 6 日因病逝世。① 奥地利医生罗生特（也译作罗申特）（Jacob Rosenfeld），1903 年 1 月生于奥地利加里齐恩的莱姆贝格，泌尿科专家。1938 年来到中国，在上海开设诊所。1941 年罗生特到新四军工作，受到刘少奇、陈毅的接见。② 1943 年，新四军军长陈毅派罗生特大夫率领一个医疗小组来到山东抗日根据地，为罗荣桓司令员治疗肾脏病。罗荣桓司令员在工作之余经常和罗生特大夫交谈，听取他对山东军区医疗卫生工作的建议和意见，并聘请罗生特担任山东军区卫生部的顾问。罗生特参加机关门诊工作，指导疑难病症的诊治，定期到附属所检查病人，为根据地解决了不少外科、妇产科、泌尿科的疑难问题。此外，罗生特大夫还担任教学工作，并为附属所及附属部队的卫生干部系统地讲授泌尿科专业基础知识和诊断技术，培养了一批泌尿科专业技术人员。罗生特大夫在山东根据地两年多的时间，对工作满腔热忱，对技术精益求精，曾被选为山东军区模范，给军区机关特别是全体医务人员留下了非常深刻的印象。1951 年，罗生特大夫因心脏病突发逝世。③ 他品德高尚，医术精良，为中国人民军队的卫生建设作出了巨大贡献。

此外还有德国医生米勒（Hans Muller）。米勒医生 1939 年 4 月来中国，9 月到达延安，在八路军军医院担任外科医生；12 月到达山西武乡的八路军前方总部，在前总卫生部野战医院和卫生教导队从事医疗、教学工作。1940 年他参加了百团大战的医疗救护工作，此后他经常为前方的伤病员巡回治疗。④ 1943 年米勒医生返回延安，任白求恩国际和平医院总院门诊部主任和

---

① 解超等：《中国共产党的国际友人研究》，上海人民出版社 2011 年版，第 94—96 页。

② 李磊：《军中的外国大夫——罗生特》，参见南京军区后勤部卫生部：《新四军卫生工作简史（历史资料与会议资料部分）》，1989 年 3 月内部印行。第 168—170 页。

③ 参见济南军区后勤部卫生部、《新中国预防医学历史经验》编写组：《抗日战争时期——五师暨山东部队卫生防病概况》，人民军医出版社 1989 年版，第 80 页；高恩显：《解放军卫生史文选》，人民军医出版社 2005 年版，第 128—129 页。

④ 杨立夫主编：《烽火硝烟中的白衣战士：一二九师、晋冀鲁豫军区卫生勤务纪实》（续集一），成都科技大学出版社 1991 年版，第 38 页。

内科主任。解放战争时期他又任东北军区医院院长等职。1994 年 12 月在北京逝世。① 朝鲜医生方禹镛，1939 年夏到延安，在八路军军医院任内科主任，1945 年 9 月抗战胜利后返回朝鲜。1943 年在他 50 寿辰之际，毛泽东主席亲书"岁寒然后知松柏之后凋"的条幅，高度评价他的高尚品德和其在医疗卫生工作中的贡献。国际和平医院（前身即八路军军医院）特为他开了寿辰庆祝会。著名画家江丰为他画了像，题写："今日扁鹊"。延安《解放日报》为他在中国革命斗争中的业绩撰写了专题报道。② 苏联医生阿洛夫，1942 年 5 月奉命到中国，承担中共中央领导人的保健任务，并任中央医院外科主任，为八路军医疗卫生工作的开展作出了突出贡献。1944 年 6 月被评选为陕甘宁边区模范医务工作者，③ 得到了中国人民的特别认可。④ 奥地利医生傅莱（Richard Frey），1939 年 1 月到中国，最初在上海行医，后到天津、北平等地医院工作。⑤ 1941 年来到华北晋察冀抗日根据地，1942 年初在晋察冀军区卫生部白求恩学校从事传染学教学工作。1942 年 8 月晋察冀军区卫生部下达了《设立医药指导委员会的决定》的通令，委任傅莱为医药指导委员会委员。1943 年傅莱来到当时白求恩学校所在地阜平大台乡大台村，并担任该校医学教员。他不仅想方设法地克服教材和实验器材严重缺乏等各种各样的困难，还辛苦执教，努力培养医疗卫生人员；他还不辞辛苦地忙碌于边区各种流行疾病的医治中，努力找寻能够治疗的"灵丹妙

---

① 邓铁涛、程之范主编：《中国医学通史（近代卷）》，人民卫生出版社 2000 年版，第596 页。

② 黎军、王辛编：《抗日战争中的国际友人》，中央文献出版社 2005 年版，第 300—301 页。

③ 邓铁涛、程之范主编：《中国医学通史（近代卷）》，人民卫生出版社 2000 年版，第596 页。

④ ［美］John R. Watt：《悬壶济乱世——医疗改革者如何于战乱与疫情中建立起中国现代医疗卫生体系（1928—1945）》，叶南译，复旦大学出版社 2015 年版，第 224 页。

⑤ 雪岗、阮家新主编：《神圣抗战（图文版）》，中国少年儿童出版社 2015 年版，第331 页。

药"。1944 年 10 月，傅莱经军区司令员聂荣臻介绍，光荣地加入了中国共产党。① 1944 年到延安中国医科大学任教。② 为了解除伤病员的痛苦，他坚持不断进行医学科学研究新领域的开拓和探索，他在医大创办的生化研究室为八路军研制成功极为珍贵的盘尼西林药品，挽救了无数英雄战士的生命，③ 对支援和保障抗日战争的胜利，作出了不可磨灭的贡献。

当然，除了上述比较著名的国际友人外，还有一些外国医务人员在八路军以及华北敌后根据地、新四军医疗卫生部门中辛勤工作。如毕业于东京帝国大学医科的日本医师山田一郎，1939 年在山东梁山的一次战斗中自动投诚，1940 年 10 月 9 日宣誓参加八路军，愿同中国人民奋斗到底。④ 山田一郎工作积极努力、认真负责，是"一位有经验的日本医生"，大家都叫他"白云主任"。⑤ 1942 年 8 月，山田一郎在八路军野战医院服务期间以高度负责的精神，创造了许多新发明，如对肺病发明了"空气疗法"，对胃病发明了"饥饿疗法"，对神经疾病发明了"睡眠疗法"等，对敌后医学界贡献颇大。⑥ 总而言之，以白求恩、柯棣华、巴思华大夫等为代表的国际主义战士的名字已经同中国人民抗日战争伟大事业紧密地联系在了一起，他们救死扶伤，忘我工作，在战伤救治、医学教育等领域为中国人民的抗战事业作出了积极的、不可磨灭的贡献。

---

① 《晋察冀边区阜平县红色档案丛书》编委会编：《神仙山下卫生劲旅》，中央文献出版社 2012 年版，第 131 页。

② 邓铁涛、程之范主编：《中国医学通史（近代卷）》，人民卫生出版社 2000 年版，第596 页。

③ 《晋察冀边区阜平县红色档案丛书》编委会编：《神仙山下卫生劲旅》，中央文献出版社 2012 年版，第 135 页。

④ 杨立夫主编：《烽火硝烟中的白衣战士：一二九师、晋冀鲁豫军区卫生勤务纪实》（续集一），成都科技大学出版社 1991 年版，第 11 页。

⑤ 袁树峰、陈建辉主编，中共河北省委党史研究室、河北省政协文史资料委员会编写：《在华日人反战纪实》，河北教育出版社 2005 年版，第 67 页。

⑥ 杨立夫主编：《烽火硝烟中的白衣战士：一二九师、晋冀鲁豫军区卫生勤务纪实》（续集一），成都科技大学出版社 1991 年版，第 39 页。

第六章　华北抗日根据地的药材工作

药材工作是军队卫生工作的一个重要组成部分。由于抗战时期华北根据地的医疗卫生条件还十分落后，缺医少药现象极为严重，根本谈不上任何现代意义上的医疗救助体系。而华北抗日根据地作为中国抗日战争的中流砥柱，一方面要与日本侵略者进行激烈的较量和周旋，展开殊死的搏斗，因而军民战伤无法避免；另一方面要经受各种传染病的侵袭以及面临缺医少药的困境。战伤救治需要药材，战争伴随的疾病流行需要更多的药材来防治这些疾病。① 不论何种情况，药材的作用都无可替代，药材工作在整个医药卫生工作中占有基础性的地位。因此，根据地边区党和政府 领导广大医药卫生工作人员以保障军民健康、实施战伤救治、防治对军民危害最大的各种疫病等为中心，大力发展根据地的医药卫生事业，努力推进根据地的药材供应工作，千方百计地完成了战伤救治、防治疫病等所必需的巨大药材保障任务。本章以大量的历史文献资料为主要依据，着重探讨华北抗日根据地的药材工作发展机制及其所取得的成效，以深化人们对华北抗日根据地医药卫生事业发展的认识。

---

① 总后勤部卫生部：《中国人民解放军药材工作史》，1997 年 4 月内部印行，"序"第3 页。

一、药材筹措与生产

早在第二次国内革命战争时期，中央苏区就已经意识到药材对保障军民健康的极端重要性，并想方设法积极进行药材的筹措与生产。抗战时期华北根据地由于药材资源非常匮乏，药材筹措极为困难，当时，根据地军民缺医少药的情况相当严重。搞好药品器材的采购、生产、贮藏、供应等是一项非常重要的工作。治病之道，莫先于药。为解决医药物资普遍缺乏的难题，华北抗日根据地的各级卫生部门和广大医药工作者，在各级党组织和军政首长的领导和关怀下，克服一切困难，千方百计多渠道筹集药材，并且创办制药厂生产了大量药材，从而有效保证了战争期间华北抗日根据地医治伤病员对药材的需求。

（一）华北抗日根据地的药材筹措

抗战时期，由于日本侵略者对华北敌后抗日根据地的多次残酷"扫荡"及其对根据地实施的严密经济封锁，加之华北抗日根据地自身低下的生产力水平和落后的交通，使得根据地的药材筹措极为困难。当时根据地部队自陕北过来时带来少量药材，抗战初期也曾赴延安领来一些药材，但为数不多。国内外慈善团体也有少量的捐献。① 但是这些还远远不能满足根据地军民对药材的需求。随着抗日战争形势不断发展、日趋严峻，根据地日益暴露出了缺医少药的困境。当时的药材来源主要有三个：一是采购，二是作战中缴获敌人药材，三是自力更生自己制造。虽然尽最大努力创建药厂，自制药材，

---

① 北京军区后勤部卫生部：《北京军区药材工作史（1937—1994）》，1994 年 12 月内部印行，第 34 页。

但是还有许多重要的药品器械不能解决，必须依赖敌占区大城市的输入。① 根据地卫生部门根据形势与环境的变化，采取不同的政策与策略，利用不同的形式与方法进行药材的筹集工作，力求最大限度地做好根据地药材的供应保障工作。

1. 想方设法多渠道采购药材。抗日战争时期日寇把各种各样的药材尤其是各类外科药材列入控制性战略物资，严格防范八路军以各种名义采购药材，否则以"通共""资共"处置，甚而不惜动用极刑。② 当时治疗外伤所用的碘片、红汞等，治疗疟疾的特效药盐酸奎宁，解热药阿司匹林，以及各种解热、止痛、强心注射液等，麻醉药品以及各种外科器械等，在当时的条件下，我军还无法独立生产，为保障部队作战的需要，我军必须开展向敌占区采购药材的工作。③ 因而，在抗战时期特定的条件下，华北抗日根据地的药材采购工作是在卫生部门的精心安排下通过多种渠道秘密进行的。采购药材的渠道主要有以下几种：

一是通过商人到敌占区购买药材。根据地为了解决药材缺乏的难题，还充分发挥统一战线的有利条件，利用一些经常出入敌占区且与敌占区城市药店、医疗器械行关系较好的商人，去敌占区购买药品。如晋察冀第一分区就常利用当地的一些与敌占区关系较好的商人购买印尼产原装奎宁。④ 根据地党和政府对于药商主要是进行政治教育，提高他们的爱国之心，同时适当给予经济利益，使其为根据地军民服务，建立购销关系。利用我军控制的城镇中的商人，由卫生部提出药材品种和数量，到敌占区的城市如北平、天津、

① 北京军区后勤卫生部：《北京军区药材工作史（1937—1994）》，1994年12月内部印行，第34页。

② 朱克文、高恩显、龚纯主编：《中国军事医学史》，人民军医出版社1996年版，第245页。

③ 冀中人民抗日斗争史料资料研究会办公室编：《冀中人民抗日斗争资料》（第8期），1984年内部印行，第85—86页。

④ 朱克文、高恩显、龚纯主编：《中国军事医学史》，人民军医出版社1996年版，第245页。

保定、石家庄等地为根据地采购药材。在药材价格方面，一般是按商人在城市购药的单据（发货票）加30%的利润收购。① 抗战期间的药材采购是以分散采购为主，这是根据当时特定的环境，采取与分散游击战相适应的方法，但分散采购也带来一些问题，如政策掌握上不够统一，使商人有隙可乘，乱抬药价；有时警惕性不高而购进假药、劣药。针对出现的问题，根据地各军区曾采取了各种有力措施，改进药材采购工作。如冀中军区卫生部部长顾正钧在《关于分散游击战中的卫生勤务》一文中指出："建立采购关系：利用商人，研究与了解商人特点；注意解决商人之真正困难；掌握商人，不交货不给钱，并与商人建立一定的接头地点，加强其政治教育，使之为我服务。"② 1939年冀中各个县城均被日寇占领，我军占领着广大农村和集镇。在这一时期，军区机关频繁转移，每到一地驻防，就有一些商人主动为我军买一些药材，也有的是我军开具药材名单，由他们去敌占区购买，以后来交货。也有个别的商人是用牛、马车装若干大箱来我军出售的。

二是依靠群众采购药材。抗战后期，日军对华北抗日根据地不断进行疯狂"大扫荡"，根据地各部队被迫转入山区。敌人则继续对根据地进行分割和严密经济封锁，药材采购与运输极为困难。由于当时环境的恶劣，军区卫生部也难以整体掌握，相互联系也很困难，药材采购处于半停滞状态。当时根据实际情况华北军区卫生部采取了小量分散采购的措施，主要依靠群众，发动群众，利用妇女、儿童、老人对当地情况熟悉，将购买的小量药品藏于衣服夹层、发髻上、粪筐底下等巧妙地躲过搜查，将药品带回我控制区，这样积少成多，也解决了许多困难。③

三是设立药材采购办事处。随着游击战争的频繁和根据地的扩大以及伤病员的增加，对药品的需求量也大大增加，在这种形式下采购办事处应运而

① 北京军区后勤部卫生部：《北京军区药材工作史（1937—1994）》，1994年12月内部印行，第35—36页。

② 顾正钧：《关于分散游击战中的卫生勤务》，《卫建》1944年第3期。

③ 北京军区后勤部卫生部：《北京军区药材工作史（1937—1994）》，1994年12月内部印行，第36页。

生。如冀中军区于 1940 年就成立了采购办事处，1941 年成立了采购科。①
办事处主要由化装为地方人员的部队药材机关派人组成，在距敌占区较近的
集镇上设点采购各种药品，其主要任务除与各种各样的商人联络，负责药材
的收购、保管、运输等之外，还要在适当情况下进入敌占区进行特定药品药
材和医药器械的采购。冀中军区派出的采购办事处，每月都在石家庄、北
平、天津、保定等城市采购药材，具有较大的危险性，但被派出的人员都能
以国家民族的利益为重，把个人安危置之度外，千方百计完成任务。有的不
幸被捕，受尽酷刑仍坚贞不屈，也有极个别人意志薄弱经不起金钱的诱惑，
携款潜逃。② 以冀中军区卫生部为例，成立后的采办处分中、西药及运输保
管组，还有一个通信侦查联络组及会计出纳组，实行统一财政预算和统一购
买品种，并制定了药材品种装备标准。购买药材除军区负责采购外，分区卫
生处、团卫生处也可以分散购买，然后统一由军区审核报销。③ 冀中部队的
药材供应工作实行"统一标准制度，分散采购供应"的方针，④ 以此来保证
根据地各种药品采购安全有序地进行。

四是由政府贸易部门代购。各抗日根据地政府的贸易部门是与敌占区进
行贸易，对付敌人经济封锁的专业组织。如晋察冀边区政府的永茂商店，冀
中地区设在平、津、保外围集镇的进出口商店，山东各地的贸易公司、合作
社等，每年都为根据地各部队从敌占区采购不少价格、质量都比较好的、比
较可靠的药材。⑤ 晋冀鲁豫边区政府工商管理总局曾于 1940 年 5 月在原林

---

① 北京军区后勤部卫生部：《北京军区药材工作史（1937—1994）》，1994 年 12 月内部
印行，第 36 页。

② 朱克文、高恩显、龚纯主编：《中国军事医学史》，人民军医出版社 1996 年版，第
245 页。

③ 冀中人民抗日斗争史料资料研究会办公室编：《冀中人民抗日斗争资料》（第 8 期），
1984 年内部印行，第 88—89 页。

④ 冀中人民抗日斗争史料资料研究会办公室编：《冀中人民抗日斗争资料》（第 13 期），
1984 年内部印行，第 115 页。

⑤ 朱克文、高恩显、龚纯主编：《中国军事医学史》，人民军医出版社 1996 年版，第
245 页。

县北部较为繁华热闹的任村，开办了后被称为"红色商铺"的德兴货栈，负责为根据地采购一些如各类药材等军需民用品。据有关资料记载，仅1943 年德兴货栈的进口货物中就有西药 1573 种，极大地缓解了根据地药品紧张的局面。①

五是以私人药房的名义外购。为避免敌特对药商的追踪和迫害，部队药材机构化名私人药房对外采购。如山东纵队卫生部材料科的化名是"益寿堂药房"，该药房刻有印章，负责在日军占领的济南、潍坊、张店等城市采购药材，并由该药房收货付款。他们每年买药要花费两万块银元，有时需用黄金。②

六是其他采购渠道。比如利用本部队人员购买：选择政治坚定，忠实可靠，社会经验丰富者负责采购，或者过去做商人的部队中人员以及利用地方私人医院自购。③ 再者，委托特殊身份的人士代购。如白求恩大夫曾多次委托河北省宋家庄教堂的英籍传教士荷尔女士到北平、天津等大城市为晋察冀、晋绥军区购买药材。有资料显示，仅 1939 年荷尔女士就为边区购买了共计 31.5 万元（边币）的药材，供晋察冀军区使用了一个冬天（3 个月）。后被日军查获，将教堂烧毁。有时还利用敌伪关系采购，如委托伪政权中的双重身份人士，或买通伪军官兵，购买药品。④

2. 采集利用中草药。采集中草药是华北抗日根据地筹集药材的一种传统方法。红军时期各根据地主要依靠这种方法来筹集药材，因而华北抗日根据地卫生部门和卫勤首长对此都非常重视。第十八集团军野战卫生部、一二九师卫生部将使用中草药治疗内科、外科疾病作为一项长期的号召，并指出

---

① 闫丽：《打破敌人经济封锁的红色商铺》，参见新乡市党史研究和地方志编纂室、河南太行八路军开展纪念馆：《河南太行抗战史专题资料选编》，2021 年 5 月内部印行，第 286 页。

② 朱克文、高恩显、龚纯主编：《中国军事医学史》，人民军医出版社 1996 年版，第 245 页。

③ 顾正钧：《关于分散游击战中的卫生勤务》，《卫建》1944 年第 3 期。

④ 朱克文、高恩显、龚纯主编：《中国军事医学史》，人民军医出版社 1996 年版，第 245 页。

要从思想认识上入手。钱信忠部长在报告和会议讲话中经常将号召大量使用中药和自制药品作为重要内容。晋察冀军区各级卫生机关经常强调学习中医，使用中草药和中成药。山东地区部队组织向当地药农和老中医学习，并掀起了向大自然要药和加工、使用中草药的热潮。第一二〇师、晋绥军区也都号召广大医药卫生人员克服困难，采、制、用中草药。① 一些部队采集利用中草药的具体情况如下：

八路军第一二九师以太行、太岳山区为中心开辟晋冀鲁豫抗日根据地，晋察冀军区以五台山为中心开辟抗日根据地，部队分散在广大山区，中草药资源很丰富。各级卫生机关经常发动部队，由认识中草药的人员指导进行采药，所采中草药大多供给药厂和医疗单位的药房作为原料，制作中成药。晋察冀军区各药厂和医疗单位均组织上山采药，晋冀鲁豫利华制药厂除自己采集外，卫生部门还发动部队采药，为药厂提供原料。② 在第一二〇师和晋绥军区，卫生部在1941年卫生工作任务中要求"团设采药组，分区（旅）、军区卫生部组织采药队，每年采药1—2次，用什么采什么，所采之药注意加工"。晋西北地区产中药100余种，各采药组、队按季节分品种地进行采集。据统计，1941年一二〇师卫生部采集中药2300余斤，收购中药2400余斤；一旅采集中药30余种，2840斤；二旅采集中药40余种，3600斤；八旅采集中药30余种，16,500斤；各团采集中药共计10,000余斤。这些中草药多制成丸、散、酊剂等供部队使用。师卫生部加工成药23种，1322磅；一旅加工成药23种，4523磅；二旅加工成药28种，384磅；八旅加工成药28种，528磅。③ 在第一一五师和山东纵队，部队发动群众，卫生部门组织、指导学习和认识中草药，采集中草药，广泛使用中草药。据统计，部队采集到的中草药近百种。每个团每年可采集中草药几十斤到几百斤，一个师可采集几百斤或更多。所采集的中草药均经过加工，制成中成药，如酊

---

① 总后勤部卫生部：《中国人民解放军药材工作史》，1997年4月内部印行，第66页。
② 总后勤部卫生部：《中国人民解放军药材工作史》，1997年4月内部印行，第67页。
③ 总后勤部卫生部：《中国人民解放军药材工作史》，1997年4月内部印行，第67页。

剂、散剂、丸剂等。一一五师在夏季行军中，基层药房将采集的竹叶、灯芯草、双花、甘草等配好，每包一两，发到班、排，行军休息时泡水喝，预防中暑。山东纵队每年冬季预制"姜椒粉"，冬季冰雪中行军休息时泡水喝，防治感冒效果很好。① 可见，华北抗日根据地各级部队和各大军区都十分重视采集利用中草药。

3. 就地取材自制代用品。华北抗日根据地部队由于医疗器械和设备来源匮乏，各级医疗单位的装备十分简陋。1938 年后虽有改善，但较重要的医疗器械和设备只能集中在少数医院和手术队使用，多数医疗单位只有少量器械，开展工作很困难。② 1941 年 2 月 20 日，晋察冀军区下达《关于自制代用药品问题的训令》，根据敌人对我加紧经济封锁，西药之购买与输入日益困难的情况，为求自力更生，克服苦难，军区训令作出两项决定：一是凡有自制代用药品者则不再购买西药；二是各级干部、医务人员克服"非西药不治病"的错误观点，提倡自制、使用代用药品。③ 训令颁布后，军区各医疗单位的广大卫生人员发扬自力更生精神，就地取材，自制了各种各样的代用品以满足医疗需要。晋察冀军区伯华制药厂自制器械和用具即达 20 余种，其中有药匙、镊子、吊桶、量杯、漏斗、洗眼壶、受水器、煮沸消毒器、简易蒸馏器、弯盘及各种夹板等。胶东军区制药组蔡锦章自制探针、压舌板、镊子、手术刀、手术剪、止血钳、消毒器等。第一一五师司药王丁一与当地工匠合作制成了简易蒸馏器。滨海军区军工厂仿制了压片机 10 台，离心机 24 台，镊子 3000 把，还自制了手术刀、手术拉钩、吊桶等。④ 在最困难的时期，华北抗日根据地医药卫生人员广泛采用代用品，以饭碗代替药碗，以竹筷代镊子，以军用水壶代灌肠吊桶，以热砖、热砂袋代热水袋等。各基层卫生人员还积极采用针灸、推拿、拔火罐等祖国传统医疗手段，既为

---

①　总后勤部卫生部：《中国人民解放军药材工作史》，1997 年 4 月内部印行，第 66 页。

②　总后勤部卫生部：《中国人民解放军药材工作史》，1997 年 4 月内部印行，第 67 页。

③　参见《关于自制代用药品问题的训令》，北京军区后勤部党史资料征集办公室编：《晋察冀军区抗战时期后勤工作史料选编》，军事学院出版社 1985 年版，第 453—454 页。

④　总后勤部卫生部：《中国人民解放军药材工作史》，1997 年 4 月内部印行，第 68 页。

病人解除了痛苦，又节省了药品，深受指战员欢迎。①

4. 利用战场缴获药材。在战场中缴获敌人的药材也是华北抗日根据地药材的来源之一。根据地各部队在战斗中攻克一些城镇时多能缴获敌人的药材，各部队所收缴的药材均按"一切缴获要归公"的原则，逐级上报处理。华北部队规定：一般战斗所缴获的少量药材，由本部队调配使用，但必须上报；大量缴获时则由大军区统一处理。② 抗战初期根据地各军区多以小分队突击战为主，这些小规模的游击战缴获敌人军用物资较少，缴获药材更少。③ 1937 年 10 月平型关伏击战中，第一一五师首次缴获了一批药品和器械，其中一套外科手术器械，师卫生部视为珍宝，一直带到山东，使用了多年。1941 年 8 月，第一二九师新八旅二十四团，在攻克南和战斗中缴获 38 箱奎宁，在防治疟疾中发挥了重要作用。④ 山东地区几次重要的缴获药材有：1942 年，沂水县王庄战斗中缴获顽固派大批药材；1942 年，石岛战斗中缴获药品 130 多种，器材 40 余种；1945 年在淄川县缴获日军大批药材。有时因急需药材，有计划有目的攻打有日伪医院或仓库的城镇，借以缴获敌人的药材。如峰县县城战斗，济宁岱庄战斗，黄县城东小栾庄战斗，曾得到数量较多的药品、器械。⑤

抗战末期解放张家口市时是华北军区第一次缴获大批的药材。我军进驻张家口后接收了日军的荒井仓库，其中储有大量的药品器材，还接收了日本人开设的松本盛大药房，以及日伪开办的药厂，共缴获药品器材约 6000 箱，其他地区也接收日军一些药材。此次缴获的大批药品器材全部

---

① 朱克文、高恩显、龚纯主编：《中国军事医学史》，人民军医出版社 1996 年版，第 243 页。

② 总后勤部卫生部：《中国人民解放军药材工作史》，1997 年 4 月内部印行，第 69—70 页。

③ 北京军区后勤部卫生部：《北京军区药材工作史（1937—1994）》，1994 年 12 月内部印行，第 37 页。

④ 朱克文、高恩显、龚纯主编：《中国军事医学史》，人民军医出版社 1996 年版，第 245 页。

⑤ 总后勤部卫生部：《中国人民解放军药材工作史》，1997 年 4 月内部印行，第 70 页。

归入了军区卫生部药库，为华北军区在解放战争中的药材供应工作打下了物质基础。①

（二）华北抗日根据地的药材生产

抗战时期由于华北抗日根据地的药材筹措困难重重，因此，药材生产成为当时华北抗日根据地主要的药材来源。根据地各级卫生部门坚决执行党中央"自力更生，坚持抗战"的方针，在政府和人民群众的大力支持下积极创建制药厂，开展药材生产运动，自制了大量的药品和医疗器械，一定程度上缓解了华北抗日根据地颇为紧张的药材供应局面，解决了抗战过程中医治伤病员的大部分问题。尤其是晋察冀军区和晋冀鲁豫军区的药材生产，为抗战期间边区军民的药材保障工作作出了巨大的贡献，为华北地区抗日战争的胜利建立了功勋。②

1. 晋察冀军区的药材生产。在晋察冀军区卫生部 1939 年 7 月建立卫生材料厂之后，如雨后春笋，各军区和军分区相继建立了自己的制药厂（组），军区范围最多时发展到 12 个制药厂。有的军分区虽未专设制药厂（组），也由其医院和军分区医疗所药房兼制一些药材供应部队。③

1939 年 7 月，晋察冀军区卫生部在河北省唐县花盆村建立了卫生材料厂。当时该厂主要由材料科长郭晓霆、军医南清江和李文成等人组织建立。建厂时，晋察冀军区卫生部从前方调来 30 多名战士担任制药工作，郭晓霆任厂长，罗烙任指导员，南清江任技师。当时厂内设制药、材料两个组，李文成任制药组组长。建厂初期，因一时原料短缺，制药组主要任

---

① 北京军区后勤部卫生部：《北京军区药材工作史（1937—1994）》，1994 年 12 月内部印行，第 37 页。

② 北京军区后勤部卫生部：《北京军区药材工作史（1937—1994）》，1994 年 12 月内部印行，第 38 页。

③ 北京军区后勤部卫生部：《北京军区药材工作史（1937—1994）》，1994 年 12 月内部印行，第 39 页。

务是采集一些常山、葛根等草药，晒干备用。材料组主要生产脱脂棉、脱脂纱布、绷带等，每日约生产 40 磅，3 个月共生产 3000 多磅。另外，晋察冀根据地的木工和铁匠还制作了木夹板及托马氏铁架，为军区药库制作装备部队的药箱，此种药箱是白求恩大夫亲自设计的。箱子小巧轻便，非常适合我军游击战争环境的需要，很受部队欢迎。以后人员不断增加，逐步增加了丸、散、膏、丹等中成药的生产。当年 10 月，日寇进攻边区，工厂全体人员投入了反"扫荡"斗争，到年终才结束。1940 年春，卫生材料厂迁至河北省完县刘家营村，这时已发展到 40 多人，改名为晋察冀军区制药厂，下设三个组：漂纤组 20 余人，主要生产卫生材料，日产脱脂棉、纱布百磅上下；制药组 20 余人，主要生产中成药，如黄连上清丸、羚翘解毒丸，还生产馒头炭、喉头散等；工具组 4 人，有木工和铁匠，主要生产木夹板、木拐、行军床等。同年秋，工厂迁驻完县神北村，全厂发展到 130 余人（女工占一半）。神北地处山区，有山有水，很适合药品生产，生产的品种逐渐增多，增添制安瓿和造酒装置，这时开始增制氯化钠注射液、奎宁注射液等针剂，同时生产黄芩碱、抵痫散、疟疾丸、万金油、陈皮酊、远志酊、酒精等丸、散、膏、丹、酊水剂。1940 年冬天，日寇对晋察冀边区根据地的"扫荡"更加频繁和残酷，致使本来生产条件非常艰苦的药厂不得不随着战争的变化而在完县、阜平、曲阳县山区辗转迁移，与敌周旋。[①]

　　为搞好药材生产，晋察冀军区于 1940 年 8 月调平西四专区督察专员杜伯华到军区卫生部任副部长，主持军区药材工作。九一八事变后杜伯华曾在吉林开设华昌大药房，从事抗日救亡活动。聂荣臻司令员亲自指示，要充分发挥他的专长，把药材生产搞上去，以粉碎日寇对边区的经济封锁。在杜伯华副部长的主持下，全区的药材生产很快出现新的局面，生产的药材除供本区使用外，还销往晋冀鲁豫、晋西北以及平津地区，既支援了友区，又可在

---

　　① 北京军区后勤部卫生部：《北京军区药材工作史（1937—1994）》，1994 年 12 月内部印行，第 39—40 页。

敌占区换回其他药材。[1]

1941 年春，制药厂转移到完县河西村，在此生产了三个月。当年夏初，又转移到阜平县伯崖村，队伍不断扩大，全厂发展到 180 余人。生产品种和数量也不断扩大，在原来的中药组和材料组的基础上又增加了西药组。1941 年 6 月 30 日，军区卫生部副部长杜伯华因病逝世。为了纪念杜伯华，晋察冀军区命名制药厂为晋察冀军区伯华制药厂。1942 年，为度过困难时期，贯彻执行中央关于"精兵简政"的方针，10 月军区将各分区药厂合并于晋察冀军区伯华制药厂，又分来一部分白求恩卫生学校的毕业生。其厂部在阜平县伯崖村，全厂达 400 余人。1943 年 2 月、3 月，为进一步贯彻执行中央关于精兵简政的方针，药厂由 400 人精减到 250 人。1943 年秋，冀中军区与晋察冀军区合并。冀中军区化学制药厂奉命合并到晋察冀军区伯华制药厂。正当大家准备大干一场的时候，9 月 18 日，日寇调集更大的兵力对晋察冀边区开始了残酷的"大扫荡"。合并后的伯华制药厂全体同志立即转入反"扫荡"斗争，历时 4 个多月。在这段抗战时期最艰苦的日子，药厂全体同志经受住了考验，取得了反"扫荡"斗争的胜利。但是，工厂却受到敌人的严重破坏，新盖的厂房被全部烧毁，物资也受到严重损失，特别是范实斋厂长、庄静山副厂长、张雨技师、石丹技师、申志文司药、卫生部蔡云霄司药长、白求恩卫生学校药科学员段志毅等十多名同志为民族解放、为根据地党和政府医药事业的发展，献出了宝贵的生命。[2]

1944 年 1 月反"扫荡"斗争结束，药厂的各游击活动小组陆续回到厂部所在地安家台子村，在厂长郭晓霆等领导下，大家化悲痛为力量，准备厂房、恢复生产。由于原来的厂房、宿舍被日寇全部烧毁，药厂的广大工作人员就到山上割草盖房，又收集大量麦糠铺在房顶上防止漏雨。尽管

---

① 朱克文、高恩显、龚纯主编：《中国军事医学史》，人民军医出版社 1996 年版，第241 页。

② 北京军区后勤部卫生部：《北京军区药材工作史（1937—1994）》，1994 年 12 月内部印行，第 40—42 页。

物质条件十分困难，但同志们革命意志很坚强，全厂同志忘我劳动三个月后，药厂于 7 月陆续恢复了生产，当时就生产了不少针剂、片剂、丸剂、散剂、膏剂等。1944 年，中央军委决定在晋察冀大军区下成立冀晋军区、冀察军区、冀中军区和冀热辽军区。晋察冀军区卫生部随即遵照军区的命令，从晋察冀军区伯华制药厂抽调干部职工，组建和加强新成立的军区制药厂。伯华制药厂像一所药科学校，为晋察冀军区医药生产培养并输送了大批干部。1945 年，伯华制药厂仍驻阜平县安家台村。当年 1 月，在晋察冀边区行政委员会召开的第二届群英会上，"伯华制药厂创制药品解决军民困难有显著成绩"，被授予二等奖状和奖金。[①] 抗战 8 年中伯华制药厂共生产药品 119 种，14.5 万多磅；卫生敷料 7 种，约 3.6 万磅；医疗器械 21 种，近 6000 件，并为晋察冀军区培养了一批技术先进的药工干部，为晋察冀边区制药事业的发展，做出了重要贡献。1944 年 12 月，伯华制药厂荣立集体二等功。[②]

晋察冀军区除了伯华制药厂之外，下属的还有各个分区制药厂和二级军区制药厂。第一、二、三、四军分区制药厂最后都改为了伯华制药厂分厂。在各二级军区制药厂中，属冀中军区制药厂规模较大。1938 年 5 月，冀中军区卫生部派辛玉山负责，李墨林任技师，在河北任邱县李各庄成立了冀中军区卫生材料厂。由于冀中战争形势紧张，工厂曾几次转移，1939 年 7 月转移到河北易县冷泉村，改称冀中军区卫生部制药厂。制药厂下设制药股、材料股，张志甫任厂长，赵子光、李墨林任股长。1940 年，厂名改为冀中军区卫生部化学制药厂，吴伟志任厂长。同年秋，由于敌人的残酷"扫荡"，药厂边打游击边生产，"扫荡"过后药厂发展到 150 余人，辛玉玲任厂长。1941 年由药厂干部、职工 100 余名到冀中平原，以第七分区制药组

①　北京军区后勤部卫生部：《北京军区药材工作史（1937—1994）》，1994 年 12 月内部印行，第 42 页。

②　朱克文、高恩显、龚纯主编：《中国军事医学史》，人民军医出版社 1996 年版，第 242 页。

为基础组建了冀中军区制药厂，又称前方制药厂。后与第六、八、九分区制药组合编为冀中军区卫生部制药总厂，厂址由定县境内迁至饶阳县武毛营村。总厂长段勋令，全厂约400人，设四个分厂，其中一分厂为制药厂，二分厂为织布厂，三分厂为卫生材料厂，四分厂为玻璃及假肢厂。①

1942年"五一""大扫荡"时，冀中环境极端恶劣，药厂在反"扫荡"中被冲散。药厂工作人员冒着生命危险，突破敌人包围，转移到冀西根据地，回到易县冷泉村的老厂。此后改编为两个厂，一是制药厂，二是卫生材料厂。1943年因冀中军区与晋察冀军区合并，该厂缩编为制药股合并于伯华制药厂。1944年成立二级军区后又回易县冷泉村重建了冀中军区制药厂，全厂近百人，赵子光任厂长。1945年1月改名为冀中军区材料厂，1945年6月将第七分区制药组合编于该厂，改称光华制药厂。② 冀中军区各分区均组建了制药组，其中以七分区制药组规模较大。第八分区制药组是有名气的地下制药厂，地处平原地区，活动、生产均很困难，故采取地道战的办法开办制药组，能打、能藏、能坚持生产，其模型曾在全国第一次卫生工作会议上展出。第九分区制药组地处白洋淀的小梁庄，周围是水和大面积的芦苇塘，有利于活动和隐蔽，可在芦苇丛中与敌周旋，故又称"水上制药组"③。冀中军区第九分区制药组在"厉行节约，自力更生"方针指导下，克服药材供应困难，在设备简陋、技术缺乏的条件下，主要生产夏令暑药行军药（即仁丹），也生产几种常用水剂、散剂、丸剂等，卫生材料除生产脱脂纱布、棉花，还根据部队需要制作防毒口罩、救急包等。④ 冀中军区制药厂从建厂之日起直至抗日战争胜利，共生产药材百余种，各种药品9万余磅，针剂百万余支，卫生材料13万余磅，救急包、口罩75万多个，器材2600件。

---

①　总后勤部卫生部：《中国人民解放军药材工作史》，1997年4月内部印行，第92页。

②　总后勤部卫生部：《中国人民解放军药材工作史》，1997年4月内部印行，第92页。

③　总后勤部卫生部：《中国人民解放军药材工作史》，1997年4月内部印行，第92—93页。

④　冀中人民抗日斗争史料资料研究会办公室编：《冀中人民抗日斗争资料》（第13期），1984年内部印行，第121页。

"冀中军区卫生材料厂创制药材为全区军民解决困难有显著成效"。① 冀中军区制药厂开展生产自救，逐步打破了日寇的经济封锁，为抗日战争的最后胜利作出了应有贡献。

晋察冀军区各药厂的基本设施相似，在游击环境中大部分厂房设施是利用民房，较大的药厂自己动手建厂房，但设施仍很简单。制药设备主要有蒸馏器、压片机、粉碎机、搅拌机、中药提取煎煮装置、制丸用具以及简单的配制、滤过装置等，并利用一些大缸、大锅，以及其他民用器具作为代用品，有些设备也是仿制的代用品。根据药厂的大小等具体条件而设备有所不同。各厂产品大部分相同，多数制剂的处方通用。如伯华制药厂生产的品种，各分厂也都仿制。冀中军区各分区制药组，大部分利用军区制药厂的处方进行制剂。如健胃散、大黄末、硫酸钠、托氏散、升华硫、扑疟母灵、单那尔宾、复方樟脑酊、陈皮酊、苦味酊、生姜酊、远志酊、苏打明片、抵痫片、奎宁片、亚砒酸铁丸、仁丹、行军丹等。军区各药厂和制药组，在艰苦的游击环境中克服了种种困难，不怕流血牺牲，千方百计地坚持药材生产，为边区军民生产了大量的药材。据不完全统计，在抗战期间，晋察冀军区伯华制药厂和冀中军区制药厂共生产药品器材 156 种，计有药品 138 种，256,256磅；注射剂 1,105,550 支；卫生材料 10 种，221,300 磅；医疗器械8 种，10,720 件。各药厂（组）生产的药材，占全区供应药材品种与数量的 70%，有力地支持了根据地军民的药材保障工作。②

晋察冀军区制药系统的药物研究，主要由伯华制药厂和冀中军区制药厂承担。在当时的艰苦环境中各方面条件均很差，只能边研究边生产。尤其是利用中草药组方，研究出许多安全有效的药品，如用黄芩、柴胡等制成抗感冒的安替非尔林；用碱面吸收二氧化碳制成碳酸氢钠；用硫酸和酒精研制成乙醚；抗疟药的研制有扑疟母灵、歼疟灵和疟疾丸等；还研制了

---

① 冀中人民抗日斗争史料资料研究会办公室编：《冀中人民抗日斗争资料》（第 8 期），1984 年内部印行，第 101、104 页。

② 总后勤部卫生部：《中国人民解放军药材工作史》，1997 年 4 月内部印行，第 93 页。

痢必停、灭疥膏、疫苗等。冀中军区《抗敌三日刊》发表消息称："卫生部发明疟疾丸，经多次考验成效卓著。"伯华制药厂参考有关专业资料，结合生产条件，制定了《药材生产规范》，作为药材生产和检验的依据，并成为全区仿效的样本，使药物组方、名称、工艺和用法基本上做到全区统一。①

在晋察冀边区政府和军区的亲切关怀下，在晋察冀军区卫生部的正确领导下，军区和军分区的材料科长、司药长、司药主任等药材工作领导干部都亲自抓药材生产工作，并担任制药厂（组）的厂长或负责人，发挥制药专长，团结中医中药技术人员。在人民群众的大力支持下，晋察冀军区的制药事业日益发展。从1938年5月开始，晋察冀军区先后组建创办了11个制药厂（组），在8年抗战中共生产药品器材156种，药品138种，6个剂型；散剂44种，丸剂23种，片剂124种，针剂9种，软膏剂9种，酊水剂29种。全区药品供应的2/3来自自制药品；卫生敷料10种，全区卫生敷料的供应均为自制品，到1944年春品种日趋完善。根据地党和政府在固安、阜平、安国等地开办的新华药店、光华药店，客商云集，为华北军民的健康事业作出了极为有益的贡献。晋察冀军区的广大药材工作者，胜利完成了自制药品的历史使命。②

2. 晋冀鲁豫军区的药材生产。晋冀鲁豫军区制药工业的基础是第一二九师制药厂和第十八集团军野战卫生部卫生材料厂。③ 1939年春，第十八集团军前总卫生部在山西省潞城成立制药所。同年夏迁至武乡，主要利用当地中草药资源加工生产几十种中成药和酊水剂。1940年5月增加纱帘、脱脂棉等卫生材料生产，改名为卫生材料厂。第一二九师卫生部于1939年春在

---

① 总后勤部卫生部：《中国人民解放军药材工作史》，1997年4月内部印行，第93—94页。

② 北京军区后勤部卫生部：《北京军区药材工作史（1937—1994）》，1994年12月内部印行，第55—56页。

③ 北京军区后勤部卫生部：《北京军区药材工作史（1937—1994）》，1994年12月内部印行，第64页。

山西省黎城成立制药厂，主要采集当地药材生产中成药。① 1941 年前，第一二九师制药厂编制人员很少，但生产效率很高，只有十余人时每月可生产药材 1200 磅。1941 年初，第一二九师卫生部与第十八集团军野战卫生部合编后，制药厂随之合编，以一二九师制药厂、酒厂与野战卫生部卫生材料厂合编，称第十八集团军野战卫生部卫生材料厂，驻山西省武乡县。该厂下设制药厂、绷带材料厂、玻璃厂和酒精厂，合编后重新拟定编制，即材料厂编51 人，制造所编 34 人，绷带材料厂编 46 人，制药所编 96—102 人。② 1942年 1 月，野战卫生部决定药厂生产的药品不仅要供应部队，还要供应地方。为对外方便，改称利华制药厂，药品标签等一律使用利华制药厂的名称，但内部仍为第十八集团军野战卫生部卫生材料厂。1945 年改为晋冀鲁豫军区卫生部卫生材料厂，对外仍称利华制药厂。③

第一二九师制药厂和野战卫生部卫生材料厂在 1940 年前制药设备十分简陋，厂房是利用民房，设备多用民间生产和生活用具，如水缸、铁锅、盆、罐、箩筐、石碾等。1941 年两厂合并后增添了一些制药设备，如压片机、过丸筛、压榨机、压水机、浸水机、纱线车、倒线车、弹花机等，初步改善了制药和生产卫生材料的设备。④ 在药材生产方面，药厂在艰苦的游击环境中因地制宜，充分利用现有的设备，原材料缺乏就组织采药队上山采药，收购农民的中药材，在那种交通不便的贫困山区，仍保持了良好的生产状况。1941 年，药厂每日可生产药品 20—30 磅；绷带材料厂每日可生产纱布 10 余磅，脱脂棉 28 磅。据统计，1941 年的前 6 个月药厂共生产药品2129 磅，棉花 1490 磅，纱布 550 磅。⑤ 而 1941 年药厂全年生产药品 30 余

① 朱克文、高恩显、龚纯主编：《中国军事医学史》，人民军医出版社 1996 年版，第240 页。

② 北京军区后勤部卫生部：《北京军区药材工作史（1937—1994）》，1994 年 12 月内部印行，第 64 页。

③ 总后勤部卫生部：《中国人民解放军药材工作史》，1997 年 4 月内部印行，第 89 页。

④ 总后勤部卫生部：《中国人民解放军药材工作史》，1997 年 4 月内部印行，第 89 页。

⑤ 何正清主编：《刘邓大军卫生史料选编》，成都科技大学出版社 1991 年版，第 126 页。

种，生产总值达 13 万元左右。① 利华制药厂可生产药品的总品种达百余种，其中散剂 32 种，丸、片剂 41 种，酊、水剂 18 种，膏剂 14 种，注射剂 11 种，卫生材料 3 种，另有玻璃制品数种。据 1943—1944 年的不完全统计，药厂生产药材 30 余种，其中原料药和散剂 1382.5 磅，丸片剂 176.1 万片，酊、水、膏剂 1523.5 磅，注射剂 20560 支②。1942 年春季反"扫荡"时期，药厂边战斗，边生产，巧妙地与敌人周旋。敌人"扫荡"近一个月，药厂的生产效率仍很高，春季三个月里共生产药品 3791 磅，大口瓶 132 个，安瓿 400 支，酒 1621 斤，酒精 58 斤，醋 30 斤。③ 在反"扫荡"和药厂缩编的情况下，全年仍生产药品 15,004 磅，超过 1941 年的产量，并向外推销一些药品。④

1943 年 3 月 24 日，第十八集团军野战卫生部卫生材料厂规定了药品生产工作办法：利用太行山区所产药材进行蒸馏、干馏或提炼其有效成分，配成方剂；着重做有效的、需用的和山区出产原料的注射药，并须按原料与配制量的规定制出产品；每造出一种新药，要先交卫生部转医院试用，以考查其效用；分期计划生产，按期完成生产要求（分四季来办）；凡制造每种药品，从原料起到完成包装止，经过每一部门，工务长均须进行指导与检查；在生产中提出的有效成分是液体，要研究做成粉末、丸、片之类，是粉末的要研究做成注射药；严格配制剂成分，并记载每次成分与考查样式、效力；要注意研究外科的代用品，并求得一定的成绩；尽量想办法减少在制剂中的浪费与无谓的损失。⑤ 1943 年野战卫生部制药厂还不断通过技术改良和研究，有效地解决了根据地各种中药的有效成分的提纯技术；改进了各类注射液的生产流程，使注射液的产量提高 1 倍之多；改良了稀盐酸和小苏打的制

---

① 何正清主编：《刘邓大军卫生史料选编》，成都科技大学出版社 1991 年版，第 129 页。

② 北京军区后勤部卫生部：《北京军区药材工作史（1937—1994）》，1994 年 12 月内部印行，第 64—65 页。

③ 何正清主编：《刘邓大军卫生史料选编》，成都科技大学出版社 1991 年版，第 132 页。

④ 总后勤部卫生部：《中国人民解放军药材工作史》，1997 年 4 月内部印行，第 90 页。

⑤ 何正清主编：《刘邓大军卫生史料选编》，成都科技大学出版社 1991 年版，第 162 页。

作工艺，不仅降低了成本，还提高了产品的产量；完成了单那儿平（Tan-nalbin）、硫酸镁等的研制工作，以自产品代替了外购品。1943 年 5 月野战卫生部制药厂还研制成功了柴胡和苍术油注射液，主要用于解热、抗风湿等。1945 年《新华日报（太行版）》报道了该厂职工广泛开展劳动竞赛，争取两个月完成一万磅药材生产任务，为抗日战争反攻阶段作出新贡献的情况。① 抗战时期，药品器材数量很少，品种也比较单一，为了保证部队战斗的需要，必须做好药品器材的采购、生产、供应和储藏工作。晋冀鲁豫军区卫生工作者冲破敌人封锁，通过各种渠道和方法进行药材的采购、运输，自己动手加工药品器材，艰苦创业、因陋就简培养药剂人才，付出了巨大努力和牺牲，也取得了喜人的成绩。②

　　在药物研究方面，晋冀鲁豫军区也取得了较大的成绩。第一二九师制药厂和第十八集团军野战卫生部卫生材料厂仅以《本草纲目》和《植物学》为技术资料，向当地药房请教制剂工艺，开展丸、散、膏、酊等的制备。为改善部队人员体质虚弱的状况，以党参为主组方，研制了党参膏、补力丸等；参考八卦丹的组方研制了行军丹，用于预防感冒、中暑和调整胃肠功能。合编后的利华制药厂建立了化学研究室、动物实验室。该厂在药物研究方面取得了新的进展，从中药材中提取精制品 30 多种；在化学药品方面也取得了成果，如鞣酸蛋白的合成、煅制镁的制造等。并研制中成药注射剂，如该厂首创的柴胡注射液，引起了太行山区的强烈反响，受到卫生部和后勤部的嘉奖。1941 年，边区举办展览会时，该厂的产品获得特等奖。1943 年 3 月 17 日，《新华日报》"华北版"曾以《医药界的新贡献，利华制药厂发明注射剂》为题加以报道。以韩刚为首研制的大量药剂，特别是预防伤寒、霍乱的疫苗，治疗梅毒的克梅儿，解决了很大问题。1945 年 4 月在医药卫

---

① 朱克文、高恩显、龚纯主编：《中国军事医学史》，人民军医出版社 1996 年版，第 241 页。

② 河南省预防医学历史经验编辑委员会编：《预防医学历史经验资料选编》（下），河南省预防医学历史经验编辑委员会办公室 1992 年印行，第 616—617 页。

生成果展览会上参加展出时，受到了各方面广泛的称赞。① 1944 年秋，晋冀鲁豫边区和太行军区在山西省黎城县南委泉联合召开了群英大会，药厂的玻璃制品和各种药品制剂参加了展览，前来参观的人对药厂生产的玻璃制品和注射剂产生了极大的兴趣，称赞药厂在如此艰苦的条件下生产出这些高水平的产品简直是个奇迹。②

1943 年，由于敌人连续"扫荡"，边区环境非常残酷，地方的药房均被破坏。地方的发病率很高，传染病时常流行。利华制药厂生产的药品不仅供应了部队，而且在山西襄垣县西营设立了利记药房，在黎城西井开设利记药房，供应了疟疾片、疥疮膏、痢疾丸等许多药品。这些药品对当地的多发病、传染病的防治起到了重要作用，受到了广大群众的欢迎。③

晋冀鲁豫军区各二级军区和军分区在抗日战争时期均开展一些制药工作，其中以太岳军区卫生部制药所规模较大，生产的药品数量和种类较多。制药所 1942 年全年生产出药品 1334 磅，938 包，118 盒，价值约 3 万余元。④ 制药所成立于 1942 年，驻山西省沁源县刘家沟村，后曾迁驻张家沟村。该所建所时从野战卫生材料厂调来十余人，石天星任所长，何图远任指导员，张明顺任技佐。所下设丸剂组、膏剂组、片剂组和包装组，后来还成立了销售药品与收购药材的门市部。到 1944 年底，全所达 45 人，厂房是借用民房，设备非常简陋。当时的生产主要以中药材为原料，配制丸、散、膏、酊水剂等中成药。到 1945 年，制药所生产各种剂型药品达 30 余种，其中回尔生、砒铁丸、疟疾丸、仁丹、八宝丹等品种在 1945 年 1 月太岳区群英会举办的展览会上展出并获得奖励。1945 年 4 月，制药所改为新华制药厂，和毓祥任厂长，厂下设制药股、包装组、烧酒组等。太

---

① 总后勤部卫生部：《中国人民解放军药材工作史》，1997 年 4 月内部印行，第 90 页。
② 北京军区后勤部卫生部：《北京军区药材工作史（1937—1994）》，1994 年 12 月内部印行，第 65—66 页。
③ 北京军区后勤部卫生部：《北京军区药材工作史（1937—1994）》，1994 年 12 月内部印行，第 66 页。
④ 何正清主编：《刘邓大军卫生史料选编》，成都科技大学出版社 1991 年版，第 145 页。

岳军区卫生部制药所——新华制药厂积极响应"自己动手，自力更生，因陋就简，就地取材"的号召，从无到有，从小到大，逐步发展壮大，在相当艰苦的游击战争条件下想方设法，克服困难，生产了大量的药品，解决了许多战争期间部队之急需和广大群众用药的困难，作出了较大的贡献。该厂在解放战争中又有较大的发展与提高，于1949年2月交归太岳区党委企业处。①

　　3. 山东军区的药材生产。山东纵队卫生部于1939年办起制药厂，生产中成药、卫生敷料及少量西药。第一一五师卫生部于1940年建立了制药厂，当年生产400磅中成药。1941年后所属各教导旅也办起了小型制药厂。1942年仅教导四旅就生产药材32种，计367磅，折价7736元北海币，节省经费4000元，解决了全旅所需药材的1/3。1943年一一五师与山东纵队合编为山东军区，下属五个二级军区均先后办起制药厂。鲁南军区有光华制药厂（原一一五师制药厂），鲁中军区有沂蒙制药厂（原山东纵队制药厂），滨海军区有山东大药房，渤海军区有卫生部制药厂，胶东军区有新华制药厂。各军分区（旅）卫生处也有自己的制药组或卫生材料所。② 但各药厂的发展较不平衡，生产条件和规模差距较大。

　　在上述诸多制药厂中，以胶东军区新华制药厂发展较快，1943年建厂，1944年职工达200余人，除生产中成药外还可以生产乙醚、碳酸氢钠等化学药品。1945年，工厂由山沟迁至集镇，添置了部分机械，充实了技术骨干。工厂下设制药、敷料、器械、玻璃、印刷等组和一个研究室，可生产漂白粉、锑剂、转化糖等70余种药物和较精细的手术器械。继之又增设了生物实验室，着手研究生物制品。③ 1945年胶东新华制药厂

---

　　① 北京军区后勤部卫生部：《北京军区药材工作史（1937—1994）》，1994年12月内部印行，第69—70页。

　　② 朱克文、高恩显、龚纯主编：《中国军事医学史》，人民军医出版社1996年版，第242页。

　　③ 朱克文、高恩显、龚纯主编：《中国军事医学史》，人民军医出版社1996年版，第242页。

研究室成立后，先后成功研制出了乙醚、小苏打、甘油、鱼肝油、鞣酸蛋白等。①

山东根据地各药厂的设备均很简陋，大部借用民房，以民间用具作为制药设备。主要设备有压片机、制丸工具和制酊剂装置，新华制药厂等少数药厂有制注射剂的设备及合成用设备。各药厂的产品多以中药丸、散、膏、酊及卫生敷料为主。各军区制药厂生产品种多在 30 种以上，各旅制药组生产品种在 10—30 种，其中第一一五师制药股的生产量较大，仅 1942 年就生产了药品 4000 磅，后来生产能力不断提高，自制品占供应药品总量的 1/3。山东军区的制药股生产药品和材料三十余种，生产量也较大。在药物研究方面，主要是新华制药厂在化学合成、生产原料药品以及生产注射剂等方面取得了显著成绩，因此，该厂发展较快。② 各种制药厂的产品主要供本区自用，多余的产品可支援友区，如滨海军区生产的硫酸钠，年产 2 万余斤，可满足山东全区部队的需要。③

4. 晋绥军区的药材生产。晋绥军区作为八路军的大军区之一，其药材生产量可部分满足本区的需要量。1939 年前第一二〇师军医处仅有一个 6 人制剂室，1940 年扩大为制药厂，人员增至 60 余人。1942 年正式命名晋绥制药厂，可生产中西药 12 类，年产 2 万余磅，价值 72,595 元农币，可满足本区需要量的 31.7%。④ 1942 年晋绥制药厂建立后，积极地想方设法从黄芩中提炼出了黄芩素，作为解热剂，并用乌梅、苏叶、薄荷脑、甘草等提炼制成清凉片，用于各种食欲不振、烦渴及胃酸缺乏、消化不良等病症治

---

① 张大萍、甄橙主编：《中外医学史纲要》（第 2 版），中国协和医科大学出版社 2013 年版，第 205 页。

② 总后勤部卫生部：《中国人民解放军药材工作史》，1997 年 4 月内部印行，第 94 页。

③ 朱克文、高恩显、龚纯主编：《中国军事医学史》，人民军医出版社 1996 年版，第 242 页。

④ 朱克文、高恩显、龚纯主编：《中国军事医学史》，人民军医出版社 1996 年版，第 242 页。

疗。① 到了 1945 年，自制药材占晋绥军区药材消耗量的 3/5②，有力地支持了全区的药材保障工作。

二、药材供应与储运

（一）华北抗日根据地的药材供应

在抗日战争的艰苦环境中，华北抗日根据地的药材供应工作遇到了无数的艰难险阻，但华北抗日根据地各军区经过努力却依然完成了大量而艰巨的药材供应工作，有效保障了华北抗日根据地各部队及部分群众医治伤病的药品器材供应。

1. 药材供应原则。军委总卫生部于抗战初期制定的《药材筹补分配保管条例》即已规定了药材供应原则，主要精神是要求药材供应必须因地制宜，自筹自供；自力更生，厉行节约；面向基层，保证作战。各根据地部队按总部规定的精神，结合具体情况分别制定了本部队的药材供应原则。③

晋察冀军区部队的药材供应原则是："主要依靠自己药厂生产、自力更生，但也不放松对外采购必要西药之一切机会；责成沟外游击部队，依照卫生部所定药单负责采购或收集，但不得随意采购或不交军区统一分发；逐步改货币供给制为实物供给制；凡已到了边区内的一切药材，统一由卫生部收买，各部不得争购；确定药材购买种类，除此概不核销；各制药厂的生产统

---

① 张大萍、甄橙主编：《中外医学史纲要》（第 2 版），中国协和医科大学出版社 2013 年版，第 205 页。

② 朱克文、高恩显、龚纯主编：《中国军事医学史》，人民军医出版社 1996 年版，第 242 页。

③ 总后勤部卫生部：《中国人民解放军药材工作史》，1997 年 4 月内部印行，第 70—71 页。

一起来。"药材分配必须"根据现有人数、机关、部队、学校之不同，照顾到驻地分散与集中，照顾到季节与流行病。分别平战时的不同，门诊与住院消耗药材的不同，依各部队报来消耗清册进行分发"①。山东地区部队的药材供应原则基本与晋察冀军区相同，抗战初期各游击队各自为战，药材供应只能因地制宜，就地筹措，自行保障。后来的山东纵队、一一五师和山东军区均采取以自筹为主，上级供应为辅，实行分级保障的原则。② 华北地区其他根据地部队的药材供应原则基本上都与晋察冀军区的药材供应原则大同小异。

2. 药材供应标准。华北抗日根据地各部队在自筹自供为主的原则下，按照所处地区及部队的实际情况，分别制定了本部队的医药经费标准和药材供应标准。③ 其中，在医药经费标准方面，华北抗日根据地各大军区没有统一的经费标准，而是各大单位依据各地区的实际情况自行规定标准，并且根据实际情况不断更改标准。晋察冀军区在 1938 年 9 月 20 日第一次军区卫生扩大会议决议中规定："军区卫生部每月药费 1000—1500 元边币；各分区每月每人药费 1 角；各分区及军区卫生部，如无特别情形，药费不得超过规定数目。"④ 冀中军区 1942 年以前规定每月每人药费 1.5 斤小米，1942 年增加到每月每人 3 斤小米。但实际开支仍超过标准许多，如 1942 年的开支超过标准 2—3 倍，其超过部分由各分区向所在专署核销了。1944 年以后，药费增加到每月每人 5 斤小米，但因市场物价不稳，药材价格上涨较快，此标准仍然很低，不敷实际支出。⑤ 1940 年，晋冀鲁豫军区规定，每人每年药费

---

① 《姜部长在卫生扩大会议上对 1943 年卫生部门工作方向部分的报告提纲：四个工作、两个作风》，《卫建》1943 年 2 月特辑。

② 总后勤部卫生部：《中国人民解放军药材工作史》，1997 年 4 月内部印行，第 71 页。

③ 总后勤部卫生部：《中国人民解放军药材工作史》，1997 年 4 月内部印行，第 71 页。

④ 参见《军区第一次全军卫生扩大会议决议》，华北军区后勤卫生部编：《华北军区卫生建设史料汇编》，1949 年 10 月内部印行，"医政类"第 5 页。

⑤ 北京军区后勤部卫生部：《北京军区药材工作史（1937—1994）》，1994 年 12 月内部印行，第 24 页。

600元农币。① 1941年5月20日，第十八集团军野战后勤部规定每人每月医药费（含材料费）9角冀南币，其他防疫药品不在此规定内。冀南军区1940年以前规定医药费为每人每月5角，每旅一月5000元。太岳纵队1942年12月30日规定了药品经费：部队每人每月9角，休养员每人每月9元，按部队15,000人，休养员800人计算，全年供应领款24.84万元，实际要开支9083.2万元。② 可见，药品经费实际支出要超出规定的很多倍。因此，第十八集团军野战卫生部1944年重新规定："医药费全年每人68元，按季发款，自购西药，按季报销。中药费占全部药费的30%，其中1/3的经费归分区自制，2/3归卫生材料厂制造分发各分区。消毒费每人每月1角2分，4分给部队，8分给医院。"③ 山东军区1943年药材费标准规定："部队每人每月9元北海币，伤病号每人每月40元。"并规定各部队可根据经济状况自行补助。胶东军区自1941年至1945年均规定了医药费标准，并随经济形势逐年调整。部队每人每月从1941年0.3元，到1945年调整到9元；住院伤病员1941年为4元，到1945年调整到400元。④ 1943年，一一五师的药费标准为部队每人每月12元，休养员每人每月40元北海币。⑤

在药材供应标准方面，华北抗日根据地各大军区亦根据各地区的实际情况规定了不同的配发标准。晋绥军区在药品供应上执行总部标准，并对卫生材料的供应作了补充规定。即绷带布每人每月2条，3.2平方尺，每100人准用320平方尺；胶布每人每月2块，4平方寸；纱布每人每月2平方尺，每100人准用200平方尺；棉花每100人准用15～25斤；每100人肥皂6～8

① 朱克文、高恩显、龚纯主编：《中国军事医学史》，人民军医出版社1996年版，第246页。

② 何正清主编：《刘邓大军卫生史料选编》，成都科技大学出版社1991年版，第144页。

③ 后勤学院学术部历史研究室、中国人民解放军档案馆编：《中国人民解放军后勤史资料选编（抗日战争时期）》（第2册），金盾出版社1991年版，第61页。

④ 总后勤部卫生部：《中国人民解放军药材工作史》，1997年4月内部印行，第71—72页。

⑤ 朱克文、高恩显、龚纯主编：《中国军事医学史》，人民军医出版社1996年版，第246页。

条，毛巾 3 条，包药纸 4 两，猪油（配药膏用）3 斤，消毒用煤每日 15 斤。第十八集团军（兼一二九师）野战卫生部 1941 年规定了药材发放份数制，每 200 名休养员每月用量为一份，医院与部队品量有所不同。定品种、定数量，如人数不足时要按所缺人数比例扣除。所规定的品种可根据实际需要给予调剂，并按冬春、夏秋不同季节规定了两种不同的品种、数量标准。同时，该部还规定有医疗器械配备标准。① 1942 年 12 月，太岳纵队卫生部规定药材分发以人数计算，部队 2000 人领 1 份，休养员 200 人领 1 份。但执行上因药品的来源困难，不能完全执行，仍按现有药品算出人数分配，以病类不同实行调剂。② 1945 年 2 月，晋冀军区颁布了《关于各级卫生机关卫生人员医疗器械配备的规定》。《规定》将医疗器械分为三类，第一类属手术器械，第二、第三类属医疗用具。每类又分甲、乙、丙三种。手术器械的配备：军分区卫生处配甲种一套，计各种医疗用具 76 种；主力团及相当于主力团的支队，各配乙种一套，计各种医疗用具 55 种；支队休养所配丙种一套。第二类医疗用具的配备是：军分区休养所配甲种（52 种）；主力团及相当于主力团的支队休养所配乙种（55 种）；支队休养所配丙种（41 种）。第三类医疗用具是配备给休养所药房和医生、卫生员携行卫生囊的用具。③ 第一一五师 1942 年制定了团卫生队药材每月供应标准，规定药品和卫生材料共 33 种。山东军区 1945 年制定了部队医疗单位药材供应标准，规定营卫生所供应常用药品 28 种；团卫生队和机关门诊部为 57 种；师、旅及后方医院为 94 种。胶东军区卫生部规定营卫生所供应药品 29 种；团卫生队及机关门诊部为 58 种；师（旅）及后方医院为 95 种。④

此外，华北抗日根据地的多数部队根据自身实际情况配备了战时卫生装备。通过战争实践，多数部队都建立了一套适于游击战的卫生装备，其特点

---

① 总后勤部卫生部：《中国人民解放军药材工作史》，1997 年 4 月内部印行，第 73 页。

② 何正清主编：《刘邓大军卫生史料选编》，成都科技大学出版社 1991 年版，第 145 页。

③ 朱克文、高恩显、龚纯主编：《中国军事医学史》，人民军医出版社 1996 年版，第 246 页。

④ 总后勤部卫生部：《中国人民解放军药材工作史》，1997 年 4 月内部印行，第 74 页。

是：体积小，功能全，使用方便，携带轻便。晋察冀军区的装备较配套：每个指战员配发一个急救包；连营卫生员和医生配发一个红十字挂包；医疗队配卫生服务箱一个，内有常用药品和医疗器械；手术队配发由白求恩大夫设计的"卢沟桥"医疗箱，门诊所配抽斗药箱，行军途中可卸驮架，随时可以取药品；药房或调剂室配药挑箱及与药挑箱配套的药挂袋药架箱。药挂袋可装百种药品，到宿营地挂在墙上，把药箱摆在桌子上展开，随即可组成一个小型调剂室，按药方调配药品。

3. 药材供应方法。华北抗日根据地各部队的药材供应，主要采取统筹与自购相结合，上领与下送相结合的供应方法。上级药材机关掌握一定的药材经费，以统一筹措某些药材，按规定下发实物；一部分经费拨给单位，由单位酌情自购所需药材。属于由上级统筹配发的药材，平时由下属单位按规定日期领取；战时则多由药材机构下送基层。[①] 具体而言，不同的军区部队药材供应情况有所不同。晋绥军区部队所需药材以供实物为主，部队也自筹少量药材。据军区卫生部1941—1942年全年统计，发给部队药材1200磅，其中一旅300磅，二旅400磅，八旅500磅；发给医院和直属卫生所5250磅；发给各分区115磅。下发药材大部分是中药，约占80%。此外，依部队的实际需要又作了追加补给，计有中西药品538磅，注射剂79盒，救急包1500个。1943年，军区卫生部发给医院西药481磅，中药1043磅；发给直属卫生所西药166磅，中药718磅；发给各分区西药96磅，中药835磅。平均西药占21.7%，中药占78.3%。其中补给医院西药较多，占31.5%，高出平均值10%。部队所需药材除军区卫生部补给外，尚需自筹一部分，1942—1943年，各旅均自采自制部分中药，还赴敌占区购买部分西药，其中一旅采购开支为16,000元法币，二旅为14,000元法币，八旅为6000余元法币。[②]

---

① 朱克文、高恩显、龚纯主编：《中国军事医学史》，人民军医出版社1996年版，第248页。

② 总后勤部卫生部：《中国人民解放军药材工作史》，1997年4月内部印行，第75页。

抗战初期华北部队曾到总部领过药材，部队机关组织健全后则为自筹自供。第十八集团军野战卫生部驻华北地区，在 1941 年以后兼一二九师卫生部，负责一二九师所属部队及各军区（晋冀鲁豫地区）的药材供应。药材的供应方法是按照份数制标准，每三个月补给一次。对医院是实物供应，部队可按经费标准领款自购，但军内药厂能生产代用品的不准购买。1942 年的药材供应办法是统一采购与自筹自供相结合。抗战初期晋察冀军区各部队师、团药材每月发放一次，如有特殊情况可临时申请供应。各军分区则按经费标准自行采购，不能解决的品种可由军区卫生部代购，纳入实物补给部分。1943 年以后逐渐改为实物供给制，只计药材数量，不以价钱计算。供给方法原则上依据部队报来的消耗清册，区分不同地区、不同单位及休整和作战等具体情况批发。第一一五师、山东纵队、山东军区卫生部初期只负责直属机关、部队和医院的药材供应，二级军区、军分区和部队原则上是自行筹措实物供应。供应的品种、数量根据各单位药材筹措情况而定。1944 年以后，山东军区卫生部药材供应到旅、团，二级军区供应到军分区和部队。药材补给方法是各单位依据供应标准和实际需要提出申请计划，经卫生部批准发放，但各军区和部队的供应时间并不统一。① 山东军区卫生部以每年的1 月、4 月、7 月、10 月的下半月为药材发放期。②

战救药材则按战役预计伤员数，在战前向部队发送。晋察冀军区在战前向部队发送"百人份医疗箱"。百人份医药箱内装有急救包 100 个，脱脂纱布 4 斤，土棉 3 斤，止痛药片 200 片，樟脑注射液 20 支，吗啡注射液 20 支，绷带 30 条，精盐 50 克等急救药材。③ 各部队战斗中消耗的药材，均想方设法及时补充。在反"扫荡"中，冀中军区在野外隐蔽处设立多处药材

---

① 总后勤部卫生部：《中国人民解放军药材工作史》，1997 年 4 月内部印行，第 75—76 页。

② 朱克文、高恩显、龚纯主编：《中国军事医学史》，人民军医出版社 1996 年版，第 248 页。

③ 朱克文、高恩显、龚纯主编：《中国军事医学史》，人民军医出版社 1996 年版，第 247—248 页。

补给点，于夜间工作，药工人员靠练出的基本功在无照明的情况下发放药材。①

4. 作战药材保障。作战药材能否得到保障，对于战斗、战役能否取得胜利也起着非常重要的作用。作战药材的保障主要包括野战卫生装备供应、作战部队的药材保障以及各种战斗、战役的药材保障等。其中，野战卫生装备是作战部队的常备战救药材，也就是作战时前线的基本药材保障。华北抗日根据地为适应抗战初期游击战争小规模作战的机动、灵活、轻装的特点，实行火线自救互救，作战药材保障主要是每个指战员配备 1 个救急包。医生、卫生员每人装备作战卫生挂包 1 套，内有战伤急救药材和内科急救药材，人员可随时出现在作战地域，人到药到，作为战伤初步救治和急诊抢救的药材保障。为了适应抗战后期作战规模逐渐增大、前方部队药材需要量迅速增加的新情况，更有力地做好作战的药材保障，军区卫生部采取了新的药材保障措施，设计制作了战伤"百人份医疗箱"。作战部队平时储备一定量的"百人份医疗箱"，例如师储备 20 个战伤"百人份医疗箱"，即可在前线抢救 2000 名伤员，进行战伤初步处理。部队有较大作战行动时，药材供应系统按作战预案将所需的战救药材直接送往参战部队，有力地保障了部队战时的需要。②

作战部队的药材保障主要是根据各级部队的战地救护任务配备战救药材。药材供应系统于平时装备齐，战斗消耗后尽快补给。连队卫生员的主要任务是包扎、止血、固定、搬运，因此，材料的配备只有救急包、绷带、夹板及少量的急救药品。营的战救包扎组主要是补救各连救护之不足，除配备急救材料外，急救药品略多于救护组。团救护所除配备一般战救药材外，还要配备结扎止血器械、破伤风、抗毒素等。旅设有手术组，除配备一般外科

---

① 朱克文、高恩显、龚纯主编：《中国军事医学史》，人民军医出版社 1996 年版，第 248 页。

② 北京军区后勤部卫生部：《北京军区药材工作史（1937—1994）》，1994 年 12 月内部印行，第 81 页。

用药、麻醉用药和急救药外，手术器械尽量配齐。纵队手术队配备外科用药、麻醉药及部分内科急救药。在手术器械方面尽量按需要配齐，如腹部手术、胸部手术、脑部手术及四肢等手术所必需之器械。手术队配备大输液、石膏及石膏绷带。作战部队在战斗中，对所发生的伤员经战救处理后逐级转运，直至医院。因此，以上所配备各级战救药材即为作战的基本药材保障。小部队单独作战时，如团以下部队单独行动时其战救药材的品种、数量的配备要略多一些。① 为提高战斗中的补给速度，华北抗日根据地各部队都实行了简捷的补给措施。如晋察冀军区卫生部自制了战救药材箱，在游击区的边沿地带设供应点，建立点线供应制，减少中间环节，直接补给作战部队，使外线作战部队及时得到保障。②

各种战斗、战役的药材保障主要包括袭击战的战救药材保障、"攻点打援"战斗的药材保障、反"扫荡"中的药材保障以及百团大战的药材保障等。各种战斗、战役的药材保障的具体情况如下：

袭击战的特点是我军主动出击，有计划、有步骤地进行，各方面准备比较充足，战斗迅速，我军伤亡较少。1944年袭击安平县时，我军地方部队不足一个团的兵力，战地救护工作按3%伤亡率配备了药品材料。从发起袭击到战斗胜利结束约40分钟。此次战斗的药材保障是按战救卫勤组织配备，即连设缚扎哨，两名卫生员，配备5个裹伤包，5个绷带卷，必需的急救药品和两副白求恩式夹板。指挥部设绷带所，两名医生，4名看护，除配备包扎材料和急救药品外，还配备了简单的结扎止血器械。指挥所后设转运站，除配备一般战救药材外，还配备了急救手术器械，以备转运前进行紧急手术。此次袭击战我军伤14名、亡2名，与预计相近，顺利地完成了药材保障工作。③

---

① 北京军区后勤部卫生部：《北京军区药材工作史（1937—1994）》，1994年12月内部印行，第82页。

② 总后勤部卫生部：《中国人民解放军药材工作史》，1997年4月内部印行，第77页。

③ 北京军区后勤部卫生部：《北京军区药材工作史（1937—1994）》，1994年12月内部印行，第82—83页。

"攻点打援"也是我军主动出击的战斗。1940年，冀中军区十八团奉命拔掉河北高阳县境内的一个敌人据点，并阻击可能从高阳县城出来支援的敌人。此次战斗估计我军伤亡在100名以内，依此预案进行了卫勤保障的人员组织准备和药材准备工作。在战斗前，分区卫生部为该团补发了药品、器材，计有：碘片、红汞、樟脑注射液、吗啡注射液、脱脂棉、纱布、绷带及托马氏夹板；本团只准备了一些白酒、土棉、土布及木夹板等。战斗顺利结束，全歼敌人据点，因敌人无增援部队，所以，我军伤亡比预计少得多，有力地保障了战地救护工作。①

抗战时期，日伪军组织了大量兵力，向华北抗日根据地进行"扫荡""清乡"，曾先后多次进行1—3个月的持续"扫荡"，对华北抗日根据地实行"三光"政策。边区军民对敌人的残酷"扫荡"进行了长期、坚决的斗争。在反"扫荡"中，我军的基本战术是快打、快冲、快走。卫勤保障的基本要求是快救、快运、快藏。根据反"扫荡"的战术与卫勤保障特点，药材供应保障工作的实施办法是：军区、军分区药材部门于战前将各部队所需药材补足，其余药材坚壁清野。各部队战救药材从团到连均装箱，装包，以人背为主，部分马驮，战斗中随打随用，随时补充。医院的反"扫荡"斗争与部队有明显的不同，工作人员少，战斗力弱，带有大批伤病员及物资。因此，医院在反"扫荡"斗争中任务尤其繁重，在药材保障上担负着艰巨的任务，必须做到在反"扫荡"前为伤员准备充足的药材，在不断的转移过程中伤病员不能间断治疗用药，敌人来了还要坚壁清野，有时白天将药材妥善坚壁，晚上再取出来使用，千方百计地使伤员得到连续治疗。1941年秋季，敌人出动数万兵力，对华北地区的一些根据地进行毁灭性的"大扫荡"，历时近两个月。冀中军区后方医院在反"扫荡"中将各所分为若干战斗医疗小组，药材选可靠人员保管，绝对保密，在山区与敌人周旋，进行搜山与反搜山的斗争。后方医院在这紧张、艰险的反搜山斗争中不仅保证了

① 北京军区后勤部卫生部：《北京军区药材工作史（1937—1994）》，1994年12月内部印行，第83页。

700 多名伤病员的安全，而且做到了不间断地进行治疗用药，"扫荡"结束时有 300 多名伤病员治愈出院。晋察冀军区白求恩国际和平医院在 1943 年秋季敌人"大扫荡"时转移到河北、山西交界的神仙山已准备好的根据地，在深山处建立了病房、手术室、换药室等。医院的药材由人背、马驮运到山里，敌人不搜山时可进行正常工作，敌人搜山时将药品器械分散藏入山洞，重伤员进入封闭式山洞，多在夜间由医生、护士携带药品进洞治疗。当时的药材供应更加困难，除军区发的部分药材外，临时补领的药材很少，采购更不可能，因此发动大家想方设法开展医疗工作。如用灌木枝去皮做成筷子代替镊子换药，用水桶和胶皮管代替灌肠器，战斗间隙自制木夹板；在药品困难的情况下，提倡使用中草药，多数伤病员使用军区自制的中药，并以热砂袋、热水、针刺等理疗方法代替部分药疗。神仙山里生长常山、柴胡、茯苓、大黄等多种中草药，发动大家在战斗间隙自采自用。在三个月的反"扫荡"战斗中，全院收治伤病员约 500 名，治愈 300 名。①

　　百团大战的主要战斗是在华北地区各铁路及主要公路沿线进行的。在八路军总部的统一组织指挥下，华北军区第一二九师、晋察冀军区、冀中军区的主要部队和地方部队均参加了此次大战役。这次战役是华北抗日根据地有准备、有计划地主动向敌人发动进攻，因此卫勤保障工作是有一定准备的，作战多、伤员多，但忙而不乱。在药材保障上，尽管当时药材很少，供应困难，但在作战药材保障和医院药材保障上完成得是比较好的。对作战部队主要是战救药材的保障，根据当时卫勤工作组织分工，从连到团均按卫勤保障任务于战前装备齐。主要是装备连救护组、营包扎所和团手术组的救急包、绷带、夹板、急救药品、止血器械和手术组的药品器械。因各次战斗下来的伤员均逐级上送，故每次战斗结束后，除补充部队的药材消耗外，重点是加强各医院的药材供应。1940 年百团大战时第一二九师的和平医院、后方医院，晋察冀军区的和平医院、后方医院，冀中军区医院以及多数军分区所设

---

　　①　总后勤部卫生部：《中国人民解放军药材工作史》，1997 年 4 月内部印行，第 80—81 页。

的医院，是前方部队转送伤员的最终地点，因此在长时间连续战斗当中，药材保障工作除作战部队的战救药材补给外，大量的是在众多伤员的在院继续治疗。百团大战的药材保障任务，是万名以上伤员战救药材的装备补充和在院继续治疗的药材补给。百团大战发动时正是我军药材供应非常困难的时期，西药准备甚少，各军区和分区虽已建立了制药厂（组），但多以制造中药和敷料为主。只有冀中军区因所处地理位置较好，并设了采购办事处，药材供应情况略好些，其他均较困难。对作战部队的药材供应，除救急包等材料外，主要急救药品有止痛药、强心药、外用消毒药及手术麻醉药等。对各级医院及休养所，除供应必备的急救药外，还要设法供应部分抗菌消炎药，其他还有自制的中药及少量的注射剂，并需供应大量的敷料和石膏等。① 在百团大战历时 3 个半月的陆续作战中，虽然药材供应相当困难，在短时间内发生大量的伤员，需要有及时大量的药材保障，经过卫勤、药材系统的多方努力，密切配合，采取积极购买、增加生产和节约使用等措施，较好地完成了具有上万名伤员的特大战役的药材保障任务。②

（二）华北抗日根据地的药材储运

1. 药材储备。抗战初期华北抗日根据地的药材供应相当困难，基本上没有储备。1938 年秋以后，根据地虽然有了药费标准，但因标准甚低，晋察冀军区卫生部每月药费只有 1000—1500 元，只能购买小量的药材，故很少储备。各军分区自行采购，其量有限，原则上依需要临时采购，一是经费很少，二是采购困难，没有大批储备的能力。1941 年，一二九师卫生部与野战卫生部合并后，药材储备仅能支持几个月的使用，且品种不多，硼酸、依比、依脱、碘化钾等可用半年，有的品种只够 1 个月量，如安替匹林、非

① 北京军区后勤部卫生部：《北京军区药材工作史（1937—1994）》，1994 年 12 月内部印行，第 84—85 页。
② 总后勤部卫生部：《中国人民解放军药材工作史》，1997 年 4 月内部印行，第 79 页。

那西丁等。绷带材料不足 1 个月之用量，医疗器械只有几件外科器械。到 1941 年底，贮存药品 236 磅，价值 25 万元，按不同品种可供一年、半年或一、二个月使用。因此，抗战开始至五一反"扫荡"前后，各级均无大量的药材储备。1942 年以后虽然仍很困难，但还能保持着部分药品的一定储备量，尤其是战伤必备的外科药品有一年用量的储备。反"扫荡"以后，军区各药厂逐步恢复起来，开展了药材生产运动，自制的药品和卫生材料均有一定的储备。1944 年，医药费有所增加，为了长期战备，保持一年用量的药材储备，军区、二级军区及各军分区均进行了积极的采购，有计划地储备一部分药品器械。如冀中军区和各军分区能经常保存半年到一年的药品。①

　　到 1945 年，晋察冀军区卫生部储备的药材，除战伤外科用药材较充足外，尚储有阿司匹林 1000 磅，安替匹林 100 余磅，樟脑注射液 5 万余支，福百龙 2 万余支，爱尔斯丁 4 万余支。② 到抗战末期，华北抗日根据地缴获敌人的大批药材，此时根据地药库才有大量的药材储备。③

　　2. 药材贮藏。华北抗日根据地储备的药材虽然很少，但它是根据地人民与我军指战员用血汗换来的珍贵物资，对挽救成千上万伤员的生命和防病治病、提高部队的战斗力具有重大意义。因此，保管好这些药材是卫生部门尤其是药材系统的神圣职责。在分散的游击环境中，为了防止日军对药材的掠夺和破坏，需要采取特殊的贮藏方法，将药材严密地坚壁起来。

　　为了使药材得到妥善的保存，并便于随时取用，华北抗日根据地各部队均采取了药材种类搭配装箱坚壁的办法，使品种单箱配套。需用时取出一箱即可解决一般医疗问题，而不必逐个开箱，也防止了一旦损失部分药材即造

---

　　① 北京军区后勤部卫生部：《北京军区药材工作史（1937—1994）》，1994 年 12 月内部印行，第 76 页。

　　② 总后勤部卫生部：《中国人民解放军药材工作史》，1997 年 4 月内部印行，第 81 页。

　　③ 北京军区后勤部卫生部：《北京军区药材工作史（1937—1994）》，1994 年 12 月内部印行，第 76 页。

成某些品种断绝的现象。① 山东军区采取"先分类，后搭配"的方法，即在分类的基础上进行合理搭配，使每个箱子里装数类药品，便于向基层发放和使用。药品均用玻璃瓶或白铁盒装好放于木箱内，瓶口用蜡封好，内外都有瓶签，签上刷一层薄蜡。装箱单写明箱号、品名、规格、数量，一式二份或三份，箱内一份，箱外一份至二份。各基层使用单位，对于现用之药品，则按毒、剧、普通、外用、内服、注射药等分别陈列和存放，且作好标志，严禁混杂存放，以防发生意外。② 为避免药材集中受损，第十八集团军野战卫生部的药材分别保存在贮藏库和批发库，主要分散在武安、辽县、武乡等5个库。贮藏库将药品分散埋藏在几个库中；批发库在黄漳以东的沟内，按剂型分别保存。山东军区的药材主要分散坚壁在沂蒙山区，也有在渤海平原地带分散坚壁。③ 1941年，晋察冀军区卫生部驻河北阜平县，军区野战药库的药材坚壁地点主要在北岳恒山最高峰的神仙山麓，南面是炭灰铺大川谷的康儿沟村和下店村及核桃树底下村的几条支川。为了保证安全，在山区寻找自然山洞，将药材分散坚壁起来。④

　　1941年以前，抗日根据地贮藏药材的基本方法是藏药于民。一般采取多村贮藏的方法，将药藏于群众家中。选择政治上可靠、责任心强的群众，作为"堡垒户"。渤海地区的部队，曾将药材分散在几十个村庄，交给"堡垒户"坚壁贮藏。在反"扫荡"中，华北抗日根据地药材干部为坚壁药材，保护药材不惜牺牲生命，"堡垒户"也提出口号："请部队同志放心，我们一定做到人在药在，人不在药也在。"沂蒙山区一老乡家中存放了我军的药材，由于汉奸的出卖，敌人逮捕了参加埋藏的青年邢老二，该青年大义凛

　　① 总后勤部卫生部：《中国人民解放军药材工作史》，1997年4月内部印行，第82页。
　　② 朱克文、高恩显、龚纯主编：《中国军事医学史》，人民军医出版社1996年版，第249页。
　　③ 总后勤部卫生部：《中国人民解放军药材工作史》，1997年4月内部印行，第82页。
　　④ 北京军区后勤部卫生部：《北京军区药材工作史（1937—1994）》，1994年12月内部印行，第77页。

然，百折不挠，为保护我军药材而光荣献身。①

　　1942 年五一"扫荡"后，由于根据地的情况变化，日伪军对华北抗日根据地边区各村庄均很注意，随时可能有敌情，一般地面以上保存药材均不安全，故改为野外埋藏法，将药品进行适当的包装、密封，埋藏后绘图标示，以避免损失或遗失。1943 年以后，有的地区利用一些地下堡垒坚壁药品。1944 年，冀中军区卫生部部长顾正钧派人到饶阳县的曲吕、深北的寺头，肃宁的湾里、大尹村、闫庄等地找关系，挖地洞，建立"堡垒户"，作贮存药品的准备。并到博野县的白塔找到了 1942 年反"扫荡"时埋藏的药品。② 总之，药材坚壁的原则是坚持"宁为粪土，勿为敌用"，具体要求是：点线坚壁；组织专门可靠负责人，必要时组织坚壁委员会；坚壁地址的选择，要求地势高、不潮湿、秘密；收集与研究敌人对我剔抉"清剿"的方式方法，突破坚壁中的规律性。③

　　在"扫荡"与反"扫荡"的过程中，敌人对华北抗日根据地坚壁的药材不断采取新的破坏手段，根据地广大军民则进行针锋相对的斗争，不断改进对策。华北抗日根据地药材坚壁的具体方法有梯田洞药库、悬崖绝壁洞库、直井死埋库、室内隔墙坚壁法、平原地下埋箱法等。④ 药材坚壁的每种方法具体情况如下：

　　（1）梯田洞药库。此法特别适合北方的山区坚壁药品。卫生部驻地附近几条支川里都是层层的梯田，在梯田的石砌堤岸墙上，选出一米高处一块长形条石作为洞口的洞梁石，将此石下面的小石块抽出，形成一个人可以进出取药的洞口。从上块田下挖 2×3 米大小深浅的土坑，用树干横架上，放上柳条笆块，再堆上土，与梯田地面平齐并压实，形成了梯田岸墙上一个洞

---

　　① 总后勤部卫生部：《中国人民解放军药材工作史》，1997 年 4 月内部印行，第 82 页。

　　② 北京军区后勤部卫生部：《北京军区药材工作史（1937—1994）》，1994 年 12 月内部印行，第 77 页。

　　③ 顾正钧：《关于分散游击战中的卫生勤务》，《卫建》1944 年第 3 期。

　　④ 北京军区后勤部卫生部：《北京军区药材工作史（1937—1994）》，1994 年 12 月内部印行，第 77 页。

穴，按原样堵上石头（风化面向外）。在一条川谷里可以选建5~6个这样的洞穴备用，洞与洞编号。这种药库主要为贮藏常用的药材，便于临时存放和发放急用药品。采用此法坚壁后从未损失过药品，也从未耽误过游击战中药品的发放。①

（2）悬崖绝壁洞库。1941年，晋察冀军区野战药库将药材坚壁在北岳恒山的最高峰神仙山麓。神仙山的绝壁上有"阎王鼻子""老虎嘴"，在此选好天然洞，用绳索将药箱吊在悬崖绝壁的半山腰里，再加以伪装，甚为安全。②

（3）直井死埋库。利用敌人心理上不注意的地方，选在行人牲口运行较多的大道上。选定地点后，等黑夜人静，把预先准备好的药品或缸，用牲口运到预埋点，随机挖坑深埋，上面填土压实，再以人畜在埋点上面来回踩踏伪装，消除新埋的痕迹，第二天拂晓就有运煤牲口和行人路过，埋药点经行人踩踏已无法再辨别出来了。所埋药品要预先登记编号注册，埋药点要标以地形地貌图，注明距离尺寸，以防日后地形变化找不到药品。③

（4）室内隔墙坚壁法。此法适于平原，选择村子里比较偏僻处稍大点的房子，里面再砌一层墙，两墙之间有空隙，不但可以存放药品，还可以藏人。隔墙与屋内四壁要做到同色，并留有入口处，入口的门以砖和铁丝串联，门框嵌入墙里，关后没一点异样和痕迹，保存药品也很安全，取放更为方便。④

（5）平原地下埋箱法。把药品用蜡封好，立账，登记好装箱单，夜间药材人员借群众的马车驾驭到村外预定地点，埋好后绘制地图，记录好正确

① 北京军区后勤部卫生部：《北京军区药材工作史（1937—1994）》，1994年12月内部印行，第77—78页。

② 总后勤部卫生部：《中国人民解放军药材工作史》，1997年4月内部印行，第83页。

③ 北京军区后勤部卫生部：《北京军区药材工作史（1937—1994）》，1994年12月内部印行，第78页。

④ 北京军区后勤部卫生部：《北京军区药材工作史（1937—1994）》，1994年12月内部印行，第78页。

的埋藏地点，给部队发药时，夜间再有计划地取出。①

此外，各军区卫生部对药材的储藏坚壁也有严格的要求。为了加强药材储藏工作的组织领导，各级军区都成立了以卫生部部长（处长）为组长的"药材藏储领导小组"②。1942 年，晋察冀军区卫生部部长姜齐贤组织了药材坚壁 3 人小组，并亲自担任组长，材料科司药长蔡云霄和科员胡宁为组员。他们详细地研究了坚壁方法和对策，规定一切坚壁情况只能由 3 人小组知晓，掌握全盘情况，其他参加坚壁的同志只能知道其参加过坚壁的地点，不能互相发生横向关系，不能知道全盘情况。参加坚壁的同志在反"扫荡"期间要跟随部队打游击，不能留在附近山区，防止在残酷斗争中发生人为的损失。③ 1943 年 6 月 15 日，晋察冀军区卫生部部长江一真在军分区级卫生会议上的报告中要求："（1）今后各军分区的药材，应以十分之八的按需要比例分发到治疗单位，使他们便于治疗。（2）药品高度分散坚壁，绝对保守秘密。除负责坚壁的同志外，其他任何人不准知道；并在坚壁地区打上暗号。（3）须要自己可靠的干部亲身去坚壁。坚壁人不准发生横的关系；总的情形只能卫生处长和司药长两人知道；休养连和卫生所只许所长和司药知道。（4）负责坚壁药品的同志，应跟随部队行动，不准留在坚壁药品的区域内。在坚壁贵重药品的区域内埋上地雷。（5）坚壁药品应很好地进行登记。坚壁后经常去检查，防止潮湿。"④

为使药材免遭自然的侵蚀，更好地发挥其疗效，华北抗日根据地各军区还对储备的药材进行必要的包装。一般有腐蚀性粉剂和易潮解的粉、片剂装

---

① 北京军区后勤部卫生部：《北京军区药材工作史（1937—1994）》，1994 年 12 月内部印行，第 78—79 页。

② 朱克文、高恩显、龚纯主编：《中国军事医学史》，人民军医出版社 1996 年版，第 249 页。

③ 北京军区后勤部卫生部：《北京军区药材工作史（1937—1994）》，1994 年 12 月内部印行，第 79 页。

④ 参见《江部长在分区级卫生会议上的报告》，华北军区后勤卫生部编：《华北军区卫生建设史料汇编》，1949 年 10 月内部印行，"医政类"第 25 页。

于广口玻璃瓶中并塞紧密封；液体药品装于小口瓶中并严封瓶口，以防渗漏；软膏剂装于铁盒。一般药品的包装主要是防潮、防挥发、防渗漏，以及搬运时防碰损。药品包装后以清晰的字体写明标签，当时规定的药品标签有：白底黑字为普通药品；白底红边红字为剧药或外用药；黑底白边白字为毒药。金属器械的包装主要是防止潮湿生锈，带刃器械对刃部加以保护；精密仪器防潮、防震、防碰损；橡皮器械要撒滑石粉防粘连。①

3. 药材运输。抗日战争时期华北根据地的药材运输是很简单的，一是药材量少，二是缺少交通运输工具，所以运输主要靠人背、马驮和大车拉。根据当时当地的环境条件，交通不便，缺乏工具等特点，军区卫生部和各部队的卫生机关均在药材运输上动脑筋、想办法，自己设计、制作了各种形式的药材包装运输箱、架等，既便于包装运输，又便于展开工作，如急救包、红十字挂包、卫生箱、百人份急救箱等。白求恩大夫为根据地设计制作的"卢沟桥"式驮架箱就是很好的集战备、工作与包装运输为一体的包装运输工具。② 该药箱展开后可取药，可换药，还可急救与做手术等，具有多种功能。③

由于抗战期间华北根据地药材数量有限，且极少笨重器材，故药材运输不成问题。一般要求连、营的药材要卫生人员随身携带，便于使用；团卫生队的药材由一头骡（马）驮运，小件随身携带；旅卫生机关行军打仗时，药材多由牲口驮运，有时用马拉；医院在行军转移时，采取人带、马驮、车拉相结合的方法。④ 此外，华北抗日根据地各部队向上级卫生部门请领药材时，一般均用民间马车、人力独轮车，或用牲畜驮运。而大批

---

① 北京军区后勤部卫生部：《北京军区药材工作史（1937—1994）》，1994年12月内部印行，第79页。

② 北京军区后勤部卫生部：《北京军区药材工作史（1937—1994）》，1994年12月内部印行，第80页。

③ 总后勤部卫生部：《中国人民解放军药材工作史》，1997年4月内部印行，第85页。

④ 朱克文、高恩显、龚纯主编：《中国军事医学史》，人民军医出版社1996年版，第249页。

药材的长途搬运，则动员各方面的运输力量。如抗战末期晋察冀军区在张家口缴获了敌人大量药材，部队主动撤离张家口时曾动员了短途火车、汽车，但主要运输力量仍为民间马车和牲畜，将药材运往军区药库。在张垣缴获的药材曾用骆驼运输。就用这些简单的运输工具，将几千箱药材进行了长途搬运。①

三、药材工作制度

抗日战争时期，由于华北抗日根据地各部队长期处于游击战争的艰苦环境中，且较为分散，尤其在抗战初期，部队组织机构尚不健全，卫生机关刚刚成立，因而还未建立起系统、正规的各项工作制度。至于药材工作各项规章制度就更为简单零散。1937—1938 年，华北抗日根据地的药材工作制度尚未建立；1938—1940 年才逐步建立起一些制度，如登记、统计制度，采购、发放、报销的有关规定等；1941 年，晋察冀军区、第一二九师和第十八集团军野战卫生部，以及有些二级军区陆续制定了药材工作制度，但还不够系统，不甚完善。由于处于相当艰苦的游击环境中，这些规章制度也难以完全落实。至抗战后期，华北抗日根据地方健全了药材工作的系统工作制度，如登记、统计、采购、验收、领发、保管、审计、报销、检查等制度。② 至此，华北抗日根据地各军区部队的各级药材工作部门均有了较为系统、完善的规章制度，从而使根据地各级卫生部门的药材保障工作都能有章可循。

实际上，为使抗日根据地的药材保障工作有章可循，早在 1937 年 11 月 15 日，军委总卫生部就颁布了《暂行卫生法规》，该法规经修订后于 1938

---

① 总后勤部卫生部：《中国人民解放军药材工作史》，1997 年 4 月内部印行，第 85 页。
② 北京军区后勤部卫生部：《北京军区药材工作史（1937—1994）》，1994 年 12 月内部印行，第 18—19 页。

年 9 月 10 日重新颁发。其中第三章《卫生材料管理条例》共 37 条，明确规定了药品登记、采购、领发、保管、使用、审计、报销等内容，同时还明确了各级卫生机关药品使用标准和器械配备标准，并强调了按标准领发药品器材。[①] 同时该卫生法规的第四章《卫生人员管理条例》中制定有《司药规则》，共 10 条，主要明确了有关处方调配、发药规定及注意事项，并强调了剧毒药的严密保管。[②] 1939 年 5 月 15 日，军委总卫生部以姜齐贤（后任晋察冀军区卫生部部长）的名义发布文件《持久抗战中野战卫生勤务的实施》，对行军中收容队的药材携带、战前药品材料的准备与检查、战后的药材搜集等都进行了具体的规定。[③] 遵照军委总卫生部《暂行卫生法规》等，华北各抗日根据地又结合各地区的实际情况，制定了本地区的药材工作制度和规定。1940 年，冀中军区首先建立了《处方制度》，强调使用药品必须有医生处方，处方有统一格式和书写要求，并制定了《按年统计药材消耗制度》。[④] 晋绥军区卫生部于 1941 年 2 月颁布了药材工作制度，对处方调配，药材出入库手续、使用管理以及药材损坏处理等作了规定。[⑤] 第十八集团军野战卫生部于 1941 年制定了各项药材工作制度：拟发了材料补给通令，建立了药材发放份数制，规定了医药费，实行了领款、领药自愿制；规定了医疗器械配备标准；建立了药库与分库保管制度；规定了药材批发手续与采购规则；建立了药材审核报销制度和预、决算制度。[⑥] 晋察冀军区卫生部 1942 年 9 月颁布了军分区卫生处工作暂行条例草案，其中分别规定

---

① 后勤学院学术部历史研究室、中国人民解放军档案馆编：《中国人民解放军后勤史资料选编（抗日战争时期）》（第 2 册），第 106—108 页。

② 后勤学院学术部历史研究室、中国人民解放军档案馆编：《中国人民解放军后勤史资料选编（抗日战争时期）》（第 2 册），第 111 页。

③ 姜齐贤：《持久抗战中野战卫生勤务的实施》，《八路军军政杂志》1939 年第 5 期。

④ 朱克文、高恩显、龚纯主编：《中国军事医学史》，人民军医出版社 1996 年版，第 250 页。

⑤ 总后勤部卫生部：《中国人民解放军药材工作史》，1997 年 4 月内部印行，第 56 页。

⑥ 北京军区后勤部卫生部：《北京军区药材工作史（1937—1994）》，1994 年 12 月内部印行，第 19 页。

了卫生处司药长、第一司药和第二司药的工作职责。具体而言，司药长承首长之命主要办理如下工作：掌管药库司药工作；关于分区药材的筹备、调查、统计事项；关于分区司药工作之督检事项；关于分区司药调剂人员之调补拟议事项等。第一司药承首长之命主要办理如下工作：掌管药材之出纳登记事项；关于司药教育考勤之实施事项；关于药厂制药技术之研究事项等。而第二司药承首长之命主要办理如下工作：关于药库之登记、统计及保管事项；关于发药、装箱整理等事务；协助司药长审查报告统计处方及搜集司药工作成绩等事项；关于本处药房之工作事项。① 这就为华北抗日根据地药材工作的顺利开展奠定了良好的基础。

此外，1942年，晋察冀军区卫生部建立了《服药制度》，有效地克服了服药中的浪费现象；同年还建立了《药品报销与领发制度》《药材预决算制度》等；1943年建立了《药材月、季、年逐级报告制度》。② 晋察冀军区卫生部1943年6月15日强调了几个制度的建立与巩固，其中对药材工作提出了一些要求和规定：明确了各单位的司药由各单位的首长领导，同级是指导关系；分区药材一律登记，按时报请上级调剂；要求卫生处长、队长、所长应经常不断分别去检查和督促司药工作，克服过去对药品的马虎或永不到司药房去的现象；规定司药调动时应先和司药长商议，并同时规定司药不能改行；私人带的药材，一定经过登记移交，不能随便处理。③ 这表明晋察冀军区的药材工作制度开始逐渐完善起来。

1942年8月，第十八集团军野战卫生部卫生材料厂（利华制药厂）《暂行各种规章制度（草案）》第十条保管制度对药材的保管事宜作出了明确的规定：原料、成品须有统一的登记簿与库存册，其在每月增减后，须造册报告厂长，各库每月点验一次，厂部每季点验一次；各库原料、成

---

① 《军分区卫生处工作暂行条例草案》，《卫建》1942年第2期。

② 朱克文、高恩显、龚纯主编：《中国军事医学史》，人民军医出版社1996年版，第250页。

③ 参见《江部长在分区级卫生会议上的报告》，华北军区后勤卫生部编：《华北军区卫生建设史料汇编》，1949年10月内部印行，"医政类"第25页。

品不经过厂部负责人批准，一律不得批发；各库原料、成品须随时防止霉坏、潮解、风化，保管员有责，须设法安放妥善之处；在保管成品、原料上如发生特别事故，保管员不能处理者，须迅速报告厂部；存放物品之窑洞，应绝对秘密，领取人不得跟随到窑洞；保管员不得将原料、成品私自取用，或送别人，必要时须经负责人批准。① 1942 年 12 月 30 日，太岳纵队卫生部建立了药材工作制度，对药材工作提出了明确规定：部队和医院的药材以份数配给，经纵队卫生部审核报销；实行对药材损坏的赔偿制度与药材工作奖惩制度；对药材每月进行点验；规定了器材的使用时间；人员调动移交登记制度等。② 1943 年 3 月 24 日，第十八集团军野战卫生部对药材管理作出明确规定：实行药材领取、报销手续，检查浪费、偷卖、送人、损坏等不良现象，在领药时当派可靠人员，以免途中搞鬼（过去曾有司药在途中卖布、卖棉花、卖药品等），并须于领回时确实点收；药库建立正确的发单制度（数量上盖章，领药时无正式领单不发勿怪）；注意反"扫荡"中保管、埋藏。③ 1944 年 10 月 1 日，太行军区卫生部开展了卫生机关的整训，对药材工作作出具体规定：建立严格的药品审计制度与移交手续，药品要以处方为消耗与报销凭据；规定了药材保管制度，损坏报销要以旧换新；建立药房与司药工作规则；保存处方，爱护药品，对药材的出入要有精确的统计；强调正规的调剂操作，药品称量准确，保证药品的调配质量。④ 这就为晋冀鲁豫相应各二级军区药材工作的顺利进行提供了保障。

　　1945 年 4 月 10 日，冀晋军区发出训令，其内容是关于《药材制度的规定》，训令阐明了建立药材制度的重要性，特别强调了加强药材管理，重视

---

① 何正清主编：《刘邓大军卫生史料选编》，成都科技大学出版社 1991 年版，第 779—780 页。

② 何正清主编：《刘邓大军卫生史料选编》，成都科技大学出版社 1991 年版，第 142 页。

③ 何正清主编：《刘邓大军卫生史料选编》，成都科技大学出版社 1991 年版，第 159 页。

④ 何正清主编：《刘邓大军卫生史料选编》，成都科技大学出版社 1991 年版，第 172 页。

节约药材，并附有药材保管节约条例。① 该条例对药材的保管和节约提出了严格的要求，尤其强调了各级军政卫首长要严格控制和检查药材经费的开支，以避免浪费。其内容主要突出了应重视药品器材、切实掌握药材的开支、审查药材的领发与报销、严格药材使用的奖惩条例、药材必须使用到伤病员身上、严格药材的移交接代手续、领取大批药材时的规定、掌握药材的坚壁工作、在反"扫荡"和过封锁线时行政要注意保护好药材以及药品器材节约上应注意的具体事项等。②

1944 年 4 月，段勋令传达军区卫生部部长江一真在北岳区卫生高干会议上的报告，主要内容为药材工作的方针问题。报告强调了卫生部门的两件大事：第一是干部问题，第二即药材问题。卫生部门的工作能否开展，其根本动力是有无坚强干部的领导及有无开展工作的物质条件，即药材保证。根据会议精神，对药材工作提出了七项要求，其中包含药材工作的各个方面，如药材采购、药材供给和管理、加强药材的坚壁保管、制剂工作、严格司药工作的各种制度，以及药材人员的培养教育等。此次报告提出的是对药材工作比较全面、系统的要求或规定。③ 山东部队于 1941 年后，相继建立了《药材请领报告制度》《药材预决算制度》《药材请领制度》《特效贵重药品使用规定》《药材登账入库制度》《药房规则》《处方制度》等一系列规章制度。④ 所有这些规章制度虽不尽完善，但对增强工作责任心，减少差错事故，杜绝贪污浪费，提高药材工作质量和效率等方面，均发挥了较好的作用。

---

① 北京军区后勤部卫生部：《北京军区药材工作史（1937—1994）》，1994 年 12 月内部印行，第 20 页。

② 北京军区后勤部卫生部：《北京军区药材工作史（1937—1994）》，1994 年 12 月内部印行，第 21—22 页。

③ 北京军区后勤部卫生部：《北京军区药材工作史（1937—1994）》，1994 年 12 月内部印行，第 20—21 页。

④ 朱克文、高恩显、龚纯主编：《中国军事医学史》，人民军医出版社 1996 年版，第 250 页。

四、药材工作成效

抗日战争时期，华北抗日根据地在继承红军时期药材工作传统的基础上，想方设法筹措与生产药材，完成了大量而艰巨的药材供应工作，解决了根据地抗战过程中医治伤病员的大部分问题，并逐步制定和颁布了一套健全的药材工作制度和规定，使根据地各级卫生部门的药材保障工作都能有章可循，从而切实保障了根据地军民的身体健康和生命安全，巩固并提升了部队的战斗力，为华北根据地抗日战争的胜利建立了巨大的功勋，同时也大力提升了中国共产党在全社会的政治影响力。

其一，大力保障了根据地军民的身体健康和生命安全，有效维护了根据地的社会稳定。抗战伊始，华北军区各抗日根据地依照军委总卫生部的指示精神，积极创建各类卫生材料厂、制药厂以及制药所，生产了大量的药品器材，救治了大量的伤病员，大力保障了根据地军民的身体健康和生命安全。整个抗日战争时期华北根据地共创办伯华、光华、利华、新华等几个大型药厂及不少小型的制药所，仅据伯华制药厂抗战 8 年期间的不完全统计，该厂共生产药材 484,919 磅，注射液 1,709,480 只，膏剂 681,780 帖，绷带及急救包 879,400 个，器材 39,497 件，其药品的 70% 均为自制品，药材自给则近 100%，[①] 解决了抗战过程中救治伤病员的大部分问题。据统计，8 年抗战期间晋察冀军区白求恩国际和平医院及部队给老乡治疗的门诊初诊人数为 3,202,000 人，复诊次数为 15,596,000 次，治愈人数为 2,881,800 人，耗药磅数为 269,380 磅；而住院收容人数为 72,000 人，治愈人数为 59,040 人，

---

① 参见华北军区后勤部卫生部：《华北军区十二年来卫生工作总结》（1949 年 12 月），北京军区后勤部卫生部编：《卫生建设史料汇编（1949—1986 年）》（上），1986 年 12 月内部印行，第 27 页。

手术人数为 21,600 人，耗药磅数为 16,000 磅。① 抗战 8 年期间晋察冀军区收容部队伤病员为 286,089 人，治愈 219,058 人，治愈占收容的比率为 73%。② 据不完全统计，1937—1946 年华北军区晋察冀和晋冀鲁豫两大抗日根据地共收容伤员 145,895 名，痊愈 103,545 人，治愈率为 71%；两大根据地共收容病员 423,456 名，痊愈 382,351 人，治愈率为 90.3%。③ 晋绥军区及一二〇师各医院 1938—1945 年共收容 23,994 名伤病员，治愈 20,380 名，治愈率达 84.9%。④ 另据不完全统计，从全国抗战爆发直至 1949 年人民革命战争胜利结束的 12 年间，华北抗日根据地广大医疗卫生人员对根据地群众的门诊初诊数为 9,878,380 名，复诊次数为 49,396,650 次，治愈 7,053,127 名；医院收容 41,898 名，治愈 32,799 名，⑤ 仅 1937—1945 年 8 年中给群众用药即达 2,709,800 磅⑥，从而消除了根据地广大群众所受病痛的折磨，较好地保障了人民群众的生命健康。此外，华北抗日根据地各级卫生部门为有效地预防和控制各种疫病的流行，还专门组织各种医疗队（组）或防疫组赴病灾区为群众治病。如 1943 年夏季，山东临朐县九山及米山一带疟疾和流脑大流行，卫生部门立即派出医疗组深入农村进行防治。当时主要用中药治疗疟疾，少数病人用奎宁，疫情有所缓和。1943 年秋季，胶东

① 参见晋察冀军区卫生部：《抗日战争时期晋察冀边区军民医疗卫生工作介绍》，北京军区后勤部党史资料征集办公室编：《晋察冀军区抗战时期后勤工作史料选编》，军事学院出版社 1985 年版，第 574 页。

② 晋察冀军区卫生部：《抗日战争时期晋察冀边区军民医疗卫生工作介绍》，参见北京军区后勤部党史资料征集办公室编：《晋察冀军区抗战时期后勤工作史料选编》，军事学院出版社 1985 年版，第 576 页。

③ 《华北军区抗日民主根据地（晋察冀、晋冀鲁豫）自成立至完全解放收容伤病员统计表（1937—1949.3）》，参见华北军区后勤卫生部编：《华北军区卫生建设史料汇编》，1949 年 10 月内部印行，"统计类"第 22 页。

④ 邓铁涛、程之范主编：《中国医学通史（近代卷）》，人民卫生出版社 2000 年版，第 587 页。

⑤ 《华北军区十二年来部队卫生工作概况》，《卫建》1949 年第 12 期。

⑥ 华北军区后勤部卫生部编：《华北军区十二年来卫生工作总结》（1949 年 12 月），参见北京军区后勤部卫生部编：《卫生建设史料汇编（1949—1986 年）》（上），1986 年 12 月内部印行，第 27 页。

北海区居民中发生回归热大流行，北海分区二所派出医疗队深入农村挨门挨户进行调查，几乎每户都有病人，立即组织抢救，给病人注射亚砒酸，并动员各家各户煮烫衣服灭虱，很快控制了疫情。① 在 1943 年秋季"大扫荡"前后，晋察冀根据地范围内阜平、曲阳各地疟疾、痢疾、伤寒、回归热、流感等疾病大流行，军区卫生部曾组织了 20 个防疫组，参加医生以上干部 104 名，分往各处治疗，经治村庄 384 处，经治人数 13,413 名，治疗次数在 63,403 次以上，治愈率为 71.6%；② 1943 冬季，冀察区医疗小组前往延庆、龙关、赤城治疗患病群众 22,031 人；③ 1944 年冬季至 1945 年夏季，冀中军区派出医疗队对完、唐、望都、曲阳、行唐病灾区群众治病共 27,040 人，治愈率为 45%。④ 据统计，整个抗战时期晋察冀军区卫生部共组织了 40 个医疗队（组），医生 165 人，经治病人 238,500 人，用药磅数 5600 余磅，历时 24 个月之久，⑤ 有效地遏制了疫病的传播和蔓延，切实保障了根据地人民群众的身体健康和生命安全。恰因如此，在八年艰苦的抗日斗争中华北根据地的广大军民在中国共产党的正确领导之下，团结一心、同舟共济，与日寇英勇作战，全力支持党领导的敌后抗战。哪怕他们时常经受因战争而导致的战伤和疾病的折磨，身体健康大为受损，有时甚而会牺牲自己的生命，他们英勇斗争、支持抗战的热情也依然不减。一言蔽之，华北抗日根据地的广大军民风雨同舟、众志成城，他们在战场上通过游击战争与敌人奋力周旋，大显神通，在生产战线上发扬自力更生、艰苦奋斗的精神，积极开展大生产

---

① 《新中国预防医学历史经验》编委会编：《新中国预防医学历史经验》（第 1 卷），人民卫生出版社 1991 年版，第 146 页。

② 《华北军区十二年来部队卫生工作概况》，《卫建》1949 年第 12 期。

③ 北京军区后勤部党史资料征集办公室编：《晋察冀军区抗战时期后勤工作史料选编》，军事学院出版社 1985 年版，第 407 页。

④ 北京军区后勤部党史资料征集办公室编：《晋察冀军区抗战时期后勤工作史料选编》，军事学院出版社 1985 年版，第 410 页。

⑤ 晋察冀军区卫生部：《抗日战争时期晋察冀边区军民医疗卫生工作介绍》，参见北京军区后勤部党史资料征集办公室编：《晋察冀军区抗战时期后勤工作史料选编》，军事学院出版社 1985 年版，第 569 页。

运动，自己动手、丰衣足食，亦创造了历史上从未有过的奇迹，大力保障了敌后抗战的最基本生存条件，从而有效维护了华北抗日根据地的社会稳定。

其二，切实深化了边区军民对根据地政府和军队广泛的政治认同。政治认同是"社会成员对一定政治体系、政治运作的同向性（或一致性、肯定性）的情感、态度和相应的政治行为的总和。它既是认同主体对一定的政治对象进行认知、趋同的过程，也是对自身政治元素确认、实现的过程，还是对一定政治体系提供政治行为支持的过程"①。总之，政治认同不单是一种政治心理倾向和态度，亦是一种现实的政治行为，它是社会成员政治实践活动的过程及结果。② 在救治伤病员的过程中，华北抗日根据地政府和军队在无比艰苦的条件下竭尽全力购买和生产了大量药材，切实保护了广大军民的身体健康和生命安全，有效维护了人民群众的切身利益，继而获得了人民群众深度的认可、拥护和支持。1941 年至 1945 年，由于日寇对晋察冀边区多次残酷的"扫荡"，长期实行"烧、杀、抢"的三光政策，造成人民丧失了最低的生活条件，食不饱，穿不暖，以致身体抵抗力减弱，外界侵袭的机会增多，进而导致边区各种疫病大流行。晋察冀军区的医务工作者在工作环境非常危险的情况下，依然不辞辛苦，不怕牺牲，为解除群众痛苦，完成党所给予的光荣任务而工作。因此，这在敌占区群众中产生了极大的影响。如万寺院一个老妇人说："还是咱们的政府好，八路军和咱们是一个心眼，死也不该忘了八路军。"大据点石坎寺的一些青年说："咱们边区这样爱护和关心我们，回去告诉上级放心吧！我们死也不会屈服在鬼子面前。我们'身在曹营心在汉'，抗日的工作我们一点也不少做。"一个老太太病治好后，将自己出嫁时用的一付银镯子拿出来给医生说："我没有别的谢先生，送给你这付银镯子吧！"③ 特别是 1943 年敌人"扫荡"晋察冀边区空前残

---

① 方旭光：《政治认同的基础理论研究》，博士学位论文，复旦大学，2006 年，第18 页。
② 方旭光：《政治认同的价值取向与政治生活》，《学习论坛》2012 年第 7 期。
③ 华北军区后勤卫生部编：《华北军区卫生建设史料汇编》，1949 年 10 月内部印行，"防疫保健类"第 54—55 页。

酷，国际和平医院的邢医生仍然协同全体工作人员冒着极大的危险救治和照顾了许多伤病人员。反"扫荡"结束后，神仙山附近的老百姓都很感动地说："多亏咱们的子弟兵，也多亏咱们的邢医生，没有他们哪个也保不住这条命。"当军区医疗组配合政权，给病人治病并给予粮食时，老乡们都说："这可知道谁是亲娘，谁是后娘了。"① 从华北抗日根据地广大人民群众这些最为朴实的话语表述中不难看出，他们已然从心理上对根据地党和政府产生了较为深厚的政治情感。更为重要的是，他们将这种情感转化为大力支持敌后抗战的政治行为和实践，这就切实深化了民众对根据地党和政府的政治认同，进而也增强了根据地党和政府的局部执政合法性。

其三，有力促进了华北地区乡村社会的政治动员，为华北根据地抗日战争的胜利作出了彪炳史册的巨大贡献。政治动员是指一定的政治权威主体为实现其政治目标，而运用多种手段和方式激励社会成员积极参与政治，以谋求对其在政治上的认同和支持的行为或过程。毛泽东在《论持久战》中曾明确指出："什么是政治动员呢？首先是把战争的政治目的告诉军队和人民。……其次，单单说明目的还不够，还要说明达到此目的的步骤和政策。"② 抗日战争中的政治动员就是为了激发广大人民的抗战热情，使其团结一致共同为抗战胜利服务。在抗战时期，华北抗日根据地的各级卫生机关和医药工作者在党的领导下，在人民群众的大力支持下，多方筹集药材并积极创建制药厂，开展药材生产运动，自制了大量的药品、器材，不仅救治了大量的部队伤病员，而且救治了数以万计的农民群众伤病员，从而大力保障了根据地军民的身体健康。根据地党和政府"全心全意为人民服务"的精神深深地打动了广大的人民群众，不仅恢复健康的部队伤病员积极迅速归队，继续奋勇参战，而且连其他普通的健康群众也被动员起来，走上战场，保家卫国。全国抗战 8 年期间据晋察冀、晋绥、晋冀鲁豫三个军区统计，即

---

① 华北军区后勤卫生部编：《华北军区卫生建设史料汇编》，1949 年 10 月内部印行，"防疫保健类"第 55 页。

② 《毛泽东选集》第二卷，人民出版社 1991 年版，第 481 页。

收容伤病员 60.8 万余人，治愈归队 55 万余人，有力地保证了部队的战斗力。① 此外，抗日战争中八路军各级卫生部门在分散游击战争的艰苦环境中依靠人民群众的支援，克服种种困难，积极地进行战伤救治，有效地减少了残废、死亡，使 16 万多名伤员康复归队，为保障抗日战争的胜利，作出了重大贡献。② 而华北抗日根据地的广大适龄农村青年还响应号召，积极参加了民兵、抗日游击队和自卫军，成了华北抗日根据地的保卫者和建设者。1941 年 11 月 25 日，朱德在《敌后形势和建设民兵问题》一文中明确指出："广泛的群众的半武装的民兵，是坚持敌后抗战中配合与补充正规军，保卫与巩固根据地的重要基础，是支持敌后长期浩大战争的最雄厚的后备军。"③据统计，全国抗战 8 年中晋察冀军民为创建和发展抗日根据地，同日伪军作战 2.8 万多次，歼灭日伪军 30 多万人。到大反攻结束，军区部队发展到 32 万余人，民兵约有 90 万人。④ 山东军区从 1944 年春开始发动了一系列攻势作战，取得了一连串的重大胜利。至 1945 年夏季，共歼灭日伪军 12 万人，进一步巩固和扩大了山东解放区，我军由 1944 年初的 9 万人发展到 23 万人，民兵 50 多万人，从而大大增强了我军的反攻力量。⑤ 由此可见，华北抗日根据地的药材供应工作是卓有成效的，不仅救治了大量的伤病员，使其痊愈后快速归队，继而巩固了部队的战斗力，还有力促进了华北地区乡村社会的政治动员，促使许许多多的民众纷纷参军参战，进入敌后战场，全力支持党领导的敌后战争，为华北抗日根据地最后的抗战胜利作出了积极贡献。

----

① 朱克文、高恩显、龚纯主编：《中国军事医学史》，人民军医出版社 1996 年版，第217 页。

② 朱克文、高恩显、龚纯主编：《中国军事医学史》，人民军医出版社 1996 年版，第222 页。

③ 朱德：《敌后形势和建设民兵问题》，《八路军军政杂志》1941 年第 11 期。

④ 《新中国预防医学历史经验》编委会编：《新中国预防医学历史经验》（第 1 卷），人民卫生出版社 1991 年版，第 81 页。

⑤ 《新中国预防医学历史经验》编委会编：《新中国预防医学历史经验》（第 1 卷），人民卫生出版社 1991 年版，第 130 页。

　　诚然，华北抗日根据地的药材工作是在红军时期药材工作的基础上发展起来的，在当时条件无比艰苦的情形下依然取得了较大的成绩。华北抗日根据地在党的领导和关怀下千方百计地完成了战伤救治、疫病防治等巨大的药材供应任务，大力保障了根据地军民的健康。但是由于常年遭受日寇的侵略、经济和交通条件的落后以及连年灾荒不断等，华北抗日根据地的药材工作尚有很大的局限性，尚未形成系统完整的药材工作体系。但毋庸置疑的是，华北抗日根据地的药材工作作为根据地医药卫生事业的重要组成部分，是中国共产党对社会建设的艰辛探索，为此后尤其是新中国的药材工作体系的建立和完善提供了丰富的经验。

第七章　华北抗日根据地的妇幼保健工作

　　妇幼保健是我国公共卫生事业的重要组成部分。中国共产党一贯重视妇女儿童的生存和健康状况。早在 1922 年，中国共产党第二次全国代表大会就提出"女子在政治上、经济上、社会上、教育上一律享有平等的权利"[①]；1931 年《江西省苏维埃临时政纲》规定要明确妇女生产及工作的相关权利，建立养老院和育婴院，保障老人和儿童的身心健康。抗日战争时期，中国共产党对于根据地妇幼保健体系的建立、开展及保障进行了全面的规划和政策指导，妇幼卫生工作成绩斐然。如 1941 年《陕甘宁边区政府关于保育儿童的决定》提出卫生工作单位要对产妇进行卫生宣传并以保护产妇及婴幼儿健康为主要工作[②]；4 月 13 日，毛泽东为延安纪念第十届中国儿童节题词："好生保育儿童"[③]；等等。本章试图总结抗战时期华北抗日根据地妇幼卫生情况及妇幼保健工作成就，并从中共党史的角度对华北抗日根据地妇幼保健工作的缘起、举措及成效进行探讨，以期总结历史经验，对当代中国的妇幼保健工作有所启示和借鉴。

---

　　① 朱建童、蒋红军：《毛泽东卫生思想研究》，东北林业大学出版社 2002 年版，第 156 页。
　　② 陕西省妇女联合会编：《陕甘宁边区妇女运动文献资料选编（1937—1949）》，1982 年内部印行，第 93—96 页。
　　③ 邓公平主编：《医药卫生法学》，上海科学技术出版社 1989 年版，第 31 页。

一、根据地妇幼生存状况

抗日战争时期，作为中国共产党领导的最大的敌后抗日根据地，华北各根据地受到天灾人祸的严重影响，加之传统思想的束缚，华北各边区的妇幼生存非常艰难。

（一）社会文化环境

华北抗日根据地传统社会中，农村妇女社会地位非常低下。传统社会中的封建宗法伦理要求妇女遵守"三从四德""从一而终"等法度，使广大妇女自出生之时便落入传统思想编织的一张大网中。华北地区紧邻京畿，受传统思想控制更加严重，各边区妇女生存状况十分恶劣。

妇女在社会中地位低下。在华北地区，经过数千年封建意识形态的灌输，妇女在家庭最底层的思想根深蒂固。男人看不起妇女，任意打骂妻子是常事，"买来的牲口，娶来的妻，任我打，任我骑"。有钱人家对媳妇生死毫不在意，说"媳妇是墙上的泥坯，揭去一层又一层"①。由此看出，男女不平等不仅是阶级压迫，而且还是旧社会常态。传统社会中女性仅具有传宗接代、侍奉公婆、操持家务的价值，她们没有名字，嫁人后只是冠上夫家姓氏，甚至可以被人买卖。有些地区的女子还要忍受来自乡绅、地主的羞辱，如五台地区的一些地主拥有对农民妻子的"住夜权""初夜权"②。华北妇女在经济上不独立。华北地区广大的农村妇女基本不参加田间劳动，并且有

---

① 冀中人民抗日斗争史资料研究会办公室编：《冀中人民抗日斗争资料》（第15期），1985年内部印行，第95页。

② 晋察冀人民抗日斗争史编辑部：《晋察冀人民抗日斗争史参考资料》（第18辑·晋察冀人民翻身记），1982年内部印行，第7页。

参加生产就会蒙羞的思想，而且在百姓中更流传着"女人到田间，连续旱三年"① 的迷信言论。从妇女自身来说，"男人做主，女人如虎，男人立不了主，女人就是爬地鼠"② 等依赖男人的旧思想普遍存在。正是由于妇女在经济上不独立，无法获得经济上的各种权利，依赖男人的心理日渐严重，妇女在经济上的地位越来越低下。

20 世纪初，许多城市已提倡文明婚姻，但在文化相对落后的农村地区，包办婚姻和早婚现象仍居主流。受传统思想影响，"父母之命，媒妁之言"是农村家庭中婚配的最主要依据，婚姻缔结过程中完全由父母决定，子女基本没有话语权。虽有少数青年反抗包办婚姻，但最终都以畏惧社会舆论的压力而被迫告终。③ 民国时期制定的民法也规定"未成年人结婚，应得到法定代理人同意"④，即要遵从父母之命。此外，早婚和童养媳也使妇女生活痛苦不堪。1930 年国民政府颁布的民法中规定法定婚龄为男 18 岁，女 16 岁。⑤ 但在农村大多数地区，男女一般十六七岁结婚，甚至有的十二三岁就已经结婚。很多当事人对婚姻一无所知，婚姻大事多为服从父母意志的结果。童养媳在当时也很常见，这种婚俗的产生多与女方家境贫寒有关。据《清河县志》记载："有贫不能婚嫁，乳臭即过门……未及婚期，即送至其夫家养之"⑥，可窥见一二。童养媳在夫家易遭受虐待，而受到虐待时只能忍气吞声，生活极其悲惨。这些陋俗虽然在 20 世纪初遭到抨击，但在农村地区情况并没有得到改善。

性别歧视现象是农村地区另一突出表现。从生育观上来讲，农村地区多奉行重男轻女思想，生子成为妇女的主要责任。女性在家庭中的地位往

---

① 晋察冀人民抗日斗争史编辑部：《晋察冀人民抗日斗争史参考资料》（第 18 辑·晋察冀人民翻身记），1982 年内部印行，第 693 页。

② 山西文史资料编辑部：《山西文史资料全编》第 4 卷，1999 年内部印行，第 693 页。

③ 《固新村志》（卷二·人口），转引自牛瑞丽：《冀南抗日根据地婚姻改革研究》，硕士论文，河北师范大学，2017 年。

④ 胡大展主编：《台湾民法研究》，厦门大学出版社 1993 年版，第 406 页。

⑤ 河山：《河山解读婚姻法》，中国社会出版社 2011 年版，第 36 页。

⑥ 《清河县志》卷九，1934 年铅印版。

往会受到是否能生育儿子的影响，社会无形中将妇女当作生育工具。从家庭观上来看，儒家文化中有规范女性的"三从四德""女德""男尊女卑"等固有思想，这些束缚使得中国传统家庭中的女性毫无地位可言，导致性别歧视也越来越严重。

加之华北抗日根据地几乎年年发生灾荒与战乱，不仅破坏了当地的生态环境，也给各种病菌的泛滥创造了条件。特别是日军对华北抗日根据地进行疯狂"扫荡"，屠戮民众，释放病菌、毒气，且纵容士兵奸淫妇女，严重危害根据地广大群众尤其是妇女儿童的身心健康。在武西县区，"除疟疾、疥疮、伤寒三种疾病外，要数生杨梅最严重，差不多哪一个村都有。根据调查，成年人中除三个人没有杨梅外，其余都生过杨梅"①。一区有个中医谈道，"长子县各区身染梅毒疥疮者很多，约计患梅毒者占全县人数5%，疥疮占全县人数7%"②。由于根据地民众缺乏科学的性教育且许多地区性关系非常复杂，导致梅毒传播面积较广，使根据地人民饱受病痛折磨。

（二）妇幼健康状况

传统封建思想的压榨以及连年的灾祸，再加上日本侵略者的"三光"政策，对边区妇女儿童的身心健康造成了严重影响。据1941年10月统计，"龙华、长岭一带五个村子就有2500多个病人，达全部人口的56%，五台区达80%害病的人，在这种情况下，妇婴的疾病与死亡亦是相当严重的问题"③。北方局妇委在1942年对陕西榆林桃阳村的调查中发现，这个较富裕的村子中婴儿死亡率高达42%；晋绥天池店婴儿死亡率为75%。在山西农

---

① 《武西县区关于春季防疫卫生工作总结报告》（时间不详），山西省档案馆藏，革命历史档案，全宗号A181-1-80-1。

② 《长子县医药卫生工作一九四六年总结》，山西省档案馆藏，革命历史档案，全宗号A186-1-15-1。

③ 河北省妇女联合会编：《河北妇女运动史资料选辑》（第4辑），1986年内部印行，第149页。

村，婴儿死亡率一般均在60%以上。① 以晋察冀边区为例，边区妇女患妇女病的比例达65%以上，婴幼儿患病率与死亡率更高②，当时边区开展的妇幼健康调查也显示了妇幼健康不良状况。

表7—1、表7—2分别是晋察冀边区部分村庄农村妇女健康状况、部分村庄儿童死亡率情况的统计。

表7—1　1944年晋察冀边区部分村庄妇女健康状况检查统计

村庄名称	妇女总人数	患病人数	病者比例（%）	备注
关庄村	40	31	77.5	患长期月经病的很多
定襄阎家庄	160	40	25	
五台东山底	90	63	77	
井陉县米汤崖	（缺失）	（缺失）	66.5	

资料来源：晋察冀北岳区妇女抗日斗争史料编辑组：《晋察冀北岳区妇女抗日斗争史料》，1985内部印行，第720页。

表7—2　1943—1945年晋察冀边区部分村庄儿童死亡率调查统计

村庄名称	出生人数	死亡人数	死亡率（%）
关庄村	23	13	56.5
蓬头村	36	21	58.3
黄安村	35	13	37.1
阜平一二两区	129	35	27.1
十一专区某村	57	34	59.6

资料来源：晋察冀边区北岳区妇女抗日斗争史料编辑组编：《晋察冀边区妇女抗日斗争史料》，中国妇女出版社1989年版，第720页。

---

① 全国妇联：《中国妇女运动史（1919—1949）》（第5编），1988年内部印行，第214页。

② 北京军区后勤部党史资料征集办公室编：《晋察冀军区抗战时期后勤工作史料选编》，军事科学院出版社1985年版，第566—567页。

从表7—1、表7—2可知，在旧社会的封建统治下，疾病给妇女儿童带来很大的痛苦和伤亡。同时在封建社会里，妇女生育不了孩子，会被家庭看不起，造成终身痛苦。

表7—3是晋察冀边区1945年5月对26个县的63名妇女进行健康检查的统计表，其中患病者31人。可以看出，妇女患妇女病的比例颇高。

表7—3　1945年5月晋察冀边区对26个县的63名妇女健康检查统计

病别	月经					白带					总计
	月经过多	无月经	月经困难	月经过少	合计	子宫预管炎	阴门炎	子宫下垂	其他	合计	
患病人数	6	6	4	1	17	7	2	2	3	14	31
患病原因	经期性交；过劳	过劳；过冷；精神刺激	子宫后倾；子宫前屈	贫血		产后；手淫；性交过度	经期不洁	离床过早	受冷；经期性交		患病总人数占受检人数的49.2%
备考	此次健康检查，是由当时边区抗联会举办的妇婴卫生训练班组织全体（33名）学员进行的。										

资料来源：北京军区后勤部党史资料征集办公室编：《晋察冀军区抗战时期后勤工作史料选编》，军事科学院出版社1985年版，第567页。

表7—4是1945年晋察冀边区对26个县33名妇女生育小孩死亡情况的调查统计，从表中可看出婴儿死亡率高主要是因为破伤风和热性病。

综合以上表格可以看出，晋察冀边区妇女患病和儿童死亡的比例都很高，有些地区婴幼儿死亡比例甚至达半数以上，这种状况严重影响着边区民众的生产、生活情绪。即使是当时的妇女干部，健康状况也不乐观。晋察冀边区的表演艺术家胡朋曾这样回忆："女同志们先后出现妇女病症状，有的同志两三个月，有的同志四五个月不来月经，我也不例外。"八路军副总参谋长左权在给妻子刘志兰的家信中也写道："敌后一般女同志都得月经病，对于妊妇及带有小孩者则更不甚麻烦痛苦了。"①因此，提高广大妇女儿童的健康水平，激励妇女投身到民族解放的伟大事业，就成为当时华北抗日根据地的一项重要工作。

表7—4　1945年晋察冀边区26个县33名妇女生育小孩死亡情况调查

区别	生育小孩数量	死亡原因								死亡合计	死亡占生育数
		正常产				早产	小产	其他			
		肠胃病	支气管炎	破伤风	出疹	洗澡	热性病	迷信	被子压死		
人数	51	1	1	6	2	3	6	1	3	23	45%
备考	此调查是由当时边区抗联会举办的妇婴卫生训练班组织33名学员进行的。										

资料来源：北京军区后勤部党史资料征集办公室编：《晋察冀军区抗战时期后勤工作史料选编》，军事科学院出版社1985年版，第567页。

（三）妇幼健康状况低下的原因

华北各边区建立初期，各地都还保留着旧式生育方法和生育保育陋习，产妇生产时几乎都用土法接生，旧产婆接生时不进行科学消毒，以至于产妇极易发生产褥热等妇科疾病。这些产婆一般都没有任何现代产科知识，没有正规医学院校的学习经历，仅靠产婆们世世代代口耳相传的经验，因而很难应付产妇生产中的各种难产等问题。如《壶关县卫生志》记载，当地农村的接生工作主要由为数不多的接生婆和土医生通过旧法接生来完成，产妇和

---

① 转引自郑立柱：《抗战时期晋察冀边区的妇幼健康状况及其应对》，《保定学院学报》2012年第2期。

新生儿的死亡率都很高。同时，当时农村产妇分娩方式极不科学，多数产妇生产时采用的是坐式或蹲式，而不是在干净的居室或床上，这些都是导致产妇疾病的重要原因。①

生育和保育陋俗依旧存在。一些地区尤其是广大农村，仍遵循一些生育陋习。如有的地方禁止在家中生孩子，临产妇女被要求搬到灶间、牲口棚甚至是村外；有的地方禁止在床上生产；等等。此外，妇女在生产后不让吃东西，只能喝清水等生育陋习也使得产妇营养严重不足，身体极为脆弱。② 保育幼儿方面也有不恰当之处。老人们常说"没干没净吃了不生病，小孩子越脏越长命"等，这种思想使得人们在保育幼儿的时候更加不注重婴幼儿的健康和卫生，也是婴儿死亡率居高不下的原因之一。妇科疾病在当时也是十分隐秘的事情，"妇女的生理病是最下贱的不值得提的事，由于这种旧思想的存在，妇女自己有了病就忍受一切痛苦。自己也认为是个人小事，不敢告人，更谈不上及时医治，所以长期的腰疼、腿疼、月经不调，长时间的病魔缠身而死"③。而传统中医治疗中夹杂阴阳五行之说，认为"人处三才之间，禀五行之气，阳施阴化，故令有子"④，这使得人们更加相信迷信之说。由于迷信思想盛行，许多妇女生孩子或生病时都是自己忍受痛苦，祈求上天保佑，而不相信科学治疗。即使在干部中也有把妇女的月经、生孩子看成是绝不能公开的"丑"事，不接受科学的卫生知识的，这也造成许多妇女和婴儿的死亡。有资料显示，1935 年全国约有 1200 万产妇待产，但因迷信或分娩方式不当等旧法接生导致的产妇死亡有 21.76 万人；当年因各种因素造

① 壶关县卫生志编纂委员会编：《壶关县卫生志》，三晋出版社 2014 年版，第 303—304 页。转引自张竟云：《解放战争时期太行区接生方法的改进研究》，硕士论文，太原理工大学，2017 年，第 8 页。

② 吕美颐、郑永福：《近代中国新法接生的引进与推广》，《山西师范大学学报（社会科学版）》2007 年第 5 期。

③ 河北省妇女联合会编：《河北妇女运动史资料选辑》（第 4 辑），1986 年内部印行，第 149 页。

④ 马伯英：《中国医学文化史》（上），上海人民出版社 1994 年版，第 575 页。

成的婴儿死亡情况也非常惊人，死亡人数共计有 310.16 万，死亡率高达 250‰。①

　　当然，华北各根据地建立之初，各根据地的医疗卫生条件极为简陋。卫生健康知识尚未普及、医生缺乏，封建迷信思想毒害深重，社会卫生服务体系更是无从谈及。首先是医护力量短缺。有资料显示，晋察冀边区1938 年以来西医人数增长缓慢，中医面临后继无人的困境；同时西医与中医相较，西医当时更为科学，但数量上中医则大于西医，并且两支力量不能很好结合，这使边区医生短缺问题更难解决。② 加之当时封建迷信思想甚嚣尘上，人们面对疾病采取请神等迷信办法，这自然与民众的认知水平有关系。但一个不争的事实是，民众往往在生病的时候找不到医生。比如作为太岳根据地的党政中心的阳城县，群众因生病而找不到医生诊治，耽误了病情；横河村的一个妇女产后出现血晕，因为找不到医生而死亡。③ 其次是新法接生未普及，新式接生专业人员严重匮乏。由于新式接生法在华北地区远未普及，根据地广大妇女在生育时依旧采用旧式接生方法。旧式接生方法中产妇常被置于不卫生的生产环境，一方面要求产妇"产时坐卧产处，须顺四时之气"④，另一方面则面临旧产婆医术水平参差不齐、很难找到懂得新式接生方法的专业人员的困境，这使得根据地妇女生产时的风险大大增高。

　　综上所述，华北地区的妇女自古以来都是被剥削被压迫最严重的人群，恶劣的自然环境、社会环境以及日本侵略者的暴行使她们的生活苦不堪言；旧式接生以及生育陋俗严重影响华北地区妇女儿童的生存状况。华北抗日根据地建立初期，医生及专业的助产人员缺乏，封建迷信思想占据主流，也使

---

　　① 吕美颐、郑永福：《近代中国新法接生的引进与推广》，《山西师范大学学报（社会科学版）》2007 年第 5 期。

　　② 北京军区后勤部党史资料征集办公室编：《晋察冀军区抗战时期后勤工作史料选编》，军事科学院出版社 1985 年版，第 548 页。

　　③ 《阳城六区开办医校》，《新华日报》（太岳版）1947 年 2 月 21 日。

　　④ 马伯英：《中国医学文化史》，上海人民出版社 1994 年版，第 658 页。

得根据地妇女生产时风险增高、妇女儿童的死亡率不断攀升。这些因素都表明开展系统的妇幼保健工作刻不容缓。

二、妇幼保健政策

全国抗战爆发后，中国共产党的重点工作从武装斗争转移到动员一切爱国力量，建立广泛的抗日救国统一战线上。发动群众，打败日本侵略者，争取民族解放成为党的中心工作。一个不争的事实是，从陕甘宁边区到其他各边区根据地，在根据地建立之前，广大劳动人民群众长期深受帝国主义、官僚资本主义和封建主义"三座大山"的压迫，经济困顿、生活困苦。特别是广大妇女群体由于受社会文化、自然灾害和长期战争环境的影响，妇女权益、身心健康得不到保障。为减少妇女儿童的身心痛苦，提高妇女儿童的健康水平和文化水平，华北各根据地在党和政府的号召下，高度重视妇女儿童的健康状况，先后通过制定施政大纲、婚姻条例、妇女儿童保健办法等各项政策，普及卫生保健知识、保障妇女儿童的权益，大力提高妇幼健康水平。

（一）颁布政策保障妇幼健康

1937 年，毛泽东在"延安城市卫生运动周"上提出要"注意卫生，健康身体"①。1939 年，中共中央通过《关于开展卫生保健工作的决议》，提出要进行产妇的卫生教育，提高出生婴儿的成活率和健康水平。② 华北各边区响应中央号召，也相应通过了一些保障妇幼健康的决议。

---

① 中共中央文献研究室编：《毛泽东年谱（1893—1949）》（上），中央文献出版社 2013年版，第 665—666 页。

② 西北五省区编纂领导小组：《陕甘宁边区抗日民主根据地·文献卷》（下），中共党史资料出版社 1990 年版，第 470—471 页。

制定保护妇女条例办法。1940 年 7 月，晋察冀边区妇救会颁布《抗日救国纲领》，其中提到要积极改善和解决根据地妇女面临的困难并保护妇女儿童等内容。① 1941 年 10 月，《晋冀鲁豫边区产妇婴儿保健办法》提出了一系列保护妇女、幼儿的相关措施。② 1943 年 1 月，冀南行署根据边区政策制定《产妇儿童待遇暂行办法》，给予妇女干部补贴，保障妇女权益。③ 关于儿童保育也有相应纲领条例。如《晋察冀边区目前施政纲领》明确规定"树立优良的家庭教育，养成儿童优良的生活习惯，实行孕妇儿童保健"④。

1940 年 12 月 25 日，中共晋察冀边区党委发出《关于儿童保育工作的通知》，指出保育中华民族的后一代是共产党的政治任务，特别是日寇不仅要征服中国而且要灭亡中华民族，这样就更加重了保育工作的责任。为此，边区各界领袖发起组织战时儿童保育院晋察冀边区分院。保育院是一种最广泛的统一战线组织。《通知》呼吁各地应广泛地响应这一号召，并从各方面予以实际的帮助。⑤ 1941 年 1 月 7 日，《晋察冀日报》发表社论指出："儿童是未来，保育儿童，保育中华民族的后一代，保育我们的革命后备军，这是我们这一代一切男女老幼的职责。"为适应战时要求，办保育院的原则是：集中领导，分散保育。⑥ 1941 年 1 月，晋察冀边区成立了中国战时儿童

① 晋察冀边区北岳区妇女抗日斗争史料编辑组编：《晋察冀北岳区妇女抗日斗争史料》，中国妇女出版社 1989 年版，第 281 页。

② 河南省妇联妇运史研究室：《河南省妇运史资料选编》（第 1 集），1986 年内部印行，第 132 页。

③ 晋冀鲁豫边区财政经济史编辑组等编：《抗日战争时期晋冀鲁豫边区财政经济史资料选编》（第 1 辑），中国财政经济出版社 1990 年版，第 1338 页。转引自牛瑞丽：《冀南抗日根据地婚姻改革研究》，硕士论文，河北师范大学，2017 年。

④ 晋察冀边区阜平县红色档案丛书编委会编：《晋察冀边区法律法规文件汇编》（上），中共党史出版社 2017 年版，第 5 页。转引自张瑞静：《抗日战争时期晋察冀边区的医疗卫生工作》，《军事历史研究》2014 年第 6 期。

⑤ 政协河北省委员会编：《晋察冀抗日根据地史料汇编（上）：文献史料卷（一）》，河北人民出版社 2015 年版，第 866 页。

⑥ 政协河北省委员会编：《晋察冀抗日根据地史料汇编（下）："三亲"史料卷》，河北人民出版社 2015 年版，第 2691 页。

保育会分会，边区政府建立保育院并推动边区婴幼儿卫生运动的开展。由儿童卫生保健问题联系到妇女卫生问题，保护妇女儿童的身心健康成为边区卫生的重点工作。同年，晋察冀边区还制定颁布了《关于保护民政妇女干部及其婴儿之决定》，"每月发给妇女干部卫生费五角，对怀孕或携带婴儿之妇女干部减少工作量；婴儿出生时发给妇女宽面布三丈，棉花三斤，供给婴儿衣被之用；按照身体的强弱，酌量休息一天至三天。对于产妇更是提出有六周的产假，并发放一定的生产费"。① 1942 年 4 月，晋察冀边区颁布《晋冀鲁豫边区产妇婴儿保健办法》，规定了养育婴儿的母亲每月能得到 10 元的保育费；产妇在生产期能到 60 元的补贴等一系列保健办法。② 同年 11 月 4 日，中共中央北方局发出《关于优待妇女干部及儿童保育工作的通知》，肯定了边区儿童保育院建立后工作上取得的成绩，同时也指出了儿童保育院开展工作中的一些缺点和实际困难，并对过去规定的优待妇女干部及儿童保育费用作出重新规定。规定党、政、军、民脱产妇女干部分娩时发给分娩费 40 元；怀孕在三个月以上流产者，发给休养费 30 元；怀孕在三个月以下流产者，发给休养费 20 元。卫生费由每月 5 角增加为 1 元，同时对出生到 10 岁之间的婴儿及儿童在不同情况下的津贴发放都作了详细规定。③ 冀中区党委也很重视妇女和儿童工作，于 1941 年夏成立了保育委员会。该委员会由军区党政军民的负责同志共同组成，建立战时保育院。当年 9 月 20 日即开始接受儿童报名，10 月 20 日入院。《冀中导报》还刊登了儿童入院条件、手续及入院后的生活待遇和本年度收容以 50 名为限等内容，并希望各级妇救会发动各界提供开办保育工作的意见。冀中战时保育院在党的领导下顶住

---

① 《保护妇女干部及其婴儿的决定的意义》，《晋察冀日报》1941 年 8 月 6 日，转引自刘春梅、卢景国主编：《抗日战争时期晋察冀边区卫生工作研究》，研究出版社 2018 年版，第 123 页。

② 中华全国妇女联合会妇女运动历史研究室编：《中国妇女运动历史资料（1937—1945）》，中国妇女出版社 1991 年版，第 613 页。

③ 政协河北省委员会编：《晋察冀抗日根据地史料汇编（中）：文献史料卷（二）》，河北人民出版社 2015 年版，第 1566 页。

了敌人多次"扫荡"，经过漫长的残酷环境，渡过了一次次难关，一直坚持到抗战胜利。① 为了解决妇女干部生产抚育的困难，保障民族后代的身心健康，1941 年 8 月 1 日，冀中行署颁布了《冀中行署关于保护妇女干部及婴儿的决定》，规定了各级各类脱产妇女干部在生产、怀孕、分娩后的卫生、生产休养、保育津贴等费用及新生儿保育等各项具体内容。②

1945 年《山东省胶东区行政公署关于财政粮秣供给和节约标准草案的规定》指出，产妇若在医院生产，则补贴鸡蛋、红糖等相关补品及棉花布匹；对于婴儿保育规定"初生至一周岁每月发保育费二十元。一周岁至四周岁每月发保育费三十元。四周岁至七周岁每月发保育费四十元"③。《集总关于优待审计会计出纳人员及妇女儿童保健办法的通知》规定："妇女同志卫生费每月发给麻纸二十张，按当地市价报销。对孕妇和育婴之女同志不得借故辞退工作，效率不得要求过高，每日工作不得超过六小时，亦不得让其参加重劳动，并应给予必要的哺乳时间。"④ 同年的《关于优待妇女干部及其幼儿之决定》规定了在工作时长和待遇上应优待处于月经期、孕期及产后的妇女干部。⑤

根据地颁布有关妇幼保健的条例，不仅完善了根据地的法制体系，而且为保障根据地妇女权益以及妇幼卫生工作的进一步开展奠定了法律基础。同时密切联系群众，为抗日民主政权的巩固和发展打下了基础。

---

①　政协河北省委员会编：《晋察冀抗日根据地史料汇编（下）："三亲"史料卷》，河北人民出版社 2015 年版，第 2693—2696 页。

②　政协河北省委员会编：《晋察冀抗日根据地史料汇编（中）：文献史料卷（二）》，河北人民出版社 2015 年版，第 1536—1537 页。

③　后勤学院学术部历史研究室、中国人民解放军档案馆编：《中国人民解放军后勤史资料选编（抗日战争时期）》（第 3 册），金盾出版社 1991 年版，第 109 页。

④　后勤学院学术部历史研究室、中国人民解放军档案馆编：《中国人民解放军后勤史资料选编（抗日战争时期）》（第 3 册），金盾出版社 1991 年版，第 659 页。

⑤　河北省地方志编纂委员会编：《河北省志·妇女运动志》（第 59 卷），中国档案出版社 1997 年版，第 520—521 页。

（二）制定法规保障妇女儿童权益

边区政府还制定了一系列政策法规保障边区妇女在社会、家庭等各方面的合法权益，促使她们自我解放，如《晋察冀边区目前施政纲领》规定"保障妇女在社会上、政治上、经济上及家庭地位之平等"①。这些政策能够有效整合边区妇女力量，有利于边区妇幼卫生保健工作的展开。

保障妇女婚姻平等权。1931年苏区颁布《中华苏维埃共和国婚姻条例》②，1939年陕甘宁边区颁布《陕甘宁边区婚姻条例》③，1941年晋察冀边区颁布《晋察冀边区婚姻条例》④，1941年冀中区党委颁布婚姻条例，1942年晋冀鲁豫边区颁布《晋冀鲁豫边区婚姻暂行条例》等⑤。这些条例明文规定禁止包办婚姻、禁止童养媳、禁止买卖婚姻和一夫多妻，鼓励广大妇女婚姻自主，提倡新式婚姻，争取自我解放。冀中地区饶阳县妇救会带领广大妇女认真学习婚姻条例，开展了一场婚姻家庭上的革命。1940年4月，饶阳县委为县大队政委宋建民、妇女干部崔慧芳等三对青年举行了集体婚礼。这次集体婚礼，对全县震动很大，促进了婚姻条例的贯彻。⑥

1939年3月，中共中央妇女运动委员会发布的《关于目前妇女运动的方针和任务的指示信》提到"提高妇女地位问题——与一切轻视妇女、

---

① 政协河北省委员会编：《晋察冀抗日根据地史料汇编（上）：文献史料卷（一）》，河北人民出版社2015年版，第363页。转引自田苏苏：《抗战时期晋察冀边区女性婚姻问题的考察》，《抗日战争研究》2012年第3期。

② 郑永福、吕美颐：《中国妇女通史（民国卷）》，杭州出版社2010年版，第273页。

③ 陕西省档案馆、陕西省社会科学院编：《陕甘宁边区政府文件选编》（第1辑），陕西人民教育出版社2013年版，第148—150页。

④ 晋察冀北岳区妇女抗日斗争史料编辑组编：《晋察冀北岳区妇女抗日斗争史料》（第19卷·第1辑），中国老年历史研究会1985年内部印行，第198—201页。

⑤ 河北省地方志编纂委员会编：《河北省志·妇女运动志》（第59卷），中国档案出版社1997年版，第512—516页。

⑥ 冀中人民抗日斗争史料资料研究会办公室编：《冀中人民抗日斗争资料》（第14期），1985年内部印行，第109页。

侮辱妇女的行为和言论作坚决的严肃的恰当的斗争。要求政府禁止打骂、虐待、侮辱妇女和童养媳"① 等内容，还号召婆婆在自家儿媳生理期、怀孕时不要让其干重活并给予产妇充足营养②。冀中地区早在 1939 年冬就普遍建立了识字班，提出扫除文盲。课本内容主要有当时的中心工作、女子继承权、婚姻法等，妇女参加学习的共有 84 万人，识字班的有 47 万人，占青年妇女的 70%，扫了盲的有 67 万人。青年妇女通过参加社会活动，有了觉悟，对边区政府颁布的婚姻自主条例逐步地正确认识并予以接受。许多对过去不合理婚姻不满意的妇女，纷纷提出离婚。在当时政府的各类案件中离婚案占大约 80%。如河北献县 60 件民事案件中，涉及婚姻问题的有 40 件。③ 为了保护妇女儿童合法权益，饶阳县妇救会在 1940 年增设了妇女改善部。它的主要任务是：贯彻婚姻条例，同歧视、虐待妇女儿童的不法行为作斗争；改善妇女生活，争取自身解放。饶阳县妇救会狠抓这项工作，解除了不少人在婚姻家庭上的痛苦。如郑庄王树长期虐待妻子郑访事件、大曹庄一男子作风不正虐待并杀害临产妻子案、张各庄三川媳妇屡受婆婆虐待事件等都依法得到公正解决。饶阳县妇救会通过大力宣传，层层维护妇女儿童的合法权益，为妇女伸张了正义，在全县城乡造就了一个虐待妇女有罪、尊重保护妇女光荣的社会舆论。④ 妇女通过学习教育，在反打骂、反虐待、反买卖婚姻的斗争中获得了平等权，真正从政治上翻了身，觉悟因此大大提高。1940 年 8 月，《晋察冀边区目前施政纲

---

① 孙晓梅主编：《中国近代女性学术丛刊》（续编 9・第 29 册），线装书局 2015 年版，第 497—502 页。

② 中国妇女管理干部学院：《中国妇女运动文献资料汇编（1918—1949）》（第 1 册），中国妇女出版社 1987 年版，第 346—348 页。

③ 冀中人民抗日斗争史料研究会办公室编：《冀中人民抗日斗争资料》（第 4 期），1984 年内部印行，第 84—85 页。

④ 冀中人民抗日斗争史料研究会办公室编：《冀中人民抗日斗争资料》（第 14 期），1985 年内部印行，第 107—108 页。

领》作出保障女工同工同酬，在女工生产前后拥有带薪假期权利等规定。① 1941 年，晋冀鲁豫边区颁布了《政府施政纲领》，其中关于男女平等问题规定女子在社会生活中与男子享有相同权利；实行一夫一妻制；禁止打胎溺婴等。② 1942 年晋冀鲁豫边区委员会颁布《晋冀鲁豫边区婚姻暂行条例》，规定："第一，强调婚姻自由原则，实行一夫一妻制；第二，明确了婚姻登记制度；第三，明确了结婚的基本条件，强调了婚姻自主原则；第四，对军婚进行保护，保障军人生活。"③ 此外，对离婚后子女抚养权也作了明确规定。1944 年晋察冀边区抗日救国联合会作出了《晋察冀边区抗日救国联合会对北岳区妇运形势的分析和当前任务的决定》，分析了一年来北岳区妇女运动的形势、取得的成绩、主要经验教训以及 1944 年的主要任务。该《决定》提出从思想上、组织上和贯彻政策上进一步发动妇女参加减租斗争和冬学教育，并对妇女工作加强组织领导，纠正在思想上的缺点和偏向，以提高妇女干部的修养和素质。1944 年晋察冀边区各种模范妇女大会开了 7 天后胜利闭幕，并在五一国际劳动节这天发表了《晋察冀边区各种模范妇女大会宣言》，呼吁全边区各个战线上的妇女更加努力，听共产党的话，听毛主席的话，团结在妇救会的周围，增加生产，打败敌人。④

保障妇女平等的选举权。1938 年 3 月，冀中地区召开妇女代表会，成立冀中妇救会，赵亚平当选主任。冀中妇救会成立后着手指导各县区妇救会的建立和发展。以饶阳县为例，早在 1937 年 9 月该县就在当地党组织的直

---

① 中共中央文献研究室中央档案馆编：《建国以来重要文献选编（1921—1949）》（第 17 册），中央文献出版社 2011 年版，第 502 页。

② 晋冀鲁豫边区财政经济史编辑组等编：《抗日战争时期晋冀鲁豫边区财政经济史资料选编》（第 1 辑），中国财政经济出版社 1990 年版，第 178 页。

③ 河北省地方志编纂委员会编：《河北省志·妇女运动志》（第 59 卷），中国档案出版社 1997 年版，第 513—514 页。

④ 政协河北省委员会编：《晋察冀抗日根据地史料汇编（中）：文献史料卷（二）》，河北人民出版社 2015 年版，第 2035—2047 页。

接指导和帮助下成立县妇救会，当时主要任务之一就是努力争取妇女的自身解放，提高妇女的家庭、社会地位，争取男女平等。① 冀中妇救会成立后不久，饶阳县四个区的妇救会就相继建立起来，区妇救会建立后抓紧了对各村妇救会的建立和发展。各级妇救会建立健全后，广大妇女干部深入县城乡村，更广泛地开展抗战宣传，层层培训妇女干部、整顿妇女组织，建立识字班，组织妇女学文化。1940 年 8 月 3 日，中共晋察冀边区制定了《双十纲领》，并特别提出了男女平等，提高妇女地位问题。冀中妇联提出了妇女要参加政权建设的号召，饶阳县委把妇女参政作为一项重要内容，县妇救会积极鼓励妇女参政，当时县议员女代表选上了六区妇救会主任高泽辉，二区妇救会主任石子斋，三区区长王凤芝，四区妇救会主任张银波。通过参政使广大妇女干部受到锻炼。② 1940—1943 年，晋察冀边区政府接连颁布两套选举条例，保障男女选举权上的平等。在规定选民资格时，只要年满十八岁的成年人，登记后均可参加选举。这从法律上确定了妇女参与政治的权利，在一定程度上冲击了乡村传统的政治观念。

出台保障妇女经济权的政策法规。《晋察冀边区婚姻条例》和《关于女子财产继承权执行问题的决定》保障妇女和男子一样拥有继承财产的权利。③《晋察冀边区婚姻条例》规定了婚前财产和共同财产的处理方式④；《关于女子财产继承权执行问题的决定》规定了遗产的继承方式及保护被继承人的条例。⑤ 这些法律法规的制定，对沿袭了上千年的男子继承权制度带

① 冀中人民抗日斗争史料研究会办公室编：《冀中人民抗日斗争资料》（第 14 期），1985 年内部印行，第 92 页。

② 冀中人民抗日斗争史料研究会办公室编：《冀中人民抗日斗争资料》（第 14 期），1985 年内部印行，第 96—106 页。

③ 河北省妇女联合会：《河北妇女运动史资料选辑》（第 4 辑），1986 年内部印行，第 59—60 页。转引自曲晓鹏、邵通：《乡村传统与妇女解放——论晋察冀抗日根据地保障妇女权益》，《广西社会科学》2014 年第 4 期。

④ 晋察冀北岳区妇女抗日斗争史料编辑组编：《晋察冀北岳区妇女抗日斗争史料》（第 19 卷·第 1 辑），中国老年历史研究会 1985 年内部印行，第 198—201 页。

⑤ 河北省妇女联合会：《河北妇女运动史资料选辑》（第 4 辑），1986 年内部印行，第 59—60 页。

来巨大冲击。

这些政策在生产劳动、婚姻家庭等领域充分考虑了妇女儿童的生存权、参政权、经济权等权利，为保护根据地妇女儿童合法权益，有序开展妇幼卫生工作提供了法律和政策保障。

（三）制定办法组建妇幼保健工作机构

由于华北各根据地的建立时间有先有后，面临的自然环境和社会文化环境不一，对敌斗争形势也不尽相同，各根据地并没有形成独立的妇幼卫生保健工作体系，但总的来说各根据地妇幼保健工作都体现了军地结合、多方联动的特点。具体来说，主要有三条线性的工作体系。

边区政府保健工作机构。华北各抗日根据地建立后，为保障妇幼保健工作开展，各根据地政府成立了一些妇女儿童保健的工作机构。1938 年 1 月10 日，晋察冀边区在政府机构内下设民政处，负责各地医疗卫生工作，各专区和各县也成立了民政部门，其中一项重要工作就是负责妇女儿童的卫生健康工作，各村的医疗卫生工作则由民政委员会负责。为加强对各根据地妇女保育工作的指导，1941 年陕甘宁边区政府在民政厅下设立保育科，并要求在各县政府内设置保育员，各乡政府的保育员暂时由区或乡妇联有关同志兼任；民政厅同时制定《儿童妇女待遇办法》，提供政策与制度支撑。这一组织系统的工作是："专司孕产妇女、儿童的调查、登记、统计、卫生、奖励、保护等工作。"[①] 1945 年，晋察冀边区政府借鉴陕甘宁边区相关卫生办法，在民政处下设立卫生干部，行署设立卫生科，专署、县政府等下级机构分别设立卫生指导员和专业人员，指导根据地内的妇女卫生工作。妇女干部的保健工作，则由各根据地的保健委员会负责。1941 年，中央书记处颁布

---

① 陕西省妇女联合会编：《陕甘宁边区妇女运动文献资料选编（1937—1949）》，1982年内部印行，第 93—94 页。

了《干部保健条例》①，随后各边区地委以上党的领导机关设置保健委员会，县委及以下设保健委员会，由组织部负责。华北各根据地 1938 年 12 月就成立了保健委员会，以加强干部健康检查和保健工作。1941 年又下发《保健工作的新规定》，对保健对象和保健办法作出具体规定。② 边区各县如灵寿县等也响应号召，于 1941 年底成立了保健委员会，推行县区内的妇幼保健工作。③

医疗卫生保健机构。1938 年秋，傅连暲奉命筹建新医院、组建中央卫生部并担任部长，1939 年新医院在延安落成。在中央卫生部的号召下，华北各边区依托各根据地相应军队医疗卫生医院，建立各边区医疗卫生机构。1937 年 11 月 13 日，晋察冀军区成立卫生部，并先后建立了军区后方医院、特种外科医院、白求恩国际和平医院等医疗卫生机构；依托晋察冀军区医疗机构，晋察冀边区政府也成立了人民卫生事务所、民众医院等卫生医疗机构，共同推动妇幼保健工作。为了保障儿童的健康成长，彭真、聂荣臻等发起成立战时儿童保育会晋察冀边区分会，"为民族国家百年大计，为收容父母从事抗日工作真正无法养育的部分婴儿及父母无之先烈遗孤，保存民族国家精华，抚育革命后代，反对日寇亡国灭种一策，特发起组织战时儿童保育晋察冀分会"④，并建立了儿童保育院。1941 年，冀东卫生部门"建立西峪、东峪卫生所，打破了冀东地区卫生所零的纪录"⑤。此外，边区政府还广泛发动各方面的力量，成立医学研究会、医生抗日救国会等与卫生保健直接相关的社会组织，保障妇女儿童的健康卫生。这些医疗机构在军分区和各

---

① 中共中央书记处编：《六大以来》（下册），人民出版社 1981 年版，第 240 页。

② 邓铁涛、程之范主编：《中国医学通史（近代卷）》，人民卫生出版社 2000 年版，第 589 页。

③ 《关于怎样执行干部保健工作的指示信》（1942 年），河北省档案馆馆藏，全宗号 5 目录号 1 案卷号 29 件号 1。

④ 晋察冀北岳区妇女抗日斗争史料编辑组编：《晋察冀北岳区妇女抗日斗争史料》（第 19 卷·第 1 辑），中国老年历史研究会 1985 年内部印行，第 704 页。

⑤ 冀热辽人民抗日斗争史研究会编辑室：《冀热辽人民抗日斗争·文献·回忆录》（第 3 辑），天津人民出版社 1987 年版，第 368 页。

根据地政府领导下，开展卫生健康知识和卫生健康教育的宣传、进行卫生健康防疫、推广新式接生方法以及接种预防疫苗，同时还为各根据地培养医护人员和助产人员。

建立保障妇女权益的党群工作机构。1937 年《抗日救国十大纲领》明确提到妇女在抗战中的重要地位："争取抗日战争的胜利，必须实行全面抗战路线，动员包括占人数半数的广大妇女参加到抗日战争中去。"① 1937 年9 月颁布的《妇女工作大纲》指出："妇女工作的斗争纲领和总的目标是从争取抗战民主自由中争取男女在政治上、经济上、文化上的平等，改善与提高妇女地位，反对一切封建束缚与压迫。"② 1939 年 2 月发布的《关于开展妇女工作的决定》提出"立即建立与健全各级党的委员会下的妇女部与妇女运动委员会"③，其任务是"在争取抗战胜利的前提下，保护妇女的特殊利益"④。之后，根据中共中央书记处的决定，晋察冀、晋西北、晋冀豫、山东、华中、鄂豫各边区区委均增设了妇女工作委员会。在妇女工作委员会的协助和指导下，各边区相继召开妇女代表大会，成立了代表边区各阶级、各民族、各党派妇女的群众团体——妇女抗日救国会。妇救会按照章程又设边区、县、区和村妇女抗日救国会，各层组织分别与抗日根据地各级党组织的设置相对应，并对同级党委和上级负责。1939 年 7 月，晋察冀边区妇救会第四次代表大会在《晋察冀边区妇女抗日救国会组织章程》中又增设专区一级，作为边区妇救会的派出机构。各地妇救会成立后，在大力宣传科学思想、发动妇女参加生产和开展妇女卫生运动、加强妇幼保健、推广新式接

---

① 王政编：《抗战呐喊——民国珍稀史料中的抗日战争》，人民文学出版社 2016 年版，第 143—146 页。

② 丁卫平：《中国妇女抗战史研究（1937—1945）》，吉林人民出版社 1999 年版，第8—10 页。转引自张小云：《抗战时期中国共产党在陕甘宁边区的妇女工作》，《中国石油大学胜利学院学报》2013 年第 3 期。

③ 中华全国妇女联合会妇女运动历史研究室编：《中国妇女运动历史资料（1937—1945）》，中国妇女出版社 1991 年版，第 136 页。

④ 中华全国妇女联合会妇女运动历史研究室编：《中国妇女运动历史资料（1937—1945）》，中国妇女出版社 1991 年版，第 599 页。

生和保育方法等方面作出了重大贡献，充分发挥了中国共产党联系妇女群众的作用。

华北抗日根据地政府因地制宜制定政策、法规保障边区妇女儿童合法权益和身体健康，有利于打破传统思想对妇女的束缚，提高妇女社会政治地位；有利于边区"人财两旺"目标的实现；更有利于调动妇女儿童参与革命的热情以及加强党的群众路线政策。

三、妇幼保健工作举措

为改善华北抗日根据地因特殊的历史和社会原因而造成的妇女儿童生存状况，提高妇幼健康水平，更好地推进妇幼保健工作，根据地党和政府制定了一系列政策，采取了诸多行之有效的措施。

（一）开展多种形式的宣传教育和培训工作

抗战以来，中国广大农村的妇幼保健工作推进得比较缓慢。为推进妇幼保健工作，1944 年 4 月中共西北局召开会议，就边区文卫工作展开了热烈讨论。中央妇委书记蔡畅在会议上为广大妇女大声疾呼，提出诸如举办助产训练班、成立流动医疗队下乡为民服务，以及成立乡村妇孺卫生研究委员会等比较积极的建议。① 之后，陕甘宁边区展开大规模的文化卫生运动，并影响到华北抗日根据地。

第一，宣传妇女解放及妇幼保健思想。华北抗日根据地各边区积极组建妇女抗日救国会，通过组织保障妇女权益和婚姻权利的各项政策学习和宣传教育活动，宣传妇女解放思想，提高妇女社会地位，保障妇女权益和婴幼儿

---

① 转引自全国妇联：《中国妇女运动史（1919—1949）》（第 5 编），1988 年内部印行，第 215 页。

身心健康。各级妇救会通过举办夜校和识字班，学习婚姻条例或婚姻暂行条例等保障妇女婚姻平等权的法规，提倡新式婚姻，反对旧式婚姻，提高广大妇女的婚姻自主意识；反对包办和买卖婚姻陋习，废除童养媳制度，禁止虐待妇女，严格执行一夫一妻制度，宣传男女平等思想。为宣传婚姻条例，晋察冀边区还成立了婚姻法研究会，制作宣传材料，诠释婚姻法的各项条款，督促各级政府执行新婚姻法。1943 年，乡土作家赵树理以一件真事为原型而写成的小说《小二黑结婚》，不仅以文学作品的形式反映了华北抗日根据地青年妇女对婚姻自主的追求，更体现了文艺工作者宣传根据地婚姻法规的责任担当。利用挨家走访、亲切攀谈等形式，倡导新的家庭生活模式。"吃住在老乡家里，和她们一起做家务、干农活、背孩子"①，从日常生活中关心妇女儿童生活，倡导基于妇女平等意识觉醒的家庭伦理观念，提倡婆媳、姑嫂互敬互爱的新风尚，树立典型，宣传模范和睦家庭。在街头巷尾采用张贴传单、标语口号等简洁、通俗的形式宣传边区施政纲领，保障广大妇女参与政治的民主权利；扩大女性在各级政府组织的选举比例，提高妇女的政治地位，保障妇女政治等方面的权益。1939 年 1 月晋察冀边区政府印发了《关于选举的指示信》，在随后进行的村干部选举中，许多县区选出女性干部为村长。形式多样、持续灵活的宣传教育活动，不仅激发了广大妇女自我权益保护意识的觉醒，更激发了广大妇女投身民族解放事业的热情。

转变妇女干部妇幼卫生工作观念，开展示范教育宣传活动。大生产活动开展后，一般衣食问题解决了，"群众对卫生的要求是不但要少生病，而且要成家立子，对生育子女的要求更迫切了"②。改变妇幼卫生观念，保护妇女身体健康、孩子健康成长，是达到"人财两旺"目标的重要措施。但当时群众轻视妇婴疾病是封建社会的传统习惯，认为妇女有疾病和生理痛苦不应告人。有的妇女干部也不愿做妇女卫生工作，认为下贱，不愿管。转变妇

---

① 松伟：《在平西做妇救工作的记忆》，《北京党史》2007 年第 6 期。
② 河北省妇女联合会编：《河北妇女运动史资料选辑》（第 4 辑），1986 年内部印行，第 151 页。

幼卫生观念要先从干部抓起，首先对妇女干部进行思想教育，树立为群众服务的思想，打破嫌脏、下贱、不耐心、非群众观点的思想。干部亲自深入乡村，开展示范接生宣传教育活动，以实际行动普及科学道理与卫生常识，在实际体验中，逐渐转变群众的迷信思想。1945 年晋察妇联干部郭彤在窝口亲自动手接生，并"随时随地向产妇的嫂嫂，做示范接生的解释，进行中一切消毒、剪指甲、开水洗手及剪脐带的办法，都一一告诉了助产的产妇嫂嫂，她嫂嫂样样称赞说到底孩子大人少出事。这个产妇是一胎生两个孩子，在第二个生下来后大人即昏迷得不省人事了，这时和郭彤同去的小韩又到半里地外的村子拿了朱砂来让她吃下，不一阵儿产妇即清醒了"①。用示范教育行动转变妇女干部的思想，对其重视妇女卫生工作起了很大的影响和作用。

召开小型座谈会，宣传妇幼卫生保健知识。1943 年后，华北抗日根据地各个边区妇救会召开"接生员座谈会"或借助庙会宣传科学卫生常识，在一定程度上减轻了封建迷信思想的影响。边区小学的课本上、各个群众家门口，都有关于科学卫生知识讲解和宣传的内容。北岳区的一些县还召开了旧式接生婆座谈会、老年人座谈会等，讲解"四六风"并不是因为鬼神的缘故，而是不注意卫生造成的。通过这些座谈会，大家相信了新科学的理论，对鬼神的说法开始打破。又如王家岸妇女们在研究讨论妇婴卫生时，她们提出如能注意卫生，妇女们也少得病了。有位妇女说："我大嫂在有月经时和男人同床，结果得了一个连子乾，没有生下来就死了。这些道理只咱们懂得还不行，应让男人们也懂得才能注意起来，不然不会保持健康的。"又如阎家庄村神婆子多，妇幼卫生工作不好开展，但经过召开座谈会讨论后，多数人便不再相信神婆子。② 卫生科学知识的宣

---

① 河北省妇女联合会编：《河北妇女运动史资料选辑》（第 4 辑），1986 年内部印行，第 152 页。

② 河北省妇女联合会编：《河北妇女运动史资料选辑》（第 4 辑），1986 年内部印行，第 153 页。

传，使得边区的妇女卫生问题得到重视。之后经过广泛开展妇婴卫生工作运动，迷信思想逐渐被改造。

边区政府除了大力宣传讲卫生的重要性外，还出版多种书籍杂志宣传生活中的卫生问题。如 1939 年发行的《国防卫生》①，毛泽东曾题词："增进医学水平，这个刊物是有益的"②；白备武创办的《山东军医杂志》刊登了《关于产科上几个问题》的学术报告③，宣传妇幼卫生；晋绥军区出版有《西北卫生》和《卫生通讯》④；妇婴卫生编委会出版发行的刊物《妇婴卫生》，深受医务人员欢迎。

第二，改造旧产婆及推广新法接生。妇女生孩子是一件关乎母子生命、健康的大事。分娩与接生方式的改革，不仅是医学发展的要求，也是"生育革命"的重要内容。新法接生从西方引进，中华民国时期在国内进行推广。国民政府当时通过制定法规、设立相应卫生行政机构、培养新式助产士等一系列措施，推广新法接生，取得了一定成效。抗日根据地建立后，边区政府将大力推广新法接生、培训新式接产员作为根据地妇幼保健的一项重要工作。傅连暲在妇幼卫生研究会上提出了改造旧产婆和改造中医两点意见。为此，"必须开办助产班、接生班以及大量培养妇幼卫生干部"⑤。1944 年，晋绥边区军区、分局为了能使群众（包括地方政府工作人员）既有效又省工省钱地就地医疗，批准了军区卫生部提出的"建立区、县的卫生组织，如民众诊疗所和医院"的请求。同时军区卫生机关又抽调人员协助地方举办训练班开展简易接生培训工作，主要招收一些旧的有经验的接生婆，让她们掌握摸胎位、孕期检查的基本技能，学会刀剪棉花消毒、卫生洗手、保护

---

① 陕西省地方志编纂委员会编：《陕西省志·报刊志》，陕西人民出版社 2000 年版，第 256 页。

② 《毛泽东题词手书珍集》，中央文献出版社 2011 年版，第 119 页。

③ 《白备伍纪念文集编辑组》编：《白备伍纪念文集》，上海交通大学出版社 1998 年版，第 28 页。

④ 穆欣：《抗日烽火中的中国报业》，重庆出版社 1992 年版，第 314 页。转引自范文韬：《抗战时期中国共产党卫生宣传和教育研究》，硕士论文，安徽医科大学，2013 年。

⑤ 《中央总卫生处召开群众妇孺卫生研究会》，《解放日报》1944 年 5 月 12 日。

产妇和婴儿安全出生的方法，以及照顾产妇休息、饮食注意事项等内容。训练时都是女医生手把手教的，直至操作熟练为止。旧产婆经过训练后基本改变了过去落后的接生方法，产妇的阴道损伤、感染，婴儿的脐风致病和死亡率显著下降。① 自1943年起，山东滨海区的平民医院在边区进行村接生婆训练实验。

除改造旧产婆旧有接生方式、推广新法接生外，各边区还通过举办各种培训班将旧产婆培养成为新型助产士。晋冀鲁豫边区的太行、太岳地区每个县都有助产训练班。晋察冀边区在1944年和1945年也举办了改造班，学员以有经验的产婆、妇女干部和先进妇女为主。学习和培训重点是新法接生以及妇幼保健基础知识。

建立民间妇女卫生组织，宣传新法接生，提高各边区婴儿出生率和存活率。如晋察冀边区崔家沟陈家成立了一个由改造后的旧产婆为主的妇女卫生研究组，由区干部给她们介绍接生常识。她们用新办法帮助村里产妇接生，使婴儿存活率大大提高。没过多久，村里的男女老少都知道了新法接生的好处。② 运用这种宣传方法，新法接生的思想逐渐在根据地成为主流。

新法接生的推广工作不仅在晋察冀、晋冀鲁豫边区实行较好，在晋绥边区也有不错的成绩。晋绥根据地的王喜凤，将旧式接生中产妇生产时跪式、站式等不良姿势，改为仰卧式。在生活中也积极向身边的亲朋好友和邻居等进行妇幼保健知识的宣传。有一位叫李九珍的女医生，她一生都致力于推广新法接生的培训和教育工作。在长期工作中她逐渐总结出一首脍炙人口的说唱快板来宣传和推广新法接生："自古男娶女要嫁，家家都要生娃娃。生娃应当讲卫生，一般常识要记清。不然容易出危险，这里细细说分明。女子年长十四五，有了月经忌生冷。不然得下月经病，黄脸肌瘦娃不生。过了十八出嫁了，怀上娃娃要小心。……产妇生孩要卫生，千万

---

① 山西省妇女联合会编：《晋绥妇女战斗历程》，中共党史出版社1992年版，第104页。

② 河北省妇女联合会编：《河北妇女运动史资料选辑》（第4辑），1986年内部印行，第154页。

不要坐着生。坐着易得血迷病，躺下生娃最成功。收生婆子先洗手，用的东西要干净。产妇坐灰要细筛，经火炒过方能行。大小布块和棉花，这些都要用笼蒸。要用棉线扎脐带，颜色麻线不能用。脐带剪得留二寸，用的剪子也要蒸。"① 在她的宣传下，当地妇女生产时逐渐接受新法接生，并感受到新法接生带来的好处，婴儿的出生率大大提高，产妇生病及死亡率逐渐降低。

第三，开办妇幼卫生保健培训班。华北抗日根据地各边区在刚开展妇婴卫生工作时，干部以及群众遇到了很多生育困惑，常常感到了解的科学卫生常识太少了。广大群众虽然非常欢迎卫生工作的有效开展，但是也有许多问题：生了什么病，怎么办？保育孩子应注意什么？生孩子注意什么等。在这种情况下，边区妇联对妇女卫生工作进行了反省并写出总结。在训练总结中提到"过去只知道贯彻婚姻政策，而对妇女生理上的痛苦，一向是不关心或不够关心的"。如昌宛一区干部领导对一个参加扭秧歌的怀孕妇女，直到其肚子疼痛实在不能坚持了才允许她回家。封建迷信思想同样阻碍妇婴卫生工作正常开展。不少干部迷信鬼神现象仍然十分严重，"把妇女月经、生孩子都看成是非常神秘的事，以为是绝不能公开的'丑'事"，这样就无法接受科学的知识，实际上不知道增加了妇女多少痛苦，害死了不知多少妇女和婴儿。②

为提高妇女干部医学知识，解除她们工作中的困惑，普及生育和保育知识，1944 年晋察冀根据地政府便不断派遣优秀医务骨干开办中西医训练班，创办妇婴训练班等，提高妇幼工作人员的保育工作水平。1945 年 5 月，冀中军区成立冀中联校。由当时的供给训练班、卫生训练班、青年训练班合组而成叫做集中军区供、卫、青联校，归冀中军区后勤部领导。卫生训练队早在 1938 年 5 月即在冀中成立，当时根据地属于初创时期，以训练护士为主。

① 《怎样生娃娃》，《晋绥大众报》1949 年 2 月 11 日。

② 北京军区后勤部党史资料征集办公室编：《晋察冀军区抗战时期后勤工作史料选编》，军事科学院出版社 1985 年版，第 551—552 页。

卫教队（卫生教导队的简称）是在战斗中诞生，也是在战斗中教学的。在教学上，理论与实践、基础课和临床实习并重。当时的课程有生理解剖、病理、细菌、儿科、妇科、五官、药物等科目。①

通过培训，学员们学会了简单的新法接生并了解了普通的妇婴卫生常识，从思想上改变了原先对妇婴卫生工作的偏见，也懂得了保育婴幼儿的重要性。除了注重生育问题外，训练班还提出妇女卫生问题。深县妇联在三八节干部会上讨论妇女卫生问题，大家规定卫生纪律，月经期间不做剧烈运动，不喝凉水，要用消了毒的棉花收拾，不可马虎。提出看谁身体强的竞赛，并教育乡间妇女懂得卫生道理，使她们知道讲卫生。如饶阳四区妇女联合会召开卫生座谈会、检查卫生工作时，有些收生婆也积极参加。出席座谈会的妇女谈到不注意卫生常识，有了月经还全然不知，甚至还用冷水洗衣服，因此得了月经病，时常肚子疼也不敢给其他人讲，甚至月经期也去地里干活，还去挖沟，有的请假还不准，回想起来实在不对。② 通过开办妇女卫生训练班，传播妇女保健科学知识，使得根据地妇女的死亡率大大下降，妇女参加革命和生产的积极性大大增强。

学员结业后，返回或分配到各个边区、县开展妇幼卫生工作。1945 年华北各根据地举办妇女卫生培训班后，许多年轻助产士逐渐在边区起到重要作用。完县妇女干部周战华亲自接生两个婴儿，得到了群众的好评。定北二区刘家营妇救会主任，培训结束后回去便找接生对象。唐县五区下素县的几个壮年妇女干部也经常打听谁家生孩子，并主动要求帮忙接生。③ 正定区女干部李杏国受训回去后，为了解决妇女分娩痛苦和后一代生长的任务，积极开展宣传教育活动，到处向妇女进行爱护小孩、讲卫生和新接生方法的宣

---

① 冀中人民抗日斗争史资料研究会办公室编：《冀中人民抗日斗争资料》（第 8 期），1984 内部印行，第 70—80 页。

② 河北省妇女联合会编：《河北妇女运动史资料选辑》（第 4 辑），1986 年内部印行，第 159 页。

③ 晋察冀边区北岳区妇女抗日斗争史料编辑组编：《晋察冀边区妇女抗日斗争史料》，中国妇女出版社 1989 年版，第 724—725 页。

传，受到妇女们的拥护爱戴。她所到之处妇女们都围着她，听她讲述所学的接生卫生新方法。① 刘家营的妇救会主任在 37 年间不间断帮助村中产妇生产，得到了许多人的赞赏和拥护。"在去年腊月，接了六七个，过了年又接了两个。她最关心穷人，六区有个讨饭吃的在她村关帝庙里生孩子，她知道了赶快去给她接生，把自己穿的皮袄剪下一块给小孩铺。她的经验多，技术好，还不保守。南塞有一妇女倒生，她叫女人的丈夫，把白布铺好，叫女人半躺不躺的，她把小孩下巴托住，小孩没危险的就下来了。北纪城一个妇女，横生生不下来，她用手顺着小孩的胳膊，摸住小孩的肩一接就下来了。"②

妇女卫生训练班的开办，为各根据地培养了一批懂妇女保健科学知识的妇幼保健工作人员，一定程度上提高了根据地妇女的卫生知识水平和健康水平，降低了根据地妇女的死亡率，极大地增强了广大妇女参加革命和生产的积极性。

第四，举办边区卫生展览会。根据地政府及各边区妇救会还举办卫生展览会，通过图画、表格、解剖图等形式直观地向边区群众宣传和普及妇幼卫生知识。1944 年晋绥边区举办展览会，卫生展览室里陈列着养娃娃的连环画，帮助群众了解如何讲究生育卫生，室内"军民卫生结合起来"的鲜明标语，指示着卫生工作努力的方向。③ 有关部门组织边区女英模参观展览会，女英模们深受教育。在展览室中，边区女英模都说自己养孩子不卫生，一位老婆婆说她养了 13 个才活了两个；还有一个说她养了两个，一个养在土上，一个养在灰上，结果都没活成，自己还不知道什么原因，看了这会，才知道是不讲卫生。④ "她们学了不少知识。从展览室出来，她们轮流在显

① 河北省妇女联合会编：《河北妇女运动史资料选辑》（第 4 辑），1986 年内部印行，第159 页。

② 晋察冀边区北岳区妇女抗日斗争史料编辑组编：《晋察冀边区妇女抗日斗争史料》，中国妇女出版社 1989 年版，第 725 页。

③ 《战斗生产的光辉成绩 边区展览会开幕》，《抗战日报》1944 年 2 月 19 日。

④ 《英雄们看了展览会学到许多经验》，《晋西大众报》1944 年 12 月 20 日。

微镜下看虱子，大家都大吃一惊，说以后定要讲卫生。"① 1945 年，晋绥边区纪念抗战八周年的文化棚向边区群众开放，妇婴卫生展览室更是成了热门地点。《抗战日报》详细描述了当时医药卫生展览室的火热场面。"……那儿公布的材料令人吃惊，交城几个村婴儿死亡率在 40%以上，神府几个村更是高出 60%。婴儿死亡率成为老乡的大事。所以光是八日下半天，看妇婴卫生室的妇女就有 1269 人"，"婆姨们亲热握着女同志们的手，伤心地诉说：'我怀了三个娃都掉了！就是不知讲卫生，也没和男人离开住！''真后悔，吃不起别的好东西，还吃不起青菜？'三天多，有些妇女在这儿进出三四遍，并且拖来她们妯娌邻舍。"② "在文化棚新华书店的书摊上，《卫生常识》《自然常识》等书籍许多都是乡下人买去的。有一个妇女看完一册《怎样养娃娃》后，便拉她男人来买一册。"在妇婴卫生挂图前，许多妇女都追问讲解员挂图的意思，好不热闹。所以仅半天时间，看妇婴卫生室的妇女就有 1269 人。③

这些数据充分说明了根据地广大群众对妇幼卫生保健知识的渴望，也彰显了举办卫生展览会的效果。同样，在 1945 年晋冀鲁豫边区举办检阅战斗生产胜利成果的首届展览会上，参观妇婴卫生展览馆的群众也络绎不绝。《晋察冀日报》描绘了当时展览馆中的情景："同时，怎样开展群众卫生活动，还是一个很重要的工作。一个用酒精浸着的流产胎儿，吸引了一般观众特别是妇女观众的注意。妇女生育是一件大事，以往对这方面工作，各地领导上是注意得很不够的。我们也应该朝着'人财两旺'方向努力。"④ 在北岳区举办的文教展览馆中，关注妇婴卫生的群众也人数众多。《新华日报》提到"妇婴卫生展览室内经常是挤得满满的，如同上课一样，望着墙上的

---

① 雷行：《英雄们在展览室里用心研究　动手学习》，《晋西大众报》1944 年 12 月 20 日。

② 郑立柱：《华北抗日根据地的街头展览》，《党史博览》2015 年第 4 期。

③ 穆欣：《参观文化棚》，《抗战日报》1945 年 7 月 14 日。

④ 《教育、卫生公益事业开始走向民办》，《晋察冀日报》1945 年 2 月 17 日。

挂图和胎儿的模型听说明员讲解。很多老婆们是专门为这课来的。'胎儿在母亲肚子里是怎样长大的？''怀上胎后当娘的该注意些啥？'听的老太太们只是点头。一幅怪胎的挂图打破了她们脑子里什么'鬼胎'的迷信，她们知道是'有了'后当娘的不讲卫生的结果。'坐月孩落地该注意些啥？'在这里，说明员指着分娩手术的挂图和一付女性的骨骼，讲胎儿的出生位置，特别是怎样剪断脐带。"① 通过卫生展览会宣传妇幼知识，深受群众欢迎，并收到了较好效果。

除专门举办卫生展览会外，华北抗日根据地党和政府还利用群众参加庙会等传统活动破除封建迷信思想、生育陋习以及宣传妇女卫生和科学育儿知识。左权县利用群众赶集和庙会的时候举行卫生展览，召集妇女们参观以妇婴卫生知识为主要内容的展览，根据地还开办妇女学校对妇女干部进行妇婴卫生知识的教育。黎城东关传统的骡马大会也举行了妇婴卫生宣传展览，"妇婴卫生宣传室，每日观众拥挤不堪，第一日达三千人，说明员每日谈得口干舌燥，特别是怎样养娃娃，为什么害白带病，不生小孩原因，最受欢迎。"② 涉县河南店每年农历四月举办庙会，县教育科组织剧团以秧歌短剧等形式开展妇婴卫生宣传，知名医生张盛宣在庙会上组织当地 23 名医生专门治疗妇女和儿童疾病，一天就治疗 133 个病人。

宣传妇婴卫生知识的展览会，内容既贴近生活，又解答广大群众的一些生活困扰，更引发了根据地民众尤其是妇女对妇婴卫生知识的关注，受到广大根据地民众的欢迎。

（二）逐步发展儿童保育事业

1938 年 1 月，抗日根据地第一个保育院在延安成立。7 月，为保育军政

---

① 《标志着新民主主义文化道路的文教展览馆》，《新华日报》（太行版）1945 年 4 月 15 日。

② 《黎城东关骡马大会举行卫生宣传纺织展览》，《新华日报》（太行版）1946 年 3 月 24 日。

人员子弟，安置难童，适应中国战时儿童保育会成立的形势，根据地各战时儿童保育分会成立。分会担负着抚育抗战将士的后代和遗孤、在根据地宣传和推广新法接生、普及保育母婴健康方法的任务。

华北抗日根据地建立后，为围剿抗日力量，日寇多次推行了"治安强化运动"，其种种暴行，使许多儿童失去了家庭，成为孤儿；华北农村的溺婴和虐待儿童陋习，特别是重男轻女思想，严重影响了广大农村儿童的健康成长；连年的自然灾害、疾病流行和落后的医疗条件，也造成了婴幼儿的大量死亡。而随着抗日根据地的扩大和人民抗日力量的壮大，革命干部后代保育问题随着革命形势的发展显得尤为必要。华北各根据地根据中央书记处1940年8月发布的《中央关于保育工作的通知》，相继出台政策，开始在各个根据地开展切实可行的儿童保育工作。[①] 晋西北抗日政权在1940年颁布的《晋西北施政纲领》中规定："实行孕妇及儿童之保健与教育。"[②] 晋察冀边区妇救会以《保育民族的后一代是边区妇女的光荣任务》为题在1941年1月15日《晋察冀日报》上发表文章，号召建立儿童保育会，并特别指出："建立儿童保育工作——也确实是一个有关民族未来的百年大计。"[③] 为深化儿童保育工作，晋察冀边区政府于1941年成立儿童保育工作研究会，会内"分设儿童生活习惯研究组、儿童衣物用具研究组、儿童卫生研究组、儿童玩具研究组"[④]。《抗日日报》于1940年和1942年连续开辟卫生专栏，发表《小儿的断奶》《初生儿的衣食住》等多篇文章宣传保育知识，指导各根据地的儿童保育工作。

1941年初，晋察冀边区成立战时儿童保育会晋察冀边区分会，并规

---

① 中国延安精神研究会编：《中共中央在延安十三年资料(2)·重要资料选辑》（上），中央文献出版社2017年版，第411—412页。

② 贾维桢主编：《兴县志》，中国大百科出版社1993年版，第556页。

③ 晋察冀北岳区妇女抗日斗争史料编辑组编：《晋察冀北岳区妇女抗日斗争史料》（第19卷·第1辑），中国老年历史研究会1985年内部印行，第707页。

④ 晋察冀北岳区妇女抗日斗争史料编辑组编：《晋察冀北岳区妇女抗日斗争史料》（第19卷·第1辑），中国老年历史研究会1985年内部印行，第709页。

定：第一，妇救会要以替妇女解决孩子的一切问题为改善妇女生活的一个重要工作，以育儿为教育妇女的重要教材，以育儿工作为妇救会的工作内容之一；进行一次深入的调查，调查在育儿工作中有些什么问题，再具体计划这一工作，如训练收生婆、发动妇女帮助产妇、训练小儿科医生和助产人才、募集药品等都是很重要的工作。第二，为适合战争环境，要开展托儿所、保育院、幼稚园、抱娃队。无论什么组织，它的规模最好要小，单位要多。抱娃队是一个很好的组织基础，可把它广泛地组织起来加以工作上的充实。第三，经费问题，因为是小规模的开办，便可先就本县本区募款，同时保育总会还可以给予援助，再向各方人士慈善家等募捐。①

同年底，晋察冀边区又在被日军分割的东线建立保育分院。因为敌人"扫荡"过于频繁，保育院时而集中时而分散，保育员也冒着生命危险，深入各保育点管理孩子。冀中区也在1941年夏成立保育会，并于同年10月成立冀中战时保育院。冀中地处平原，环境恶劣，保育院一直实行分散管理。保育员为了照顾孩子，经常饿着肚子、冒着生命危险，奔波在岗楼林立的村庄之间，保证了孩子们的日常供给。

冀中战时保育院由军区妇救会主任李洁新负责。保育院的工作主要采取集中领导和分散保育相结合的方法。由于当时条件所限，接收孩子的主要对象只能是脱产妇女干部的孩子，即区以上妇女干部子女。其他如烈士子女等必须经过上级批准才可接受。选择"堡垒户"时也根据远近制定了不同的政策，"离保育院较近的妇女干部生了小孩，通知保育院，保育院即派保育员去接，然后和小孩母亲一同把小孩送到事先找好的政治上可靠又有奶的'堡垒户'家试奶。试上几天，无问题即把小孩留下，否则另换。小孩离保育院比较远时，由小孩的母亲或母亲的工作单位与保育院联系好，找好奶

---

① 晋察冀边区北岳区妇女抗日斗争史料编辑组编：《晋察冀边区妇女抗日斗争史料》，中国妇女出版社1989年版，第702页。

娘，保育员与小孩母亲约定同时到有奶的'堡垒户'家试奶"①。"堡垒户"奶娘家都是为了把革命后代哺育成人，冒着生命危险保护革命后代的，所以奶娘由接到孩子之日起就享受了抗属待遇。保育院有时还调来十几位同志做保育工作，但当时大家都不太懂保育知识，只知道一心一意地把孩子带好，想尽办法不让孩子生病。所以边区政府克服重重困难，派遣在助产学校学习过的专业医护人员给大家讲授卫生常识，如什么是传染病，如何防止传染，如何消毒等。②

1942 年秋日军展开"大扫荡"，保育院根据实际情况实行"分散保育"。据《新华日报》报道："冀中区儿童保育委员会实行集中领导，分散保育，以保障儿童在战争环境中的安全。"③ 为保育儿童，冀中区妇建会于当年 8 月初决定"号召建立农村临时托儿所"④。在保育员的精心保护下，没有一个孩子受到伤害。就这样，冀中区战时保育院不管环境多么残酷一直没有停止过活动。冀中战时保育院在党的领导下顶住了敌人的多次"扫荡"，经过了残酷环境，渡过了一次次难关，一直坚持到抗战胜利。

根据地政府无论是组建"堡垒户"进行保育，还是实行分散保育，都是比较符合当时实际情况的保育办法。虽然婴幼儿保育工作开展的形式各有不同，却是根据地儿童保育工作过程中的重要探索。但在实际战争环境中根据地政府仅是着手开展了针对边区干部及其婴幼儿的保育工作，无法顾及大规模的婴幼儿保育任务。

---

① 转引自李金铮、宋弘：《坚持：抗战时期冀中区堡垒户的形成、使命与困境》，《抗日战争研究》2018 年第 1 期；宋弘：《革命的"房东"：抗战时期冀中区的堡垒户》，硕士学位论文，南开大学，2017 年。

② 冀中人民抗日斗争史资料研究会办公室编：《冀中人民抗日斗争资料》，1985 内部印行，第 74 页。

③ 《冀中设院保育战区儿童》，《新华日报》1941 年 12 月 13 日。

④ 《冀中妇建会决定建立农村临时托儿所，号召全区广泛进行试办》，《晋察冀日报》1941 年 12 月 3 日。

（三）广泛开展群众卫生运动

开展群众卫生运动是根据地妇幼卫生保健工作的又一重要环节，运动的主要方式是动员党政军民团结一致战胜不讲卫生、不注重自身保健等生活陋习。尤其是要帮助群众树立基本卫生常识，破除封建迷信等不正确思想，巩固抗日根据地社会秩序，这样才能更加有效地开展卫生运动。为加大对群众卫生运动的宣传教育，1941 年晋察冀边区发布《晋察冀边区行政委员会成立三周年纪念告全地区同胞书》，倡议"开展卫生保健运动，防治疾病，减少死亡率"①；1942 年发布《晋察冀边区行政委员会成立四周年纪念告全边区同胞书》，倡议"防止疾病，除奸除暴，安定民生，巩固抗日社会秩序，预防疾疫流行"②；1945 年发布的《开展卫生运动应从急救流行病做起》指出，开展卫生运动应从加强群众卫生教育开始③。此后，根据地群众广泛参与卫生运动，大大提高了民众的卫生意识。

在卫生运动中，军队、政府中的医生纷纷下乡，为群众诊治疾病，宣传卫生常识。④ 经过宣传后，边区涌现出许多卫生工作的先进或典型。如有的卫生工作模范村 5 天扫 1 次街，1 天扫 1 次院子，7 天垫圈 1 次；洗涮干净碗筷等吃饭用具，不喝生水，经常洗晒衣服、被褥，及时室内通风等。为改善妇女儿童健康，下乡医生们大力宣传妇女卫生知识，教授妇女科学养育方法，如耐心照顾儿童喝白开水，勤洗澡，不喂儿童吃不干净食物等。有的县

---

① 《晋察冀边区行政委员会成立三周年纪念告全地区同胞书》，《晋察冀日报》1941 年 1 月 18 日。

② 《晋察冀边区行政委员会成立四周年纪念告全地区同胞书》，《晋察冀日报》1942 年 1 月 17 日。

③ 《大众日报》1945 年 4 月 7 日，转引自范文韬：《抗战时期中国共产党卫生宣传与教育研究》，安徽医科大学 2013 年硕士学位论文。

④ 全国妇联：《中国妇女运动史（1919—1949）》（第 5 编），1988 年内部印行，第 216—217 页。

还成立了"医药合作社"①。通过一系列的艰苦努力，晋察冀边区妇女卫生及健康状况得以显著改善，婴幼儿死亡率也大大降低，出现了"人财两旺"的好形势。

四、妇幼保健工作评析

抗日战争时期华北根据地开展的一系列妇幼保健工作，极大地促进了根据地医疗卫生事业的发展，为保障广大军民的健康特别是妇女儿童健康发挥了重要作用，但在实际开展工作中也有一定的局限性。

（一）妇幼保健工作的经验和成果

华北抗日根据地是敌后战场中较大的一个，妇幼保健工作在华北的有效开展保证了妇女儿童的身心健康，同时也为解放战争和中华人民共和国成立初期有效展开妇幼保健卫生宣传教育积累了经验。

第一，党和边区政府高度重视是妇幼保健工作有效展开的根本保障。中国共产党从建党之初就非常重视妇幼健康工作。从中共二大到中共六大，除第五次代表大会外，都有《妇女运动决议案》在大会上表决通过。提出了"保护女工及童工的利益"②，中共三大提出了"母性保护"，中共四大进一步提出"保护母性"。土地革命战争时期，中国共产党开始了妇幼保健工作的立法实践，《中华苏维埃共和国婚姻条例》③明确规定了婚姻自由的原则，

---

① 转引自河北省地方志编纂委员会编：《河北省志·妇女运动志》（第59卷），中国档案出版社1997年版，第156页。

② 中共中央党史和文献研究院、中央档案馆编：《中国共产党重要文献汇编（第二卷）（一九二二年）》，人民出版社2022年版，第256页。

③ 郑永福、吕美颐：《中国妇女通史（民国卷）》，杭州出版社2010年版，第273—275页。

并彻底禁止童养媳等旧社会婚姻陋习，这些规定在发动妇女和改善妇女儿童生存状态方面有积极意义。毛泽东早在 1937 年延安城市卫生运动周的讲话中就指出："注意卫生，健康身体，就是增强国防力量。"① 1938 年 10 月，陕甘宁边区儿童保育院成立时，毛泽东专门题字"好好的保育儿童"②。1939 年 11 月，《关于开展卫生保健工作的决议》在陕甘宁边区第二次党代表大会上获得通过，这是抗日战争开始后，边区根据地第一次以党的会议通过的关于"卫生保健"的专项文件。根据这一决议，边区政府于 1940 年 7 月颁布了《关于健全各级卫生组织的指令》③。华北各根据地建立后，根据实际情况，各边区所颁布的施政纲领、婚姻条例、保护妇女儿童和开展卫生保健的各种办法，都是在党中央的统一领导下制定的，也是中国共产党继土地革命战争后在全民族抗战大背景下妇幼保健政策和立法的新的实践。具体说来，有以下几个特点：（1）继续把保护妇女儿童的权益与广大妇女的自我解放运动结合起来，制定法规，保护广大妇女的参政权、民主权、经济权和劳动权；破除封建迷信思想，提倡男女平等，激发根据地广大妇女的自我觉醒意识。（2）把妇幼保健工作与抗日救亡大业和民族解放事业结合起来。1939 年 7 月，毛泽东在中国女子大学开学典礼上的讲话中指出："假如中国没有占半数的妇女的觉醒，中国抗战是不会胜利的。"④ 1941 年 1 月 7 日《晋察冀日报》在《战时儿童保育会晋察冀边区分会的创建》一文中指出，"保育儿童，保育我们民族的第二代，这是先进政党——共产党的光荣政治任务"⑤，把妇女的觉醒和儿童的保育作为抗日救亡的政治任务，这是中国

---

① 《毛泽东在延安市卫生运动周上的讲话》，《新中华报》1937 年 3 月 23 日。
② 卢洁、谭逻松编：《毛泽东文物图集（1893—1949）》（下），湘潭大学出版社 2014 年版，第 212 页。
③ 梁星亮、杨洪、姚文琦主编：《陕甘宁边区史纲》，陕西人民出版社 2012 年版，第 334 页。
④ 晋察冀北岳区妇女抗日斗争史料编辑组编：《晋察冀北岳区妇女抗日斗争史料》（第 19 卷·第 1 辑），中国老年历史研究会 1985 年内部印行，第 3 页。
⑤ 晋察冀北岳区妇女抗日斗争史料编辑组编：《晋察冀北岳区妇女抗日斗争史料》（第 19 卷·第 1 辑），中国老年历史研究会 1985 年内部印行，第 705 页。

共产党的时代担当。（3）把妇幼保健工作与华北各根据地的具体实际情况结合起来，立足实践，构建华北抗日根据地妇幼保健工作的政策和工作体系，探索妇幼保健工作的具体工作方法。这一过程中，中国共产党始终坚持从根据地的实际出发，结合根据地妇女儿童的生存环境、思想状况、社会地位、健康水平以及当时的医疗条件，从抗日救亡统一战线大处着眼，从妇幼儿童健康生活和健康成长等小处着手，积极开展妇幼保健工作的系列实践活动，体现了中国共产党一切从实际出发、理论联系实际、密切联系群众的工作作风。

第二，发动群众、宣传教育是妇幼保健工作有效开展的基础保障。抗日战争时期的华北根据地地域广阔，敌、我、顽各种势力交错分布，是革命战争年代形势最为复杂的地区。各敌后抗日根据地又连年受灾，疫病流行，自然环境极其恶劣，加之战争频繁，整体经济条件以及文化水平都较为落后，封建迷信思想盛行，卫生健康意识淡薄，卫生陋习也司空见惯。因此，发动群众开展有效宣传教育活动，促进广大妇女自我解放，启蒙广大妇女卫生健康意识，提高身心健康水平，使广大妇女投身到民族救亡事业中就成了妇幼保健工作之基础。就宣传教育的广度和深度而言，具有以下几个特点：（1）在破除传统生育和保育陋习上具有启蒙性。华北抗日根据地地域广阔，特别是农村地区，受封建宗法制影响，大量存在包办婚姻、早婚和童养媳现象；许多家庭重男轻女，溺婴现象比较严重；传统生育观念和生育习俗中的许多禁忌，对妇女的身心健康造成了严重影响；生育形式多由产婆接生，缺乏生育卫生和保健知识。因此，对广大妇女开展破除封建迷信和生育禁忌的教育就成了根据地妇幼保健宣传教育的首要内容。（2）在保健知识内容的宣传上具有普及性。最显著的表现就是把妇幼保健的宣传教育工作与群众卫生运动结合起来。以运动推进妇幼保健工作，消除流行疾病、改变生育传统、普及育儿知识、养成卫生生活习惯、推广新法接生。（3）在宣传的形式上具有大众性。以广大群众喜闻乐见的形式如民间歌谣、秧歌、标语口号并借助于庙会、骡马会、卫生展览会以及家庭走访、街头攀谈交流等形式进行宣传。多种形式的长期宣教，一定程度上抑制了传统婚姻、生育保育陋习，使根据地广大军民尤其是妇女儿童与愚昧、落后、不良卫生习惯作斗争的信心不断增强，卫生知识也有了很大的提高，有力地推动了根据地妇幼保健事业的建设与发展。

第三，勇于实践、勇于探索的工作体制是妇幼保健工作有效开展的成果。抗日战争关乎中华民族存亡，在民族危难时期，中国共产党不仅担负起领导抗日救国的重责，为建立广泛的抗日民族统一战线奔走呼号，而且也把民族存续、保护下一代健康成长的重责扛在肩上。在保障妇女权益、争取妇女解放；破除封建迷信思想、倡导科学保健思想；废除旧式接生方法、推进新式接生方法；改造旧产婆、培训新式助产士；打破旧世界、建设新世界等方面勇于尝试、大胆实践，构建中国共产党统一领导下的妇幼保健工作体制，对妇幼保健工作从理论到实践展开了积极的探索。探索出了"党的系统、政的系统、妇联系统"三路交叉并进、纵向贯通、横向联通、遍布根据地各个角落的妇幼保健工作体系，形成了"党管方向、政抓政策和工作措施、妇联主攻宣传和教育"的运作模式，既保证了华北各根据地妇幼保健工作的有效开展，又为解放战争乃至新中国成立后的妇幼保健工作积累了宝贵的经验。

（二）妇幼保健工作的局限

抗日战争期间，中国共产党领导华北抗日各根据地人民与日本侵略者和各方顽固势力进行了艰苦卓绝的斗争，在根据地妇幼保健工作方面继土地革命战争后积累了宝贵的工作经验，但也存在诸多局限。

第一，在妇幼保健法规和制度政策的执行上，时有"偏左"等执行不到位的现象。华北抗日根据地由多块根据地组成，日寇在各根据地之间建立了严密的封锁线，加上顽固派和其他各种势力的阻隔，各根据地在空间上未能连成一片，交通不便，联系不畅，加上传统文化思想和生活习俗的影响，在妇幼保健政策和制度的执行上，较难保持一致，甚至出现偏差。妇女干部中"左"的现象也时有发生。1945 年晋察冀边区举办妇女卫生培训班，妇女干部在总结卫生工作时反思道："对于妇女生理上的痛苦，我们工作时一向不关心或不够关心。因而，把解除妇女生理痛苦的事，不认为是妇救会的工作，以为治病有医生，接生有收生婆。"宛平一妇女干部反省说："过去有个老乡要生小孩，找我去，我还很不高兴地说'咦！怎么这个事找我啊？我还管这个？'"① 在领导妇女各种活动中，也不考虑妇女们的身体状况。1944 年繁峙村妇救会主任怀孕了还去搬石头，边区干部竟以所谓"模范"对其大加表扬，结果回到家就流产了，以致引起家庭不满。孟平某村运粮中，有月经的妇女也硬要动员去。灵邱王巨村也有七个妇女参加集体修滩而导致小产，其他地方的情况大体类似。此外，在制度政策惠及的对象上，也存在局限性，比如妇幼保健的对象上主要涉及的是妇女干部和干部子女，对于广大农村妇幼保健制度的重心还仍然主要放在权益的保护上。

第二，在妇幼保健组织的专门化上还存在较大的局限。从制度的制定和颁布上看，受客观因素和历史条件的限制，华北抗日根据地的妇幼保健制度还是"碎片化"的。其保障妇幼权益的条款主要散见于各边区的施政纲领和婚姻条例以及其他暂行规定，晋察冀和晋冀鲁豫边区颁布《关于保护民政妇女干部及其婴儿之决定》和《晋冀鲁豫边区产妇婴儿保健办法》，前者侧重于干部保健，后者主要侧重产妇和幼儿保健的补贴和物质奖励，对于妇幼其他健康和保育政策涉及较少。从卫生保健组织而言，未建立相对独立的卫生保健组织，保健组织特别是生育和保育的"医疗化"更是差距较大。客观上来讲，中国共产党在任何一个革命阶段从军队到地方都非常重视医疗卫生组织的建设。土地革命战争时期，中华苏维埃共和国临时中央政府专门设置内务人民委员部卫生管理局，省、县内务部下设卫生科，城市和乡村都设有卫生运动委员会。抗日战争时期，中国共产党的医疗卫生工作以"抗

---

① 北京军区后勤部党史资料征集办公室编：《晋察冀军区抗战时期后勤工作史料选编》，军事科学院出版社 1985 年版，第 552 页。

日高于一切"为原则，军队和地方卫生组织紧密联系，主要适应战争需要。① 各边区相应成立了卫生处，县级单位设立卫生科，大部分县级以下政府都设立卫生所；为适应公共卫生需要，在各级抗日政府中设立了卫生委员会。在卫生医疗机构建设上，虽然各边区建立了军区医院和后方医院，并且也设置有妇科、小儿科，但其主要任务还是为当地机关和部队服务，专门化的妇幼保健医疗机构并没有建立起来，这一现象，到解放战争时期才得到进一步的改善。

第三，医疗保健工作人员缺乏系统医学培训。战争环境下的华北抗日根据地经济比较困难，很多医院、诊所都是临时建立起来的，"卫生材料和医药，卫生人员和医生在晋察冀同子弹一样地缺乏"②。尽管华北抗日根据地利用部队医院、地方医院以卫生训练班、助产培训班等形式对边区医护人员进行了卫生保健培训，但限于战争环境和根据地人民的文化程度，培训都是短期的，甚至仅限于医学保健知识的普及培训，对医务卫生人员系统的医学教育基本上无法实现。如冀中区在招收卫生员时教育程度标准降低至"1944 年仅要求高小文化程度；1945 年标准进一步降低，文化程度能有初小毕业者即可"③。同时，受医疗条件的限制，无论是培训新式助产员还是推广新法接生，在当时来说都有相当大的难度。

抗战时期华北根据地的妇幼保健工作正处于起步阶段，加之自然和社会环境恶劣、群众思想较为封闭、医疗条件相对简陋，根据地妇幼保健工作的开展具有一定的难度。但不容否认的一点是，华北抗日根据地的妇幼保健工作从制定相关政策、完善体制机制、密切联系群众等方面为解放战争及新中国成立初期的卫生健康工作奠定了重要基础，为提高我国妇女儿童生存率以及保证其身心健康打下了坚实的基础。

---

① 郑志锋：《革命根据地时期的卫生制度研究》，博士学位论文，福建师范大学，2015 年。
② 李公朴：《华北敌后——晋察冀》，生活·读书·新知三联书店 1979 年版，第 59 页。
③ 侯永乐：《抗战时期晋察冀边区医疗卫生事业研究》，硕士学位论文，河北大学，2011 年。

结 语

　　华北抗日根据地的医疗卫生事业在农村条件下，面对着残酷的连续战争，自力更生，艰难缔造，从无到有，从比较弱小到渐趋强大，在硝烟弥漫的战争年代逐步发展了起来。有资料显示，1937 年华北卫生工作初建时，仅有排以上医务干部 13 名，后经过十几年的发展，到 1949 年新中国成立时已培养初中级医务人员 32,405 名；华北根据地的医院及其他卫生机构也发展很快，1937 年仅有小型医院 1 个（一二九师）和半个休养所（晋察冀），到 1949 年底已经发展为 64,000 床位的庞大医疗机构，并由仅有一二九师、晋察冀军区两个不健全的卫生部发展成为百万部队之各级卫生机构；而且协助地方政府建立了不少省市等各级卫生医疗机构，无论战时或平时均积极地给地方群众实施免费治疗和预防注射，仅 1937—1945 年的 8 年时间里即给群众用药 2,709,800 磅，为当地居民实施痘苗、疫苗免费注射①，不仅保障了部队的健康，也促进了地方医疗卫生事业的进步。华北根据地医疗卫生事业之所以能够迅速发展壮大，有以下几个方面的历史因素或者宝贵经验：

　　一是华北抗日根据地坚持党的领导的独特政治优势。从最基本的防病治病工作，到各级卫生组织的建立与健全，再到根据地医疗卫生制度的建构等，都是在各级党组织的坚强领导下，各级卫生行政领导亲力亲为，各种卫

---

　　①　华北军区后勤部卫生部编：《华北军区十二年来卫生工作总结》，参见北京军区后勤部卫生部编：《卫生建设史料汇编（1949—1986）》（上），1986 年 12 月内部印行，第 27 页。

生机关负责组织和实施。也正是由于党的领导，在抗日战争的残酷环境中，在山沟里，在平原上，在地道中，在一切危险严酷的火线上，都有用党的理论武装起来的医务工作者为救死扶伤活动在枪林弹雨中，涌现了数以千万计的战场抢救英雄和医院中的功臣模范。可以说，中国共产党的有力领导是华北抗日根据地医疗卫生事业得以顺利发展的保障。中国共产党领导卫生防疫体系建设的政治优势不仅有其历史逻辑，而且有深刻的理论逻辑和现实逻辑。毋庸置疑，这是由党的性质决定的。作为马克思主义新型政党，中国共产党以工人阶级为阶级基础，始终代表最广大人民的根本利益，没有任何自己特殊的利益，党的主张和人民意志高度统一。习近平总书记指出："中国共产党所具有的无比坚强的领导力，是风雨来袭时中国人民最可靠的主心骨。"① 为实现社会主义现代化强国的战略目标，中国共产党能够动员最大范围的力量参与到社会主义现代化建设中。在 3 年来极不平凡的抗疫防疫历程中，以习近平同志为核心的党中央始终坚持人民至上、生命至上，团结带领全党全国各族人民同心抗疫，以强烈的历史担当和强大的战略定力，因时因势优化调整防控政策措施，最大限度保护人民生命安全和身体健康，最大限度减少疫情对经济社会发展的影响，取得疫情防控重大决定性胜利。事实充分证明，党的领导是取得疫情防控重大决定性胜利的根本保证。习近平总书记始终亲自指挥、亲自部署，时刻关注疫情形势和防控工作进展情况，主持召开数十次中央政治局常务委员会会议、中央政治局会议研究疫情防控工作，及时作出重要指示批示，多次亲临一线调研指导，为统筹疫情防控和经济社会发展指明了前进方向、提供了根本遵循。党中央成立应对疫情工作领导小组，印发《关于加强党的领导、为打赢疫情防控阻击战提供坚强政治保证的通知》，派出中央指导组，建立国务院联防联控机制，加强对全国疫情防控的统筹协调和统一领导。各地区各部门党组织则坚持全国一盘棋，以坚决做到"两个维护"的政治自觉、思想自觉、行动自觉，确保党中央各

① 习近平:《习近平谈治国理政》第四卷，外文出版社 2022 年版，第 101 页。

项决策部署在本地区本部门落实落地。乡镇（街道）、村（社区）党组织坚定站在疫情防控第一线，充分发挥党建引领基层治理体系的优势，构筑基层群防群控的严密防线。广大基层党组织充分发挥战斗堡垒作用，广大党员、干部闻令而动、冲锋在前，真正做到哪里任务险重哪里就有党组织坚强有力的工作，哪里就有党员当先锋作表率。在党中央集中统一领导下，党的组织体系高效运转，有效遏制了疫情大面积蔓延，有力改变了病毒传播的危险进程，为取得疫情防控重大决定性胜利提供了坚实组织保障。新征程上，只要我们更加紧密地团结在以习近平同志为核心的党中央周围，全面贯彻习近平新时代中国特色社会主义思想，把党的组织优势转化为治理优势、发展优势，就能团结带领人民群众不断取得新的更大胜利。[1]

二是华北抗日根据地强大的自力更生精神。如前所述，华北抗日根据地的医疗卫生基础是极为薄弱的。抗战前后整个根据地经济、文化都比较落后，医药极为缺乏，各种疾疫流行，环境卫生很差，群众卫生习惯不良，发病较多。[2]再加上抗日战争中日寇对于根据地所施行的烧光、杀光、抢光的"三光"政策、囚笼封锁政策等，如果没有自力更生或自力更生做得不够，华北根据地卫生工作的创建和发展是不堪设想的。独立自主是中华民族精神之魂，是我们立党立国的重要原则。党历来坚持独立自主开拓前进道路，坚持把国家和民族发展放在自己力量的基点上，坚持中国的事情必须由中国人民自己作主张、自己来处理。走自己的路，是党的全部理论和实践立足点，更是党百年奋斗得出的历史结论。[3] 1950 年，党确定了面向工农兵、预防为主、团结中西医的卫生工作基本方针。[4] 我国发挥社会主义制度、公有制经

---

① 刘靖北：《党的领导是取得疫情防控重大决定性胜利的根本保证》，《人民日报》2023年 4 月 27 日。

② 《新中国预防医学历史经验》编委会编：《新中国预防医学历史经验》（第 1 卷），人民卫生出版社 1991 年版，第 81 页。

③ 《走自己的路是党的全部理论和实践立足点》，《新华日报》2021 年 11 月 9 日。

④ 《第一届全国卫生会议闭幕　一致同意以"面向工农兵""预防为主""团结中西医"为卫生工作三大原则》，《人民日报》1950 年 8 月 20 日。

济和党的基层组织的作用，大力推动集体协作，普及了基本医疗。党领导人民创造的爱国卫生运动、三级医疗保健网、赤脚医生、农村合作医疗等独创性制度，被国际组织誉为"低收入国家普及初级卫生保健的独特典范"①，至今对世界有深刻影响。党的十八大以来，经过深化医改的探索，逐步建立了在市场经济条件下新的基本医疗卫生制度，世界卫生组织称赞"中国的医疗改革是世界的样本"②，同美国医改举步维艰形成了鲜明对比。我国发挥社会主义制度优势，既避免了欧洲"福利国家"的陷阱，又没有出现其他一些发展中国家改革推进缓慢的问题，充分彰显了党坚持独立自主、破除迷信、自力更生的气象。党的二十大报告发出了全面建成社会主义现代化强国、实现第二个百年奋斗目标，以中国式现代化全面推进中华民族伟大复兴的响亮号令。当前，独立自主的中国式卫生现代化建设已取得巨大成效，人民群众的感受最为明显。目前我国人均预期寿命达到 78.2 岁，显著高于我国人均 GDP 的世界排名，人民主要健康指标居于中高收入国家前列。③ 与之相伴，卫生健康领域现代化的场景随处可见：健康中国各专项行动全面推开，深化医改持续向纵深推进，一批国家区域医疗中心、高水平重点专科得到扶持发展，超过八成的县级医院达到二级及以上医院水平，远程医疗协作网覆盖所有地级市和所有贫困县，基本公共卫生服务均等化水平不断提高，贫困人口实现"基本医疗有保障"，中医药守正创新迈出新步伐，生育政策不断优化，医药卫生体系经受住了新冠疫情重大考验，人类卫生健康共同体理念得到越来越多国家认同。

　　三是华北根据地很好地执行了党的群众路线的方针。"革命战争是群众

---

① 代涛：《我国卫生健康服务体系的建设、成效与展望》，《中国卫生政策研究》2019 年第 10 期。

② 全国政协委员、世界卫生组织前总干事陈冯富珍 2018 年 3 月 9 日接受凤凰卫视《问答神州》节目独家专访，在医疗卫生等相关方面阐述了自己的观点。参见《陈冯富珍称赞中国医改成效显著，望为卫生事业贡献力量》，2018 年 3 月 9 日，见 https://baijiahao.baidu.com/s？id=1594447455326052302&wfr=spider&for=pc。

③ 《国家卫健委：我国居民人均预期寿命由 77.93 岁提高到 78.2 岁》，2022 年 7 月 12 日，见 http://health.people.cn/n1/2022/0712/c14739-32473145.html。

的战争，只有动员群众才能进行战争，只有依靠群众才能进行战争。"① 抗日战争时期党与人民建立起了血肉不可分离的关系。经验证明，无论多么严重的困难，只要依靠人民就一定能克服。可以想象，华北根据地四面受敌，没有巩固的后方，而且是在兵力对比敌优我劣的情况下，伤病员的搬运、隐蔽和衣食供给以及医药物资的坚壁，如果没有人民的支援是根本不可能的。根据地的广大卫生工作者坚持卫生工作为人民服务的方向，以提高部队战斗力，保障根据地军民健康为己任，不畏艰难，不计名利，不顾个人安危，不怕流血牺牲，把卫生工作真正看作是革命事业的组成部分，努力保障战时医疗卫生任务的完成。坚持群众路线，充分发动和依靠群众，是华北根据地医疗卫生工作发展的宝贵经验。新中国成立后，我们一直注意发挥最广大人民群众参与、支持卫生健康工作的积极性主动性，大力开展爱国卫生运动。党的十八大以来，以习近平同志为核心的党中央开启了健康中国建设的新征程，更加强调政府、社会、个人的健康责任。在指挥部署抗击新冠疫情的过程中，习近平总书记多次强调，打赢疫情防控这场人民战争，必须紧紧依靠人民群众。要广泛动员群众、组织群众、凝聚群众。② 各级党委政府广泛动员群众、组织群众、凝聚群众，全面落实联防联控措施，构筑群防群治的严密防线。爱国卫生运动的内涵在疫情防控中进一步丰富完善，融入了社会健康治理的方方面面。历史和现实告诉我们，群众路线是我们党的生命线和根本工作路线，也是我们党的优良传统。坚持和完善中国特色卫生健康发展道路，全面建设健康中国，必须充分依靠人民群众，坚持政府主导与调动社会、个人的积极性相结合，将维护人民健康从传统的疾病防治拓展到影响健康的各个领域，推动人人参与、人人尽力、人人享有，使健康促进成为全社

---

① 《毛泽东选集》第一卷，人民出版社 1991 年版，第 136 页。

② 参见《习近平作出重要指示要求各级党组织和广大党员干部　团结带领广大人民群众坚决贯彻落实党中央决策部署　紧紧依靠人民群众坚决打赢疫情防控阻击战》，《人民日报》2020 年 1 月 28 日；习近平：《紧紧依靠人民群众坚决打赢疫情防控阻击战》，《理论导报》2020 年第 1 期。

会的共识和自觉行动，实现全民健康。

四是华北根据地的抗日民族统一战线政策深得人心。抗战时期有不少医药专家进入根据地，如曾任晋察冀军区卫生部部长的叶青山、白求恩卫生学校校长江一真以及在晋察冀军区工作的病理学家殷希彭、微生物学教授刘璞、儿科专家陈淇园、眼科专家张文奇等，都是技术精湛、医德高尚的医学专家。此外，到华北根据地工作的还有远涉重洋的外国援华医疗队和医务工作者，如加美流动医疗队、印度援华医疗队以及加拿大医生白求恩、印度医生柯棣华、美国医生马海德、奥地利医生罗生特、德国医生米勒、朝鲜医生方禹镛、苏联医生阿洛夫、奥地利医生傅莱、日本医生山田一郎等，许多国际朋友来到解放区，帮助中国革命事业，他们精湛的医术不但挽救了大量伤病员的生命，也帮助华北根据地举办医学教育，培训了一大批医疗卫生干部，为中国人民的抗战事业作出了积极贡献。① 刚结束战乱的新中国，早期的卫生防疫体系仍然以消除广泛威胁国民健康的传染病和地方性疾病为主要目标，而此时的经济力量和医护人员储备并不允许大办医院。因此，这一时期的卫生防疫工作的一个重要任务就是团结一切可以团结的医护卫生人员，以此来壮大卫生防疫力量。1950 年 8 月，毛泽东为第一届全国卫生工作大会题词："团结新老中西各部分医药卫生人员，组成巩固的统一战线，为开展伟大的人民卫生工作而奋斗。"② 1951 年 9 月 7 日，卫生部副部长、党组书记贺诚在给中央关于全国防疫工作的报告中，总结了新中国成立以来卫生工作遵循"面向工农兵、预防为主、团结中西医"三项原则取得的成绩和工作中还存在的缺点。报告得到毛泽东的高度重视，他在以中央名义起草的指示中明确提出："今后必须把卫生、防疫和一般医疗工作看作一项重大的政治任务，极力发展这项工作。"③ 从此，团结一切可以团结的医护力量就

---

① 李洪河、李乾坤：《抗战时期国际社会对华医疗援助探析》，《中州学刊》2015 年第 10 期。

② 《建国以来毛泽东文稿》（第一卷），中央文献出版社 1987 年版，第 493 页。

③ 《毛泽东文集》第六卷，人民出版社 1999 年版，第 176 页。

成为新中国卫生防疫体系建设中一直坚持的一项基本工作。习近平总书记也强调："我们搞统一战线，从来不是为了好看、为了好听，而是因为有用、有大用、有不可或缺的作用。"① 在抗击新冠疫情的过程中，统一战线各领域快速响应、迅疾行动，在疫情防控工作中全力以赴，发挥了新时代的"法宝"作用。面对新冠疫情，在中国共产党的领导下，各民主党派、社会组织、基层组织、全国工商联等社会各界人士广泛参与，汇集众智进行民主协商，为疫情防控建言献策，推动民主决策和科学决策的发展。各民主党派医卫界专业人士，无党派人士组建的中西医专家团队、心理咨询师团队、法律专家等对抗击疫情努力奉献。他们针对疫情中涌现的问题，深入一线，在一个月之内撰写建言献策信息达 976 篇，中央统战部、省委和省政府收集党外人士意见建议达 222 篇。面临重大公共危机，统一战线和协商民主的运作使社会各界人士能够广泛参与其中，实现了"中国共产党是推动中国协商民主成长的关键主体，包括各民主党派、无党派人士等在内的广大人民群众是推动中国协商民主成长的参与主体"② 的良好局面，体现了党的群众路线在政治领域的落实。

从比较具体的层面来说，华北根据地在卫生防病工作方面结合当时当地实际，提出"预防第一""预防在先""积极预防"等口号，并制定了贯彻执行的具体措施，建立健全了各种卫生制度。如 1937 年 10 月，军委总卫生部颁布《暂行卫生法规》③；1939 年 5 月，军委总卫生部根据中共中央组织部召开的卫生会议决议，向军委拟报了《卫生部门暂行工作条例》④。这两份文件详尽地规定了各种卫生工作的条例、制度、纪律，明确了各级卫生部门的工作职守。此外，华北军区各根据地还严格卫生管理制度的执行，普遍

---

① 习近平：《习近平谈治国理政》第二卷，外文出版社 2017 年版，第 304 页。

② 刘俊杰：《中国共产党领导协商民主的逻辑进程与动力分析》，《理论探讨》2019 年第 6 期。

③ 中国人民解放军历史资料丛书编审委员会：《后勤工作·文献》（2），解放军出版社 1997 年版，第 71 页。

④ 高恩显：《解放军卫生史文选》，人民军医出版社 2005 年版，第 118 页。

接种牛痘，有条件的部队还进行伤寒、霍乱疫苗接种，且在免疫制剂供应许可的情况下在驻地居民中广为接种；大力加强卫生防疫组织建设，注重卫生宣传工作，并从部队中抽调人员协助地方政府建立各级卫生机构和培训基层卫生人员，协助地方卫生组织开展卫生防病工作等，对其他抗日根据地起到了一定的榜样作用。整个抗日战争时期，华北根据地在中国共产党的坚强领导下，带领华北人民沿着中国特色的革命道路励精图治，奋勇开拓，在进行卫生防疫、防病治病、保障军民健康、夺取革命胜利等方面，都取得了空前的工作成绩和可贵的历史经验，为后来新中国的医疗卫生事业的发展与进步作出了重要贡献。新中国成立后，党继续积极探索适合国情的卫生健康发展道路，领导全国人民和重大疫病进行了长期斗争，取得了"低收入发展中国家举世无双的成就"①。改革开放后，党进一步确定了新时期卫生工作方针，为建立公平有效的医疗保障工作做了大量努力，取得了阶段性成果。党的十八大以来，习近平总书记提出了"以基层为重点，以改革创新为动力，预防为主，中西医并重，将健康融入所有政策，人民共建共享"②的新时代卫生与健康工作方针，同之前的方针一脉相承，并贯穿了新发展理念，扩展了适用范围，丰富了健康新内涵。这是对新形势下卫生健康工作的总要求，为全面推进健康中国建设提供了科学指引和基本遵循。当下，中国取得了防控新冠疫情的阶段性重大胜利，回溯抗战时期华北抗日根据地的医疗卫生工作，能为未来疫情防控常态化和推进健康中国建设提供更多探索空间。

---

① 世界银行：《1993 年世界发展报告：投资于健康》，中国财政经济出版社 1993 年版，第 111 页。

② 习近平：《习近平谈治国理政》第二卷，外文出版社 2017 年版，第 371 页。

参考文献

一、经典著作

《毛泽东文集》第一卷，人民出版社 1993 年版。

《毛泽东文集》第六卷，人民出版社 1999 年版。

《毛泽东选集》第一、二卷，人民出版社 1991 年版。

《毛泽东题词手书珍集》，中央文献出版社 2011 年版。

《建国以来毛泽东文稿》（第一册），中央文献出版社 1987 年版。

习近平：《习近平谈治国理政》第二卷，外文出版社 2017 年版。

习近平：《习近平谈治国理政》第四卷，外文出版社 2022 年版。

习近平：《高举中国特色社会主义伟大旗帜　为全面建设社会主义现代化国家而团结奋斗——在中国共产党第二十次全国代表大会上的报告》，《人民日报》2022 年 10 月 26 日。

习近平：《紧紧依靠人民群众坚决打赢疫情防控阻击战》，《理论导报》2020 年第 1 期。

中共中央党史和文献研究院、中央档案馆编：《中国共产党重要文献汇编（第二卷）（一九二二年）》，人民出版社 2022 年版。

中共中央书记处：《六大以来》（下册），人民出版社 1981 年版。

中共中央文献研究室编：《毛泽东年谱（1893—1949）》（上），中央文献出版社 2013 年版。

中共中央文献研究室、中央档案馆编：《建党以来重要文献选编（1921—1949）》（第4、19册），中央文献出版社2011年版。

中共中央文献研究室编：《十八大以来重要文献选编》（上），中央文献出版社2014年版。

中共中央文献研究室、中央档案馆编：《建国以来重要文献选编（1921—1949）》（第17册），中央文献出版社2011年版。

中央档案馆：《中共中央文件选集》（第1册），中共中央党校出版社1989年版。

《周恩来选集》（上、下卷），人民出版社1984年版。

二、党史资料

北京军区后勤部卫生部：《卫生建设史料汇编（1949—1986）》（上），1986年12月内部印行。

北京军区后勤部卫生部：《北京军区药材工作史（1937—1994）》，1994年12月内部印行。

《长子县医药卫生工作一九四六年总结》，山西省档案馆藏，革命历史档案，全宗号A186—1—15—1。

《关于怎样执行干部保健工作的指示信》（1942年），河北省档案馆馆藏，全宗号5目录号1案卷号29件号1。

河北省妇女联合会编：《河北妇女运动史资料选辑》（第4辑），1986年内部印行。

河北省军区卫生史料编辑委员会编：《河北省军区卫生史料汇编》，1950年9月内部印行。

河南省妇联妇运史研究室：《河南省妇运史资料选编》（第1集），1986年内部印行。

河南省预防医学历史经验编辑委员会编：《预防医学历史经验资料选编》，河南省预防医学历史经验编辑委员会办公室1992年印行。

华北军区后勤卫生部编:《华北军区卫生建设史料汇编》,1949 年 10 月内部印行。

晋察冀北岳区妇女抗日斗争史料编辑组编:《晋察冀北岳区妇女抗日斗争史料》(第 19 卷·第 1 辑),中国老年历史研究会 1985 年内部印行。

晋察冀北岳区妇女抗日斗争史料研究编辑组:《晋察冀北岳区妇女抗日斗争史料》,1985 内部印行。

晋察冀边区行政委员会:《晋察冀边区的卫生医疗工作》,1946 年 3 月 25 日。

晋察冀人民抗日斗争史编辑部:《晋察冀人民抗日斗争史参考资料》(第 18 辑·晋察冀人民翻身记),1982 年内部印行。

冀中人民抗日斗争史料资料研究会办公室编:《冀中人民抗日斗争资料》(内部资料)1984 年第 2—10 期;1985 年第 11—17、19、22—23、25、29 期。

冀中人民抗日斗争史资料研究会卫生组:《冀中抗战时期卫生人员通讯录》,1986 年 9 月内部印行。

军事医学科学院等:《中国人民解放军军事医学史料汇编》,军事医学科学院及军事医学博物馆 1960 年内部印行。

南京军区后勤部卫生部:《新四军卫生工作简史(历史资料与会议资料部分)》,1989 年 3 月内部印行。

全国妇联:《中国妇女运动史(1919—1949)》(第 5 编),1988 年内部印行。

陕西省妇女联合会编:《陕甘宁边区妇女运动文献资料选编》(1937—1949),1982 年内部印行。

山西文史资料编辑部:《山西文史资料全编》第 4 卷,1999 年内部印行。

《武西县区关于春季防疫卫生工作总结报告》(时间不详),山西省档案馆藏革命历史档案,全宗号 A181-1-80-1。

新乡市党史研究和地方志编纂室、河南太行八路军开展纪念馆编：《河南太行抗战史专题资料选编》，2021 年 5 月内部印行。

杨立夫主编：《烽火硝烟中的白衣战士——华北地区卫生干部名录》，北京军区后勤部党史资料征集办公室 1988 年内部印行。

杨立夫主编：《烽火硝烟中的白衣战士：晋察冀、华北军区卫生勤务纪实》（续集二），1993 年内部印行。

中国人民解放军后方勤务学院卫勤系军事医学博物馆：《解放军军事医学史料选编（1937—1945 年）》，1961 年 4 月内部印行。

中国人民政治协商会议山西省委员会文史资料研究委员会编：《山西文史资料》（第 31 辑），1984 年内部印行。

总后勤部卫生部：《中国人民解放军药材工作史》，1997 年 4 月内部印行。

三、地方史志

北京市地方志编纂委员会：《北京志·卫生卷·卫生志》，北京出版社 2003 年版。

北京市房山区卫生志编纂委员会：《北京市房山区卫生志》，中国博雅出版社 2008 年版。

河北省地方志编纂委员会编：《河北省志·卫生志》，中国档案出版社 1997 年版。

河北省地方志编纂委员会编：《河北省志·妇女运动志》（第 59 卷），中国档案出版社 1997 年版。

河南省地方史志编纂委员会编纂：《河南省志·卫生志·医药志》，河南人民出版社 1993 年版。

壶关县卫生志编纂委员会编：《壶关县卫生志》，三晋出版社 2014 年版。

贾维帧主编：《兴县志》，中国大百科出版社 1993 年版。

《江西省卫生志》编纂委员会：《江西省卫生志》，黄山书社 1997 年版。

梁广恒、赵俊田主编：《吕梁地区卫生志》，山西科学技术出版社 1999 年版。

山东省地方史志编纂委员会编：《山东省志·农业志》，山东人民出版社 2000 年版。

山东省地方史志编纂委员会编：《山东省志·卫生志》，山东人民出版社 1995 年版。

山东省地方史志编纂委员会编：《山东省志·自然地理志》，山东人民出版社 1996 年版。

山西省史志研究院编：《山西通志·卫生医药志·卫生篇》（第 41 卷），中华书局 1997 年版。

陕西省地方志编纂委员会编：《陕西省志·报刊志》，陕西人民出版社 2000 年版。

通县卫生局：《通县卫生志》，农业出版社 1992 年版。

新四军医学教育专辑编委会、上海新四军历史研究会历史丛刊社：《新四军医学教育》，1990 年内部印行。

延庆县卫生志编辑委员会：《延庆县卫生志》，2005 年内部印行。

烟台卫生志编委会编：《烟台卫生志》，1987 年内部印行。

四、图书

白备伍纪念文集编辑组：《白备伍纪念文集》，上海交通大学出版社 1998 年版。

《白求恩医科大学校史》编辑委员会编：《白求恩医科大学校史》（1939—1989），四川人民出版社 1989 年版。

北京军区后勤部党史资料征集办公室编：《晋察冀军区抗战时期后勤工作史料选编》，军事学院出版社 1985 年版。

蔡勤禹、王林、孔祥成主编：《中国灾害志·断代卷·民国卷》，中国社会出版社 2019 年版。

常连霆主编，中共山东省委党史研究室编：《中共山东编年史》（第5卷），山东人民出版社2015年版。

陈蕃主编：《从教授到将军：纪念殷希彭同志诞辰105周年》，人民军医出版社2005年版。

陈明光主编：《中国卫生法规史料选编（1912—1949.9）》，上海医科大学出版社1996年版。

陈士林主编：《中华医学百科全书（中药资源学）》，中国协和医科大学出版社2018年版。

陈致远：《侵华日军在中国实施的鼠疫细菌战研究》，中国社会科学出版社2018年版。

《当代中国》丛书编辑委员会：《当代中国的卫生事业》（上、下），中国社会科学出版社1986年版。

《当代中国的医药事业》编辑委员会编：《当代中国的医药事业》，当代中国出版社、香港祖国出版社2009年版。

邓公平主编：《医药卫生法学》，上海科学技术出版社1989年版。

邓铁涛、程之范主编：《中国医学通史（近代卷）》，人民卫生出版社2000年版。

邓铁涛主编：《中国防疫史》，广西科学技术出版社2006年版。

丁名宝、蔡孝恒：《毛泽东卫生思想研究》，湖北科学技术出版社1993年版。

丁卫平：《中国妇女抗战史研究（1937—1945）》，吉林人民出版社1999年版。

杜敬编：《冀中报刊史料集》，河北教育出版社1995年版。

高恩显：《解放军卫生史文选》，人民军医出版社2005年版。

高恩显：《新中国预防医学历史资料选编》，人民军医出版社1986年版。

高恩显主编：《中国人民解放军卫生报刊资料辑录》，人民军医出版社

2004 年版。

郭成周、廖应昌：《侵华日军细菌战纪实——历史上被隐瞒的篇章》，北京燕山出版社 1997 年版。

河北省社会科学院历史研究所、河北省档案馆等：《晋察冀抗日根据地史料选编》（上），河北人民出版社 1983 年版。

河南省财政厅、河南省档案馆编：《晋冀鲁豫抗日根据地财经史料选编》，档案出版社 1985 年版。

河南省预防医学历史经验编辑委员会编：《河南省预防医学历史经验》，江苏科学技术出版社 1990 年版。

河山：《河山解读婚姻法》，中国社会出版社 2011 年版。

何正清主编：《刘邓大军卫生史料选编》，成都科技大学出版社 1991 年版。

后勤学院学术部历史研究室、中国人民解放军档案馆编：《中国人民解放军后勤史资料选编（抗日战争时期）》（第 2、4、5 册），金盾出版社 1991—1993 年版。

胡大展主编：《台湾民法研究》，厦门大学出版社 1993 年版。

华北解放区财政经济史资料选编编辑组等编：《华北解放区财政经济史资料选编》，中国财政经济出版社 1996 年版。

皇甫束玉、宋荐戈、龚守静编：《中国革命根据地教育纪实（1927.8—1949.9）》，教育科学出版社 1989 年版。

济南军区后勤部卫生部编：《抗日战争时期一一五师暨山东部队卫生防病概况》，人民军医出版社 1989 年版。

冀热辽人民抗日斗争史研究会编辑室：《冀热辽人民抗日斗争文献·回忆录》（第 3 辑），天津人民出版社 1987 年版。

冀中人民抗日斗争史资料研究会编：《冀中人民抗日斗争文集》（第 1—10 卷），航空工业出版社 2015 年版。

金成民：《日本军细菌战》，黑龙江人民出版社 2008 年版。

晋察冀边区北岳区妇女抗日斗争史料编辑组编：《晋察冀边区妇女抗日斗争史料》，中国妇女出版社 1989 年版。

晋察冀边区阜平县红色档案丛书编委会编：《晋察冀边区法律法规文件汇编》（上），中共党史出版社 2017 年版。

晋察冀边区财政经济史编写组、河北省档案馆、山西省档案馆编：《抗日战争时期晋察冀边区财政经济史资料选编》（第 1 编、第 3 编），南开大学出版社 1984 年版。

《晋察冀边区阜平县红色档案丛书》编委会：《神仙山下卫生劲旅》，中央文献出版社 2012 年版。

晋冀鲁豫边区财政经济史编辑组等编：《抗日战争时期晋冀鲁豫边区财政经济史资料选编》（第 1 辑），中国财政经济出版社 1990 年版。

李公朴：《华北敌后——晋察冀》，生活·读书·新知三联书店 1979 年版。

李洪河：《往者可鉴：中国共产党领导卫生防疫事业的经验研究》，人民出版社 2016 年版。

李洪河：《新中国的疫病流行与社会应对（1949—1959）》，中共党史出版社 2007 年版。

李景汉：《定县社会概况调查》，上海人民出版社 2005 年版。

李文波：《中国传染病史料》，化学工业出版社 2004 年版。

黎军、王辛编：《抗日战争中的国际友人》，中央文献出版社 2005 年版。

梁星亮、杨洪、姚文琦主编：《陕甘宁边区史纲》，陕西人民出版社 2012 年版。

廖显浪：《制度转型、经济发展与中国城乡收入差距研究》，武汉大学出版社 2017 年版。

刘春梅、卢景国主编：《抗战时期晋察冀边区卫生工作研究》，研究出版社 2018 年版。

刘鲁民主编：《中国人民解放军第二野战军后勤史文献资料选编》，金盾出版社 1996 年版。

卢洁、谭逻松编：《毛泽东文物图集（1983—1949）》（下），湘潭大学出版社 2014 年版。

陆江、李浴峰主编：《中国健康教育史略》，人民军医出版社 2009 年版。

马伯英：《中国医学文化史》（上），上海人民出版社 1994 年版。

[美] John R. Watt：《悬壶济乱世——医疗改革者如何于战乱与疫情中建立起中国现代医疗卫生体系（1928—1945）》，叶南译，复旦大学出版社 2015 年版。

闵凡祥：《中文医史研究学术成果索引》，人民出版社 2021 年版。

穆欣：《抗日烽火中的中国报业》，重庆出版社 1992 年版。

聂荣臻：《聂荣臻回忆录》，解放军出版社 1986 年版。

齐武：《晋冀鲁豫边区史》，当代中国出版社 1995 年版。

乔玲梅：《国际友人与抗日战争》，中国民主法制出版社 2015 年版。

山西省妇女联合会编：《晋绥妇女战斗历程》，中共党史出版社 1992 年版。

陕西省档案馆、陕西省社会科学院编：《陕甘宁边区政府文件选编》（第 1 辑），山西人民教育出版社 2013 年版。

石鸥主编：《晋察冀边区国语课本（全八册）》（上、下），广东教育出版社 2016 年版。

石鸥主编：《晋冀鲁豫边区初级新课本（全八册）》（上、下），广东教育出版社 2016 年版。

宋任穷：《宋任穷回忆录》，解放军出版社 1994 年版。

孙隆椿主编：《毛泽东卫生思想研究论丛》，人民卫生出版社 1998 年版。

孙晓梅主编：《中国近代女性学术丛刊》（续编 9·第 29 册），线装书局 2015 年版。

太行革命根据地史总编委会：《太行革命根据地史料丛书之八·文化事业卷》，山西人民出版社 1989 年版。

世界银行：《1993 年世界发展报告：投资于健康》，中国财政经济出版社 1993 年版。

田建平、张金凤：《晋察冀抗日根据地书报传播史略（1938—1945）》，河北大学出版社 2010 年版。

《屠呦呦传》编写组：《屠呦呦传》，人民出版社 2015 年版。

万立明：《民主革命时期中国共产党领导的科技事业研究》，九州出版社 2016 年版。

王冠良、高恩显主编：《中国人民解放军医学教育史》，军事医学科学出版社 2001 年版。

王政：《抗战呐喊——民国珍稀史料中的抗日战争》，人民文学出版社 2016 年版。

韦美翔、朱文宇等：《妇幼卫生学》，人民卫生出版社 1989 年版。

魏宏运、左志远主编：《华北抗日根据地史》，档案出版社 1990 年版。

魏宏运、三谷孝主编：《二十世纪华北农村调查记录》（第 1—4 卷），社会科学文献出版社 2012 年版。

武衡主编：《抗日战争时期解放区科学技术发展史资料》（第 2、3、8 辑），中国学术出版社 1984—1989 年版。

武菁、郭红娟：《抗日战争纪事本末（1931—1945）》，安徽大学出版社 2008 年版。

西北五省区编纂领导小组、中央档案馆：《陕甘宁边区抗日民主根据地·文献卷》（下），中共党史资料出版社 1990 年版。

解超等：《中国共产党的国际友人研究》，上海人民出版社 2011 年版。

谢学诗、松村高夫等：《战争与恶疫——七三一部队罪行考》，人民出版社 1998 年版。

谢忠厚等总主编：《日本侵略华北罪行档案·损失调查》，河北人民出版社 2005 年版。

谢忠厚等总主编：《日本侵略华北罪行档案·细菌战》，河北人民出版社 2005 年版。

谢忠厚等总主编：《日本侵略华北罪行档案·文化侵略》，河北人民出版社 2005 年版。

《新中国预防医学历史经验》编委会编：《新中国预防医学历史经验》（第 1、2、3、4 卷），人民卫生出版社 1991、1990、1988、1990 年版。

行龙：《近代山西社会研究》，中国社会科学出版社 2002 年版。

行龙主编：《集体化时代的山西农村社会研究》，中国社会科学出版社 2018 年版。

徐畅：《战争·灾荒·瘟疫——抗战时期鲁西冀南地区历史管窥》，齐鲁书社 2020 年版。

许文博等主编：《中国解放区医学教育史》，人民军医出版社 1994 年版。

雪岗、阮家新主编：《神圣抗战（图文版）》，中国少年儿童出版社 2015 年版。

杨立夫主编：《烽火硝烟中的白衣战士：一二九师、晋冀鲁豫军区卫生勤务纪实》（续集一），成都科技大学出版社 1991 年版。

杨念群：《再造"病人"——中西医冲突下的空间政治（1832—1985）》，中国人民大学出版社 2006 年版。

余新忠、杜丽红：《医疗、社会与文化读本》，北京大学出版社 2013 年版。

袁树峰、陈建辉主编，中共河北省委党史研究室、河北省政协文史资料委员会编写：《在华日人反战纪实》，河北教育出版社 2005 年版。

张大萍、甄橙主编：《中外医学史纲要》（第 2 版），中国协和医科大学出版社 2013 年版。

张剑光：《三千年疫情》，江西高校出版社 1998 年版。

张鸣：《乡村社会权力和文化结构的变迁（1903—1953）》，陕西人民出版社 2008 年版。

张自宽、张冰浣：《贺彪纪念文集》，中国协和医科大学出版社 2002

年版。

郑杭生：《社会学概论新修》，中国人民大学出版社 2013 年版。

郑永福、吕美颐：《中国妇女通史（民国卷）》，杭州出版社 2010 年版。

政协河北省委员会编：《晋察冀抗日根据地史料汇编》（上、中、下），河北人民出版社 2015 年版。

中共浙江省委党史研究室编，李晓方著：《侵华日军细菌战鼠疫、霍乱受害幸存者实录》，浙江人民出版社 2017 年版。

中共中央党史研究室：《中国共产党的九十年（新民主主义革命时期）》，中共党史出版社、党建读物出版社 2016 年版。

中共中央党史研究室：《中国共产党历史·第 1 卷（1921—1949）》（下册），中共党史出版社 2002 年版。

《中国大百科全书·光盘（1 版）》，中国大百科全书出版社 2000 年版。

中国妇女管理干部学院：《中国妇女运动文献资料汇编（1918—1949）》（第 1 册），中国妇女出版社 1987 年版。

中国革命博物馆编：《解放区展览会资料》，文物出版社 1988 年版。

《中国抗日战争军事史料丛书》编审委员会编：《八路军·参考资料》（5），解放军出版社 2015 年版。

《中国抗日战争军事史料丛书》编审委员会编：《八路军·回忆史料》（4），解放军出版社 2015 年版。

中国人民解放军武汉部队后勤部卫生部编：《简明中医学》，湖北人民出版社 1972 年版。

中国人民解放军历史资料丛书编审委员会编：《后勤工作·文献》，解放军出版社 1997 年版。

中国人民解放军历史资料丛书编审委员会：《院校·回忆史料》，解放军出版社 1995 年版。

中国社会科学院经济研究所现代经济史组编：《中国革命根据地经济大事记（1937—1949）》，中国社会科学出版社 1986 年版。

中国延安精神研究会编：《中共中央在延安十三年资料（2）·重要资料选辑》（上），中央文献出版社 2017 年版。

中国中共党史人物研究会编：《中共党史人物传：精选本·统战与国际友人卷》（下），中共党史出版社 2010 年版。

钟兆云、王盛泽：《毛泽东信任的医生傅连暲》，中国青年出版社 2006 年版。

中华全国妇女联合会妇女运动历史研究室编：《中国妇女运动历史资料》（1937—1945），中国妇女出版社 1991 年版。

中华人民共和国国务院新闻办公室：《中国的医疗卫生事业》，人民出版社 2012 年版。

中央档案馆等编：《细菌战与毒气战——日本帝国主义侵华档案资料选编》，中华书局 1989 年版。

中央苏区（闽西）历史博物馆编：《红医将领叶青山》，中共党史出版社 2014 年版。

周鸿：《人类生态学》，高等教育出版社 2001 年版。

朱建童、蒋红军：《毛泽东卫生思想研究》，东北林业大学出版社 2002 年版。

朱克文、高恩显、龚纯主编：《中国军事医学史》，人民军医出版社 1996 年版。

五、报纸资料

《习近平在全国卫生与健康大会上强调　把人民健康放在优先发展战略地位　努力全方位全周期保障人民健康》，《人民日报》2016 年 8 月 21 日。

《习近平作出重要指示要求各级党组织和广大党员干部　团结带领广大人民群众坚决贯彻落实党中央决策部署　紧紧依靠人民群众坚决打赢疫情防

控阻击战》，《人民日报》2020年1月28日。

刘靖北：《党的领导是取得疫情防控重大决定性胜利的根本保证》，《人民日报》2023年4月27日。

《走自己的路是党的全部理论和实践立足点》，《新华日报》2021年11月9日。

杨念群：《我国近代防疫体系的演变》，《文汇报》2003年8月31日。

《安塞积极筹备响应农产竞展会号召》，《新中华报》1938年10月20日。

《把生产卫生的道理告给群众——太行春季以来庙会宣传工作择记》，《新华日报》（太行版）1949年4月24日。

《把卫生运动广泛地开展起来》，《新中华报》1939年4月7日。

白冰秋：《曲阳游击区麻疹调查》，《晋察冀日报》1945年5月27日。

《白求恩大夫建立模范病院》，《晋察冀日报》1938年9月16日。

《保护妇女干部及其婴儿的决定的意义》，《晋察冀日报》1941年8月6日。

《保健工作的新规定》，《抗敌三日刊》1941年2月24日。

《保卫健康的医药卫生成果展览》，《新华日报》（华北版），1945年4月15日。

《边委会为纪念"三八"节　号召全边区开展卫生防疫运动》，《晋察冀日报》1942年3月8日。

《标志着新民主主义文化道路的文教展览馆》，《新华日报》（太行版）1945年4月15日。

《筹备陕甘宁边区农产竞赛展览会计划纲要》，《新中华报》1939年9月15日。

《大会散记（节选）》，《新华日报》（太行版）1945年4月15日。

《大家起来做防疫的卫生运动》，《红色中华》1932年1月13日。

丹霞：《奔驰在阜平的军区卫生部医疗队》，《晋察冀日报》1942年1

月 12 日。

杜伯华：《科学地大量运用中药》，《抗敌三日刊》1941 年 6 月 23 日。

《第一届全国卫生会议闭幕　一致同意以"面向工农兵""预防为主""团结中西医"为卫生工作三大原则》，《人民日报》1950 年 8 月 20 日。

《冬季卫生教材·第一课》，《晋察冀日报》1941 年 11 月 11 日。

《冬季卫生教材·第二课》，《晋察冀日报》1941 年 11 月 12 日。

《冬季卫生教材·第三课》，《晋察冀日报》1941 年 11 月 13 日。

《冬季卫生教材·第四课》，《晋察冀日报》1941 年 11 月 14 日。

《敌寇已在定县大放毒鼠，边府号召捕鼠饲猫，迅速预防鼠疫》，《晋察冀日报》1942 年 2 月 28 日。

《繁峙应县一带发生恶性牛瘟》，《晋察冀日报》1942 年 8 月 21 日。

《广泛开展卫生运动加紧防治流行疾疫》，《晋察冀日报》1941 年 10 月 21 日。

《广泛开展卫生防疫运动　边府召开卫生联席会　重要决议多项现正在推行中》，《晋察冀日报》1942 年 3 月 8 日。

顾正钧：《关于分散游击战中的卫生勤务》，《卫建》1944 年 7 月第 2 卷第 3 期。

《河曲发现猛烈鼠疫　各方商讨防疫办法》，《解放日报》1942 年 4 月 19 日。

《华北军区十二年来部队卫生工作概况》，《卫建》1949 年 7 月第 12 期。

《鸡猪瘟的预防与治疗》，《晋察冀日报》1945 年 5 月 10 日。

《冀中妇建会决定建立农村临时托儿所，号召全区广泛进行试办》，《晋察冀日报》1941 年 12 月 3 日。

《冀中设院保育战区儿童》，《新华日报》1941 年 12 月 13 日。

《姜部长在卫生扩大会议上对 1943 年卫生部门工作方向部分的报告提纲：四个工作、两个作风》，《卫建》1943 年 2 月特辑。

姜齐贤：《持久抗战中野战卫生勤务的实施》，《八路军军政杂志》1939

年 5 月 15 日第 1 卷第 5 期。

《〈胶东医刊〉发刊词》，《胶东医刊》1944 年第 1 期。

《胶东新华制药厂制成药品 30 余种》，《解放日报》1944 年 11 月 20 日。

《教育、卫生公益事业开始走向民办》，《晋察冀日报》1945 年 2 月 17 日。

《晋察冀边区行政委员会成立三周年纪念告全地区同胞书》，《晋察冀日报》1941 年 1 月 18 日。

《晋察冀边区行政委员会成立四周年纪念告全地区同胞书》，《晋察冀日报》1942 年 1 月 17 日。

《军分区卫生处工作暂行条例草案》，《卫建》1942 年 9 月第 1 卷第 2 期。

《开展群众性的卫生运动》，《晋察冀日报》1945 年 6 月 10 日。

《开展社会卫生运动》，《大众日报》1944 年 6 月 21 日。

《开展清洁卫生运动》，《晋察冀日报》1941 年 2 月 19 日。

《涞源卫生工作大开展，卫生委员会定出实施十要点》，《晋察冀日报》1942 年 7 月 23 日。

《黎城东关骡马大会举行卫生宣传纺织展览》，《新华日报》（太行版）1946 年 3 月 24 日。

雷行：《英雄们在展览室里用心研究　动手学习》，《晋西大众报》1944 年 12 月 20 日。

蔺进生：《中共定唐县委检查今年卫生运动》，《晋察冀日报》1945 年 5 月 24 日。

《灵邱漕沟　发生牛瘟》，《晋察冀日报》1942 年 5 月 27 日。

刘国士：《从涞源归来的医疗队》，《晋察冀日报》1941 年 4 月 7 日。

刘璞：《防疫工作》，《卫建》1944 年第 2 期。

刘毅：《边区农展会印象记》，《新中华报》1939 年 2 月 7 日。

《龙华四区医药研究会治好病人二千五》，《晋察冀日报》1942 年 6 月

6 日。

《论边区人民生活的改善》，《晋察冀日报》1940 年 8 月 23 日。

《毛泽东在延安市卫生运动周上的讲话》，《新中华报》1937 年 3 月 23 日。

穆欣：《参观文化棚》，《抗战日报》1945 年 7 月 14 日。

《平山各村人民开展防疫运动　十区召开名医座谈会》，《晋察冀日报》1941 年 10 月 31 日。

《平西成立"人民卫生事务所"》，《开展卫生保健，实行义务诊疗》，《晋察冀日报》1941 年 7 月 19 日。

钱哲：《巫婆害人》，《晋察冀日报》1945 年 2 月 22 日。

《认真干防疫卫生运动》，《晋察冀日报》1942 年 3 月 10 日。

《陕甘宁边区农产竞赛展览会宣传大纲》，《新中华报》1938 年 9 月 15 日。

水生：《八年来晋察冀怎样战胜了敌祸天灾》，《北方文化》1946 年第 3 期。

王璋：《一个医疗队记述》，《晋察冀日报》1940 年 11 月 1 日。

《迅速开展防疫卫生运动》，《晋察冀日报》1942 年 3 月 11 日。

《向疾病现象作斗争》，《抗敌三日刊》1939 年 9 月 30 日。

《阳城六区开办医校》，《新华日报》（太岳版）1947 年 2 月 21 日。

《羊的几种主要病症及疗法》，《晋察冀日报》1945 年 4 月 28 日。

《易涞满瘟疫流行，政府积极救护》，《晋察冀日报》1941 年 12 月 4 日。

《英雄们看了展览会学到许多经验》，《晋西大众报》1944 年 12 月 20 日。

《预防鼠疫，粉碎敌寇"毒疫"进攻》，《晋察冀日报》1942 年 1 月 1 日。

游胜华：《春季卫生工作中心》，《抗敌三日刊》1941 年 3 月 24 日。

《战时儿童保育会晋察冀边区分会的创建》，《晋察冀日报》1941 年 1

月 7 日。

《战斗生产的光辉成绩　边区展览会开幕》,《抗战日报》1944 年 2 月 19 日。

《怎样生娃娃》,《晋绥大众报》1949 年 2 月 11 日。

张介夫:《广泛开展防疫运动》,《晋察冀日报》1941 年 5 月 14 日。

《治猪瘟的有效办法》,《晋察冀日报》1945 年 4 月 3 日。

朱德:《敌后形势和建设民兵问题》,《八路军军政杂志》1941 年 11 月 25 日第 3 卷第 11 期。

《中央总卫生处召开群众妇孺卫生研究会》,《解放日报》1944 年 5 月 12 日。

六、期刊文章、学位论文等

蔡公琪:《开展地方居民卫生工作》,《卫建》1944 年 4 月第 2 期。

岑峨、熊琼:《论现代诚信制度的法律构建》,《河南师范大学学报(哲学社会科学版)》2012 年第 4 期。

成永亮:《太岳根据地医疗卫生防疫体系的初创》,《山西档案》2012 年第 2 期。

代涛:《我国卫生健康服务体系的建设、成效与展望》,《中国卫生政策研究》2019 年第 10 期。

邓红、郑立柱:《抗战时期晋察冀边区的疫病及其防治》,《河北大学学报(哲学社会科学版)》2004 年第 4 期。

段勋令:《抗日战争时期冀中军区药材工作回顾》,《冀中人民抗日资料》1984 年第 8 期。

方旭光:《政治认同的价值取向与政治生活》,《学习论坛》2012 年第 7 期。

高恩显、刘民英:《忆抗日战争时期的印度援华医疗队》,《人民保健》1959 年第 2 期。

郝平：《太行太岳革命根据地的医疗卫生建设与改造》，《福建论坛（人文社会科学版）》2016 第 9 期。

郝宪爱：《抗战时期群众卫生运动的宣传教育研究——以晋察冀边区为例》，《山西高等学校社会科学学报》2019 年第 11 期。

李洪河、蔡红霞：《往者可鉴：中共领导卫生防疫事业的基本经验》，《行政科学论坛》2016 年第 6 期。

李洪河：《新中国成立初期"中医科学化"的历史考察》，《当代中国史研究》2011 年第 4 期。

李洪河：《新中国成立初期的旧产婆改造》，《中共党史研究》2014 年第 6 期。

李洪河：《新中国成立初期中南区婚姻制度的改革》，《当代中国史研究》2009 年第 4 期。

李洪河、李乾坤：《抗战时期国际社会对华医疗援助探析》，《中州学刊》2015 年第 10 期。

李洪河、程舒伟：《抗战时期华北根据地的卫生防疫工作述论》，《史学集刊》2012 年第 3 期。

李洪河、宋冰杰：《面对疾疫：晋察冀抗日根据地的组织与动员》，《河北师范大学学报》2013 年第 6 期。

李金铮、宋弘：《坚持：抗战时期冀中区堡垒户的形成、使命与困境》，《抗日战争研究》2018 年第 1 期。

李乾坤：《一场无声的革命——红军时期革命根据地的医疗卫生工作述论》，《医疗社会史研究》2017 年第 2 期。

刘春梅：《抗战时期晋察冀边区的战伤救护》，《军事历史研究》2016 第 5 期。

刘俊杰：《中国共产党领导协商民主的逻辑进程与动力分析》，《理论探讨》2019 年第 6 期。

刘轶强：《革命与医疗——太行根据地医疗卫生体系的初步建立》，《史林》2006 年第 3 期。

刘轶强：《浅析太行根据地疫病与医疗卫生状况》，《山西高等学校科学社会学学报》2010 年第 5 期。

吕美颐、郑永福：《近代中国新法接生的引进与推广》，《山西师大学报（社会科学版）》2007 年第 5 期。

曲晓鹏、邵通：《乡村传统与妇女解放——论晋察冀抗日根据地保障妇女权益》，《广西社会科学》2014 年第 4 期。

邵丹丹：《论抗战时期晋察冀边区疫病流行及防治》，《河北广播电视大学学报》2015 年第 2 期。

松伟：《在平西做妇救工作的记忆》，《北京党史》2007 年第 6 期。

宋弘：《全面抗战时期华北八路军士兵的日常卫生》，《抗日战争研究》2019 年第 3 期。

田苏苏：《抗战时期晋察冀边区女性婚姻问题的考察》，《抗日战争研究》2012 年第 3 期。

王瑞珍：《毛泽东在革命战争年代对医药卫生事业的关怀》，《党史研究资料》1983 年第 12 期。

王元周：《抗战时期根据地的疫病流行与群众医疗卫生工作的展开》，《抗日战争研究》2009 年第 1 期。

吴云峰：《华北抗日根据地与陕甘宁边区的医疗卫生事业研究》，《西北工业大学学报（社会科学版）》2014 年第 4 期。

苑书耸：《华北抗日根据地的医疗卫生事业》，《辽宁医学院学报（社会科学版）》2009 年第 4 期。

谢忠厚、谢丽丽：《华北（甲）一八五五部队的细菌战犯罪》，《抗日战争研究》2003 年第 4 期。

张美莹、高大红、陈莹：《抗战时期晋察冀边区疾病流行原因及防治措施探析》，《继续医学教育》2017 年第 1 期。

张瑞静：《晋察冀边区医疗卫生工作体系及其完善》，《重庆社会科学》

2013 年第 10 期。

张瑞静：《抗日战争时期晋察冀边区的医疗卫生工作》，《军事历史研究》2014 年第 6 期。

张贤昌、林荣幸：《疟疾防治知识》，《华南预防医学》2007 年第 3 期。

张小云：《抗战时期中国共产党在陕甘宁边区的妇女工作》，《中国石油大学胜利学院学报》2013 年第 3 期。

郑立柱：《华北抗日根据地的街头展览》，《党史博览》2015 年第 4 期。

郑立柱：《抗战时期晋察冀边区的妇幼健康状况及其应对》，《保定学院学报》2012 年第 2 期。

方旭光：《政治认同的基础理论研究》，博士学位论文，复旦大学，2006 年。

郑志锋：《革命根据地时期的卫生制度研究》，博士学位论文，福建师范大学，2015 年。

曹雪峰：《太行、太岳革命根据地医疗卫生探析》，硕士学位论文，山西大学，2010 年。

范文韬：《抗战时期中国共产党卫生宣传与教育研究》，硕士学位论文，安徽医科大学，2013 年。

韩艳芳：《太行根据地公共卫生事业研究（1941—1949）》，硕士学位论文，山西师范大学，2018 年。

侯永乐：《抗战时期晋察冀边区医疗卫生事业研究》，硕士学位论文，河北大学，2011 年。

牛瑞丽：《冀南抗日根据地婚姻改革研究》，硕士学位论文，河北师范大学，2017 年。

邵丹丹：《1937—1949 年晋察冀边区疫病问题研究》，硕士学位论文，河北师范大学，2016 年。

宋弘：《革命的"房东"：抗战时期冀中区的堡垒户》，硕士学位论文，南开大学，2017 年。

王燕萍：《山西革命根据地妇婴卫生工作研究》，硕士学位论文，山西大学，2011 年。

温金童：《抗战时期陕甘宁边区的卫生工作》，硕士学位论文，河北大学，2006 年。

张竟云：《解放战争时期太行区接生方法的改进研究》，硕士学位论文，太原理工大学，2017 年。

张晓霞：《华北人民政府时期医疗卫生事业研究》，硕士学位论文，河北师范大学，2014 年。

《陈冯富珍称赞中国医改成效显著　望为卫生事业贡献力量》，2018 年 3 月 9 日，见 https://baijiahao.baidu.com/s？id＝1594447455326052302&wfr＝spider&for＝pc。

《国家卫健委：我国居民人均预期寿命由 77 岁提高到 78 岁》，2022 年 7 月 12 日，见 http://health.people.com.cn/n1/2022/0712/c14739－32473145.html。

后　记

　　人文学科的研究不仅需要长时期的学术积累，而且需要研究者能有一个对学界研究前沿的敏锐把握。因此有学者直言：比较有质量的学术成果，需要研究者"长时段思考和研究的沉淀"，需要研究者"按照自己的学术兴趣或者对学术前沿的判断，自由地选择研究的课题、方向与方式"。这应是人文学科相关研究者的经验体悟。笔者在从事中国共产党医疗卫生史及新中国成立初期政治与社会的学术研究多年后，也深感此类研究的基础性和长期性，亦需研究者能够有一个基于其个人学术旨趣的持续思考和判断，而非一时兴起的短期效应。

　　我至今还记得当初选择新中国成立初期医疗卫生史研究时的困窘和迷茫，因为文献资料的获取困难和研究方法的捉襟见肘，一时间令我无所适从。但当我从国家图书馆、北京大学图书馆和北京师范大学图书馆骤然发现大量的医疗卫生史料和新编方志文献时，如获至宝的喜悦之情难以自已！更重要的是，我从这些新发现文献中找到了许多有价值的选题或有进一步研究空间的题目。接着我便毫不犹豫地把中国共产党医疗卫生史作为我未来可能有突破性学术研究的第一选择。虽然也有医学、医史学、防疫学等综合知识的缺漏和挑战，但余新忠教授、杨念群教授、曹树基教授等学术先进的努力探索为我的系列研究提供了方法的殷鉴和方向的指引，我也从此后的研究中获得了巨大的快乐与满足。其间，大概2006年11月，一个偶然的机会我在孔夫子旧书网上购得一本《华北军区卫生建设史料汇编》，其后我在与一个朋友探讨相关问题时他还把他收藏的《晋察冀军区抗战时期后勤工作史料选编》慷慨赠予了我，内有晋察冀根据地抗战时期大量的医疗卫生史料，我也从各种渠道发现了一批颇有价值的华北根据地医疗卫生文献。在此基础上作为我主持的第一个国家社科基金项目"中国共产党领导卫生防疫事业的历史经验研究"的延展，我申报并获批了第二个国家社科基金项目"华北抗日根据地的医疗卫生事业研究"。目前呈现给读者的这本小书，就是该项目的最终研究成果。

当然，在近20年从事医疗卫生史研究的过程中，我的研究生也对相关研究多有参与，甚至有不少学生选择医疗卫生史作为其毕业论文的研究方向。我个人也因此避免了长时期单兵作战的困扰，有了一定程度的学术团队的助力。本书的完成即是大家协同攻关的结果。具体章节的写作情况如下：第一、五章，王威振；第二、三章，贾吉庆；第四章，王威振、贾吉庆；第六章，葛素华；第七章，胡雅雯；绪论、结语和参考文献的整理，以及全书的统稿工作，则由我的师妹牟蕾博士和我合作完成。本书的部分内容曾在《史学集刊》《军事历史研究》《河北师范大学学报》等刊登，衷心感谢审稿专家和编辑部的中肯意见，也感谢项目结项过程中匿名专家的有益建议，使我们因此避免了不少学术舛误。其间也受中国共产党医疗卫生史这一具有拓荒和挑战性质的学术研究的吸引，王威振和葛素华毅然选择医疗卫生史作为其博士论文的选题，贾吉庆也完成了他的长篇的硕士学位论文，并被推荐至南开大学攻读博士学位。作为一个阶段的学术总结，他们还先后在《当代中国史研究》《医疗卫生史研究》《河南师范大学学报》《中州大学学报》等发表了一些篇什，其学术成长与未来发展令人期待。

本书也是我主持和参与的国家社会科学基金重大项目"中国共产党百年医疗卫生史料收集、整理与研究""中国共产党领导抗灾抗疫斗争的百年历程和宝贵经验研究"的阶段性研究成果。感谢我的硕士导师程舒伟先生、博士生导师郑德荣先生、博士后合作导师朱志敏先生的辛勤培养，没有几位老师倾心的学术灌注和思想引领便没有我今天的成绩。也感谢人民出版社王世勇主任和许运娜女士的大力推动和精心编辑，这是本书能够顺利出版的关键所在。在上述项目申报、立项及本书书稿的修改与完善过程中，正值新冠疫情猖獗和肆虐之时，相关的资料收集、学术交流一度中断，全国数万名医护人员勠力同心、共赴难关，"全华夏，通盘棋，新冠围剿鼓声急"，终于使这个史上最可怕的疫情传播成为过往。本书的完成，也算是疫情之下的一种历史记载，唯愿这种历史的记载能以合适的方式留存下去，而成为未来的学术记忆。

李洪河

2023 年 4 月 5 日

责任编辑：许运娜

图书在版编目（CIP）数据

华北抗日根据地的医疗卫生事业研究／李洪河，牟蕾等 著 . — 北京：
人民出版社，2023.6
ISBN 978 - 7 - 01 - 025764 - 8

I.①华… II.①李…②牟… III.①抗日根据地 - 医疗保健事业 - 研究 -
华北地区 IV.① R199.2

中国国家版本馆 CIP 数据核字（2023）第 104631 号

华北抗日根据地的医疗卫生事业研究
HUABEI KANGRI GENJUDI DE YILIAO WEISHENG SHIYE YANJIU

李洪河 牟 蕾 等 著

人 民 出 版 社 出版发行
（100706 北京市东城区隆福寺街 99 号）

北京九州迅驰传媒文化有限公司印刷 新华书店经销

2023 年 6 月第 1 版 2023 年 6 月北京第 1 次印刷
开本：710 毫米 ×1000 毫米 1/16 印张：20.75
字数：300 千字

ISBN 978 - 7 - 01 - 025764 - 8 定价：88.00 元

邮购地址 100706 北京市东城区隆福寺街 99 号
人民东方图书销售中心 电话（010）65250042 65289539